不安障害のためのACT(アクセプタンス&コミットメント・セラピー)
実践家のための構造化マニュアル

著

ゲオルグ・H・アイファート
ジョン・P・フォーサイス

監訳

三田村 仰, 武藤 崇

訳

三田村 仰, 武藤 崇, 荒井まゆみ

星和書店

Acceptance & Commitment Therapy for Anxiety Disorders

A Practitioner's Treatment Guide to Using Mindfulness, Acceptance, and Values-Based Behavior Change Strategies

by
Georg H. Eifert, Ph.D.
and
John P. Forsyth, Ph.D.

Foreword by
Steven C. Hayes, Ph.D.

Translated from English
by
Takashi Mitamura, Ph.D.
Takashi Muto, Ph.D.

English Edition Copyright © 2009 by Georg H. Eifert, Ph.D, & John P. Forsyth, Ph.D. and New Harbinger Publications, 5674 Shattuck Avenue, Oakland, CA 94609
Japanese translation rights arranged with New Harbinger Publications through Japan UNI Agency, Inc., Tokyo.

Japanese Edition Copyright © 2012 by Seiwa Shoten Publishers, Tokyo

序
不安に対する認知行動的アプローチの新たな方向性

　我々が現在知るような形での実証的な臨床心理学が登場したのは，ほんのここ50年ほどのことである。行動療法の最初の世代が登場するまでの間，心理学的介入が実験的な方法によってその効果を検証されることはほとんどなかった。その当時，精神力動や実存主義などといった思弁的な学派が臨床心理学の世界の大半を占めていた。そこで扱われる臨床的なテーマは実に奥が深いものではあったが，それらを扱う理論は科学的に洗練されたものではなく，またそこで用いられる技法も十分具体化されたものではなかった。そして実証的なデータが得られていないという意味でエビデンスに欠けるものであったのである。

　そうしたなか，初期の行動療法は「臨床心理学」というテーブルの上に2つの鍵となるアイデアを乗せた。第一の鍵は，基礎心理学と応用心理学とのリンクを重要視するという発想，そして第二の鍵は，特定の介入技法の効果を検証するために実験計画を入念に作り込むという発想である。その当時，最も重要と考えられたのは学習理論から引き出される行動の基本原理であった。臨床的な問題を改善させるべく，そうした原理の応用として伝統的な行動療法と応用行動分析学が生まれたのである。そして，入念に計画された効果検討がなされた結果，それらがもつ見事なまでの有効性が明らかにされた。しかしながら，近代的で実証に根ざしたそうした初期の行動療法はいくつかの問題もはらんでいた。科学としての厳密さを追求し，特定の問題行動をあくまで直接的に標的にしようと試みてきた結果，伝統的な行動療法は，他の学派によって注目されてきたような非常にたくさんの重要かつ興味深い臨床的なテーマを見過ごすことになってしまったのだ。こうしたことは行動主義と思弁的な学派との距離をいっそう引き離すことへとつながり，さらにはさまざまな学派との間に高い壁さえも築くこととなってしまった。同じく悪いことに，ここまでで築いてきた行動の原理というものは，言語や認知に対しアプローチするには明らかに不十分なものだったのである。また，伝統的な行動療法において科学哲学的な問

いはしばしばあいまいなまま放置され，そしてやっとそれが議論された際には，行動療法における機械主義的な側面があまりにも強調されてしまった。一方で，行動主義における機能分析的で，プラグマティックな側面というものは，行動主義を実践に活かすうえで重要な役割をもっていたのだが，実際にはそうした側面は機械主義的な側面が強調されたことで覆い隠されてしまったのである。

そうしたなか，行動主義におけるあるひとつの問題についてはすぐさま検討がなされた。しかし，それはまた行動的な伝統における重要な部分に影を落とすことにもつながったのだ。旧来の学習理論が見直されるのに伴って，行動療法は認知の変容を主な目標とした技法を内包するようになり，認知行動療法（cognitive behavioral therapy；CBT）が生まれたのである。そうした認知の領域から生まれた新たな介入技法については，それまでの基本原理と十分リンクさせることが困難であった。最終的にCBTでは，より臨床に，もしくはより常識（コモンセンス）に基づくような一連の理論を採用することになったのである。実際CBTは，認知に焦点をあて介入の標的を広げ，深めることによって，初期の行動療法のもつ弱点のひとつを解消することに成功した。ところがそこには大きなコストが伴ったのである。すなわち，すでに述べたような，行動療法を特徴づけ定義してきた基礎心理学とのリンクが弱められ，また時には忘れ去られさえしてしまったのだ。やがて行動主義以外の学派も，実証に基づく臨床の陣営へと参入すべく，こうしたCBTの流れに沿うようになっていった。すると，実証的な臨床心理学というものは，実験的な研究から得られた雑多なデータの集まりへと変わっていったのである。

一方で，行動主義というムーブメントのもつ基礎心理学とのリンク以外の特徴については依然引き継がれることとなった。たとえば，伝統的なCBTにおいて，介入技法を十分に具体化したうえで系統的に実証研究をおこなうといった特徴は依然健在であり，むしろそうした研究は増加傾向にあった。そしてCBTは実証に基づく臨床心理学の世界において最も注目を集める存在にまでのぼりつめた。一方では，臨床に関わる多くのテーマはその後もかなりの部分がないがしろにされ，他の学派との断絶はその後も改善されることはなかった。そして，「認知の変容」というように介入の標的は認知の領域にまで拡大されはしたものの，結局のところその標的は行動の問題や症状そのものといった「主訴そのまま」（第1水準

first order)[訳注]にほぼ限定されていたのである。CBTが機械主義的な世界観を中心に据えていることは間違いなく，CBTにおいてはそうした世界観に基づき情報処理過程の理論から議論されることが多くなっていった。

　読者が手にしているこの書籍は，ここまでの行動療法と比べどこか新しいものであるだろう。アクセプタンス＆コミットメント・セラピー（acceptance & commitment therapy；ACT[100, 101]）は「第3世代」の認知／行動療法である。ACTは，文脈主義的な世界観に基づきつつも，その他の第3世代の認知／行動療法（詳細は文献89, 93を参照）と同様に伝統的な行動療法とCBTの要素を引き継いでいる。しかし一方では，これらの伝統から導かれる新たな方向性として，これまでにはなかった新たな要素も取り入れているのである。

　ACTは行動主義の伝統を引き継ぎ，十分具体化された手続きによる実証的な効果の検討をおこなってきている[97]。2004年の終わりの時点で，ACTの効果に関する実証的な研究が，精神病性障害[5, 74]，不安とストレス[17, 188, 203]，抑うつ[63, 204, 205]，喫煙[75]，疼痛[46, 147]，糖尿病における自己管理[79]，ヘロイン中毒[106]，そしてクライエントに対してセラピスト側が抱える偏見の問題[92]などといった対象に実施されている。そして多くの研究がまさに今現在も実施され続けている。ACTに関するこうした研究はまだまだこれから発展していく段階にあるものの，ACTが実証に基づきながら発展し続けてきたことは明らかであり，現時点で得られているデータからもその将来には期待がもてる。またACTは，その介入要素を明らかにしていくことについても積極的である。まさに本書の存在は，近年刊行されているACTのその他のマニュアル同様，ACTにおけるエビデンス・ベースの賜物といえるだろう。ACTを実践に活用したい，もしくはACTを検証したいと望む人であるならば，その人はさまざまな手段を通じてACTの技術を学ぶことが可能なのである。そしてACTを学ぶことは，階級からも，高額な費用からも，また権威の集中や認定制度，そしてその他の制限からも自由である。

　ACTはまた，認知／行動的なアプローチに新たな変化をもたらすものである。ACTは十分吟味された科学哲学である機能的文脈主義（functional contextualism[14, 85, 94]）を基礎としている。機能的文脈主義に基

訳注：原文では単に"first order"と書かれているところに，訳者が説明を補っている。

づくことでACTは，行動主義がもつ文脈主義的な有用性を最大限に引き出すことができるのだ。そして，その土台をなす前提条件が十分に明確化されたことで，ACTは哲学，原理，手法の間に齟齬が生じることを回避し，それらの一貫性を維持することができるのである。つまり，ACTでは，行動的・認知的なセラピーにおける直線的で機械主義的な多くの側面をあえて重視しないことにより，伝統的な手法のもつ厳密さを維持しながらも，よりダイナミックかつ相互的・全体論的なアプローチを創出するのである。ACTは，独自の基礎研究をヒトの言語と認知の本質へと応用したわかっている限り唯一の行動的・認知的なセラピーである。ACTは，1950年代後半のSkinnerの試みを引き継いだヒトの言語と認知に対する最初の包括的な行動論的アプローチなのである。すなわち，ACTは，我々が「関係フレーム理論（relational frame theory；RFT）」と呼ぶものに基づいており[90]，RFTに関する研究の数はすでに70を超え，得られたデータはほぼ一貫してRFTを支持している（文献90を参照）。こうした発展により，ACTでは基礎と臨床の密接なリンクが可能になり，結果的に，行動的なプロセスに関する基礎研究の知見を行動療法における行動と認知の双方に対して応用することを可能にしている。

　トリートメント・プロセスが明確であることには，さらに2つの重要な意義がある。まず，それによってACTにおける変容のプロセスを検証可能なものにすることができる。すでにいくつかの媒介分析によって，ACTのセラピーが特定のプロセスを経由して機能するということが明らかになっている（文献96を参照）。次に，トリートメント・プロセスが明確であることは，アクセプタンス（例：文献83, 91），脱フュージョン（例：文献146）といったACTの要素に関しても同じく検証可能なものにする意義があり，そうした研究についても，すでに不安に関する領域で実施されている（例：文献51, 141）。そして，それら現在までに発表されたすべてのデータはACTの要素を支持する結果を示している。結論として，ACTとは単なるパッケージではない。それはモデルであり，アプローチであり，そして密接に関連しあった介入技術なのである。そして，それらは基礎的なプロセスの研究や実験的精神病理学，介入要素に関する帰納的研究（inductive studies），変容のプロセスに関する研究，そして，効果研究をも含んださまざまな研究で得られたエビデンスによって支えられている。ACTはさまざまな学派がこれまで真摯に向き合ってきた臨床

的なテーマに対し同じく真摯に向き合うことで，学派間に人為的に築き上げられてしまった壁を取り払う。またそれは，めりはりのない折衷主義とも異なる。ACT は行動主義でありながらも，行動の原理を臨床における壁（fence）ではなく，土台（foundation）として用いるものである。意味，目的，感情，自己，スピリチュアリティ，価値，体験，コミットメントといった他の学派で扱われてきた重要なテーマは，系統的な理論的・実証的発展を基礎にしながら ACT においてその中心的なテーマとして扱われている。ACT は「なぜ人間が人間であることがこんなにも大変なのか？」「かけがえのない人生とは一体何なのか？」といった疑問に対しても，恐れずに向き合っていく。ACT ではそういった疑問をあいまいで無意味なものと切り捨てたり，はねつけたりはしない。ACT では他の学派における体験，スピリチュアル，パラドックスといった要素を引き継ぎながら，同時に，それらのプロセスに対し理論的な整理と実証的な検証という2つの方法によってアプローチする。この作業により，ACT では広さと深さとのバランスをとるのである。

最後に，ACT は主訴を超えたもっと幅広い領域での変容（第2水準の変容 second-order change[訳注]）を真正面から目指すものであり，その意味で実証的な臨床の伝統に対し挑戦するものである。**要はその形ではなく機能なのだ**。ACT の臨床家はその哲学的な前提と理論的な原理にしたがうことで，この古い格言を真の意味で体現することを可能にする。それにより ACT では，変容の標的と，変容のために使用可能な手法を大きく拡大するのである。例として ACT では，人がある思考や感情をもっているかどうかといったことに焦点をあてない。むしろ，いかにしてそれらの思考や感情がもつ病理的な機能を変容させうるかに焦点をあてるのである。

本書の著者ら（Eifert と Forsyth）は，第1，第2世代の認知／行動療法によって築き上げられた知識と ACT との間にある発展的な意味での連続性を強調しつつも，ここでの方向転換のもつ革命的な意味合いを理解する第一線の研究者・臨床家である。本書は十分練って作成されたものであり，熟練した読者であれば本書をガイドに役立てながら，不安を抱える目の前のクライエントに対し，既存の不安に対しての技法（エクスポージャ

訳注：原文では単に"second-order change"と書かれているところに，訳者が説明を補っている。

ーに基づく技法）とACTによってもたらされる新たな臨床技法の双方を活用することができるだろう。本書を手に取ると本書を書き上げるうえでEifertとForsythが，哲学的・理論的に細かなところまで，また実践的・臨床的に必要な配慮についても十分に気を配っていることがわかる。私としては特に，本書が不必要な専門用語の使用を避け，表現方法の工夫をおこなっている点（例：FEELエクササイズ[訳注]）が気に入っている。そういった工夫は，ACTにおける哲学，原理，手法をつなげていくうえでも望ましい。また，本書に関しては，それがもしACTについてほとんど何も知らないという読者であっても，本書を読むことで読者はACTについての知識を素早く，また効果的に吸収することができるだろう。そして，本書で紹介しているアプローチは，さまざまな背景をもつクライエントにとって活用しうるものであり，読者が一旦ACTにおける介入の在り方とコア・プロセスを理解してしまえば，その他の要素と組み合わせることも可能である。

　本書は不安と苦闘するクライエントを対象として書かれたものではあるが，ACTの理論から言えば，それは人間の抱える全般的な問題のうちほんの一例に過ぎない。つまるところ，読者は本書を通して学んだことに修正を加えていくことで，目の前のクライエントにおける他の臨床的な問題や併発するさまざまな問題に対してもACTにおけるやり方を応用することが可能である。

　本書は，なじみ深くも真新しいこれからの臨床実践へと読者をいざなうことだろう。それは発展であると同時に革命である。そして，視野を大きく広げることであると同時に，これまで以上に焦点を深めることでもある。本書を読み進めればすぐに，これはまさに行動療法であるということがおわかりいただけるだろう。そして一方で，これは行動療法の在り方を大きく転換したものであるということもおわかりいただけるだろう。ここには大きな可能性が秘められている。さまざまな実践家や研究者がこの可能性をその目で確認するうえで，本書はその道しるべとなることだろう。

ネバダ大学
スティーブン・C・ヘイズ

訳注：日本語訳では「あじわい」エクササイズとした。

目　次

序　iii

第Ⅰ部　不安障害を理解する　1

第1章　ACTとは何か？　3

我々が歩んできた道　3
　不安障害についての認知行動的な見解　4
　不安に対する認知行動療法　5
我々が進む道　8
　アクセプタンス＆コミットメント・セラピー　9
　不安障害に対するACTのアプローチ　12
本書の使用にあたって　15

第2章　不安障害の概観　19

不安とそれをコントロールしようという努力は遍在する　19
不安障害は高くつく　20
恐怖と不安の本質と機能　21
　恐怖——現在志向の基本的な感情　22
　不安と心配——未来志向の感情　22
　正常な恐怖と不安がもつ機能　23
　回避が不安を問題や「障害」に変える　23
不安障害の概観　26
　パニック発作　27
　パニック障害と広場恐怖　27
　特定の恐怖症　29

社交不安障害　30
　　心的外傷後ストレス障害　32
　　全般性不安障害　34
　　強迫性障害　35
　不安障害における多くの共通点　36
　　現象論的な重複　37
　　共通する中核的な病理プロセス　39
　　　全般性不安障害は不安障害のプロトタイプ（原型）か？　39
　　　どんなコストを支払ってでもなされる恐怖や不安からの回避　41

第3章　不安障害についての認知行動的見解とそのトリートメント　43

　認知行動的な見解　44
　　行動的説明の限界　44
　　感情制御は正常な恐怖を臨床的な問題に変えうる　47
　　　不安障害における感情の異常制御　48
　　　回避および逃避行動のもつ役割　50
　認知行動療法と「克服とコントロール」のアジェンダ　52
　不安障害のための新世代の行動療法　55
　　感情制御は問題を引き起こす　56
　　狭い領域でのアウトカムと広い領域でのアウトカム　58
　　ACTの文脈における認知行動療法技法の使用　60
　❦ 本章のまとめ　61

第Ⅱ部　ACTはいかにして不安の枠組みを変えるのか？　63

第4章　不安のコントロールは問題であって解決策ではない　65

コントロールの努力の例　68
コントロールが有効なとき　68
コントロールが有効でないとき　69

不安のコントロールはなぜ問題なのか　71
感情をコントロールできるという幻想　71
感情にオン・オフのスイッチはない　73
感情コントロールのダーク・サイド　74
　「感情体験のコントロール」対「行動のコントロール」　75
　「コントロールの効果」対「アクセプタンスの効果」　76

体験の回避とコントロール　78
非アクセプタンスと頑ななコントロールの努力は「健全な不安」を「不安障害」へと変える　79
コントロール志向のさまざまな方略　80

体験の回避と不安障害　81
不安障害における体験の回避の例　81
体験の回避に伴う代償　83
苦闘に対する非ウィリングネス　87
体験の回避は我々が通常考える回避とは異なる　88
不安障害の結果としての回避　88
不安を障害へと変える「回避」という素因　89
不安障害とは「体験の回避」障害である　91
体験の回避が有害な素因であることを裏づけるエビデンス　93

❦ 本章のまとめ　95

第 5 章　アクセプタンスと変容のバランス　97

不安と共にあるための代替的アジェンダとしてのアクセプタンス　98
アクセプタンスの専門的な定義と一般的な定義　99
アクセプタンスはあきらめではない　102

アクセプタンスに基づく方略の起源　104
東洋哲学とその世界観　105
「プロセスと実践」としてのマインドフルネス　106
マインドフルネスとは脱フュージョンであり，不安コントロールの方略ではない　109

アクセプタンス技法と行動理論との結びつき　110
言語のトラップ　111
「評価的思考と現実のフュージョン」というトラップ　113
回避のトラップ　114

トリートメントへの示唆　115
臨床的文脈に対するリフレーミング（reframing）　115
より柔軟性のあるトリートメントの目標と標的　116
エクスポージャーの文脈を置き換える（recontextualizing）　117

アセスメントへの示唆　119
既存の測定尺度と ACT におけるそれらの適合性　120
ACT に特化したプロセスとアウトカムについてのアセスメント　123
体験の観察フォーム　124
ACT の主な構成要素とプロセスのアセスメント　125

⚜ 本章のまとめ　135

第III部　不安に対するACTのトリートメント　137

第6章　トリートメントの中核的要素とセラピストのコア・スキル　139

ACTアプローチの全体像　140
　不安障害に対するACTの焦点　142
　ACTアプローチでは「より良い人生」を目指す　143
　ACTは新たな「技法の道具袋（bag of tricks）」ではない　145
トリートメントの中核的要素とセラピストの方略　147
　Accept：もっているもの，変えられないものをアクセプトする　147
　　「絶望から始めよう（創造的絶望）」　148
　　「理由づけ（reason giving）」と「字義的な思考（literal thinking）」とを切り崩す　152
　　アクセプタンスをもって不安を体験する　154
　Choose：価値ある人生の方向性を選択する　157
　Take Action：行動を起こす　159
ACTセラピストの基本スタンスにおけるコア・コンピテンシー　162
トリートメント・プログラムの概観　170
❦ 本章のまとめ：中核的プロセス・アプローチとしてのACT　173

第7章　心理教育とトリートメントの導入
　〔第1セッション〕　175

第1セッションの目標とテーマ　176
　第1セッションの概要　177
　　導入　178
　　問題についての最初の話し合い　178

通常の恐怖や不安における本質と機能　180
不安はクライエントの人生においてどのようにして問題となったのか？　184
トリートメントの焦点と目標およびセラピストのコミットメント　187
直接的な体験を通しての新たなスキルの習得　190
センタリング・エクササイズ　192
「いき・る」エクササイズについての心理教育　193

第8章　トリートメントのためのアクセプタンスの環境を作る（第2セッション，第3セッション）　199

第2セッション　これまでおこなってきたコントロールの試みの有効性とその代償　200
　第2セッションの目標とテーマ　200
　　第2セッションの概要　201
　　　回避のパターンとその代償についての確認　202
　　　不安に対処するのではなく，それを観察する　213
第3セッション　「絶望から始めよう」：新たな解決策のための余地を作り出す　221
　第3セッションの目標とテーマ　221
　　第3セッションの概要　222
　　　「考えと感情に対するアクセプタンス」エクササイズ　223
　　　コントロールこそが問題である──その手を放すことが代替策となる　224
　　　不安をマネジメントする代わりに価値に沿って活動する　233

第9章　アクセプタンスと価値ある人生：不安マネジメントの代替策（第4セッション，第5セッション）　245

第4セッション　マインドフルネス，アクセプタンス，そして価値ある方向性の選択　246
　第4セッションの目標とテーマ　246
　　第4セッションの概要　247

マインドフルネスをもって不安を受け入れることを学ぶ　248
「内的な出来事に対するコントロール」対「外的な出来事に対するコントロール」　257
価値の探求　263

第5セッション　自らを観察し受け容れることで価値ある人生へと向かう　273

第5セッションの目標とテーマ　273

第5セッションの概要　274

「文脈としての自己」対「内容としての自己」　276

人生のコンパス——エクスポージャー的なエクササイズをおこなうことの究極的な意味　288

第10章　価値に沿ったエクスポージャー的なエクササイズを通しての柔軟な行動パターンの創出

第6セッション　293

第6セッションの目標とテーマ　294

第6セッションの概要　295

「ウィリングネス」　297

強烈な感情や思考への対処　302

ACTにおけるエクスポージャー的なエクササイズ：「あじわい」エクササイズ　307

第11章　価値に沿った活動に向けたコミットメントの維持

第7～第12セッション　341

第7～第12セッションの目標とテーマ　342

第7～第12セッションの概要　343

「あじわい」エクササイズの反復実践　345

日常場面での価値に沿った活動の活性化　348

障壁と回避への対処　355
　　　マインドフルなアクセプタンスと思いやりをもって，逆戻りに対処する　375
　　　クライエントをトリートメントの終結に備えさせる（第12セッション）　378

第12章　実践的な課題と今後の方向性　383

ACTのこれから　383
ACTを用いるうえでの実践的な課題　385
　反直感的なアプローチ　385
　クライエントの抵抗に対処する　387
　　「活動への抵抗」と「責任」　388
　　コミットメントが得られないとき　389
　　抵抗は，選択，成長，そして変化である　390
　服薬によるマネジメントとその中止の扱いについて　392
　　薬物療法の限界　393
　　ACTの文脈での服薬　393
　非アクセプタンス的な世界におけるトリートメントによる恩恵の維持　395
　　「逆戻り」と「価値に沿った活動」　395
　　価値ある人生は「全か無か」ではない　396
　　クライエントの自律性と成長を促すためのブースター・セッション（追加セッション）　397
　ACTにおける不安の軽減がもつ意味　398
行動療法としてのACTの前進　400
　我々はどこまで先に進めるだろう　400
　ACTはいくつもの面で前進している　401
我々の未来　403
　発展し続ける実証的な基盤　403
　今後の課題　405

展望　407

付　録　　409

付録A　Acceptance and Action Questionnaire（AAQ-Rev-19）　411
付録B　White Bear Suppression Inventory（WBSI）　412
付録C　Mindfulness Attention Awareness Scale（MAAS）　413

文献　415
監訳者あとがき　427
索引　429

記入シート一覧

「苦痛と生活上の困難」評価フォーム　179

ライフ・フォーム　「いき・る」エクササイズ1　196

「毎日のACT」評価フォーム　「いき・る」エクササイズ2　197

「考えと感情に対するアクセプタンス」記録フォーム
　　「いき・る」エクササイズ3　242

「今週,不安のために何をあきらめただろう?」記録フォーム
　　「いき・る」エクササイズ4　243

自分自身の墓碑銘を書く「私は自分の人生が何を表すものであってほしいのだろうか?」「いき・る」エクササイズ5　244

「不安に対するアクセプタンス」記録フォーム
　　「いき・る」エクササイズ6　268

「価値ある方向性」ワークシート　「いき・る」エクササイズ7　269

「人生のコンパス」ワークシート　「いき・る」エクササイズ8　292

「あじわい感覚」記録フォーム　「いき・る」エクササイズ9　322

「あじわいイメージ」記録フォーム　「いき・る」エクササイズ10　331

「価値に沿った活動・あじわい」記録フォーム
　　「いき・る」エクササイズ11　340

「目標達成」記録フォーム　「いき・る」エクササイズ12　382

図表一覧

感情制御の模式図　49

体験の回避という回り道　93

アクセプタンスとウィリングネスを育むためのセラピストの方略　155

価値ある方向性を選択し,定義するためのセラピストの方略　158

価値に沿った活動パターンを築かせるためのセラピストの方略　162

第 I 部

不安障害を理解する

# 第1章

ACTとは何か？

　人生の目的とは幸せになることではない。その目的とは，人生を重要で，生産的で，役に立つものにすること，そして自分が生きたことで何らかの変化を引き起こすことなのである。

—— レオ・ロステン[訳注]

▍我々が歩んできた道

　多くの人々が，不安や恐怖に関連した問題に苦しんでいる。そういった人々を支援するべく行動療法は，過去40年にわたり実証研究に基づき，また介入期間に制限を設けながら，心理学的介入法の発展においてこの分野を先導してきた。現在これら行動療法のほとんどがマニュアル化されており，それら介入技法は顕著な成功を収めている。しかし，そのすべてが成功してきたというわけではない。短期的には目を見張るほどの効果をあげているにもかかわらず，長期にわたる回復の維持や再発防止の面においては十二分な成功を収めるには至っていないのだ。実際，不安関連の障害に対する多くの認知行動的な介入技法は，それらが時間制限的な介入法であるのと同様，その効果さえも時間制限的であるかに見える[61]。そして，不安関連の障害に対する病因や維持の理解が進み，膨大な量の理論的・概念的な発展があるにもかかわらず，我々は未だに不安関連の障害の根本的な要因が何であるかについて，また，それらの障害に対する最善のアプロ

訳注：Leo Rosten；ポーランド生まれの脚本家，ユーモア作家として知られる。1997年に数多くの作品を残しこの世を去った。

ーチの仕方についてさえも一致した見解を得ていない[165]。

不安障害についての認知行動的な見解

　不安障害についての理論や概念が拡大した結果，研究結果の間で矛盾が生じたり，理論や概念間の対応づけが難しくなるなど，意見の不一致や論争が助長されることとなった。そして，疾患ごとのミニ理論やミニモデルが蔓延（まんえん）するも，それらの理論やモデルが扱う変数やプロセスはあまりにも多く，しかもそれぞれが異なったものであるため，理論やモデルを超えた一貫性を保つ議論をするのが難しい状態になっている[8, 12, 133]。「不安障害」というものを，「比較的同質なさまざまな障害を代表するひとつの診断カテゴリー」として捉えようとするとき，そういった事態はいくらかもどかしいものである。実質的に，絶対的な存在へとなりつつある我々の現在の診断基準（Diagnostic and Statistical Manual of Mental Disorders-IV-TR；DSM-IV-TR[1]）は，いっそう理論を排し，症状に基づいたものとして洗練されてきている。それにもかかわらず，その診断基準においては，そこでの分類の妥当性以上に，信頼性の方がしばしば重要視されてしまっている。その結果我々は，不安障害の名の下に集められるべき生活上の問題に関して，それらをいかに査定し最善の分類をおこなうかについて未だ決定的な解答を手にしていない[24]。ここで我々が確実に言えることは，不安や恐怖に関連する問題は人間の生活において遍在（へんざい）（どこにでも存在）しているということである。このことは外来での心理療法や一般医の援助を求める際のクライエントの主訴からも窺い知れる。むしろこうなってくると認知行動療法が不安や恐怖に関する現実的な問題に対し，最善の方法を提供できているかどうかの方がよほど不確かだといえるだろう。

　不安障害に関するテキストのほとんどは，不安障害に対する病因論や理論，そしてトリートメント技法[訳注]の違いをDSM-IV-TRに準じた形で記述している。DSM-IV-TRでは，障害群や不安のサブタイプを，症状の

訳注：本書では，既に日本語訳が出版されているJ・B・ルオマほか（著），熊野宏昭ほか（監訳），（2009）『ACTをまなぶ』（星和書店）にならい，"treatment" の語を「治療」とはせず「トリートメント」と訳出する。これは日本語の「治療」のもつイメージよりもより幅広い支援や援助のイメージを伝えるためである。

機能や次元ではなく症状の形態や構造に基づいて分類している。DSMを土台に概念的な発展やトリートメント的な発展を目指すことには多くの理由から問題があるが，特に顕著な問題として次の2つがあげられる。第一に，DSMは「いかにして人がそういった症状をもつようになるのか」という仮説に関してほとんど何も示唆していない。第二に，「症状とそれに関連する生活上の問題に対し，どうすれば効果的なトリートメントがおこなえるのか」についても何の指針も示さない。こういった問題をよそに，DSMは心理療法について考える際のロードマップとして広く用いられ，不安障害についての我々の見方に多大な影響を及ぼしてきた。たとえば，「それぞれの不安障害（すなわち，社交不安，全般性不安，強迫性障害などの障害）」を別個の診断的な存在とみなし，それぞれには固有の病因とアセスメント方法，トリートメント方法があるとする捉え方は，行動療法家の義務とまではいかないまでも慣習になりつつある。しかし結果的には，そういった捉え方をすることによって我々は，問題の全体像をいっそう見えにくくしてしまっているのだ。たとえば不安障害についての標準的なトリートメント・マニュアルやテキストについても，それらは読む人に対し「不安障害（anxiety disorders）」というものがその実態以上に個々で別々のものであるかのような誤った印象を与えてしまいかねない。

　明らかに「不安障害」というものには，個々の不安障害の間にかなりの重複がある。そういった重複は，言い換えれば，不安障害には，症状の維持・進行やトリートメントにおいて共通した行動的なプロセスが関わっているということである。もし我々に不安関連の問題の進行や維持に関わる共通したプロセスを明らかにすることができれば，おそらくそのとき，我々はトリートメントによってより強力で有意義な行動の変化を起こせるような，そして幅広い領域に及ぶ人間の苦悩を軽減するような，今よりもさらに良い立ち位置を得るだろう。本書ではこうしたことを大きな目標としている。

不安に対する認知行動療法

　良くも悪くも，認知行動療法（cognitive behavioral therapy；CBT）は，「不安障害に対する最善のトリートメント法」という位置づけを築いてきた。CBTの各トリートメント技法はDSMで定義された個別

の不安障害に対応づけられており,「(症状の) 克服とコントロール (mastery and control)」という枠組みから症状の緩和にトリートメント目標としての焦点を強くあてている。こうしたトリートメント技法の在り方は次のようなことを示唆している。

　第一に,克服とコントロールという枠組みは,「症状」が問題であることを意味する。ちなみにこの捉え方は,少なくともセラピーの開始時にクライエントが自らの問題を捉える際のものの見方とよく似ている。この意味でCBTのセラピストとクライエントは,「不安症状は障害と苦悩をもたらす」ということでお互いに合意しているものと考えられる。もし「症状」が問題であるということがすべてなのであれば,当然トリートメントは症状自体を標的とすることになるだろう。しかしながら,一般的に症状の裏には,その症状以上にクライエントにとって大切な,クライエントの歩むべき人生というものが隠されている。クライエントには,その他の多くの人々と同じように,人生において深く関心を寄せるものがある。従来のCBTでは,このことに対し十分な注意を払う傾向になかった。結果的にそうしたCBTでは,クライエントの人生における重要な側面を見過ごしてきた可能性があるだろう。こういったことを背景に,本書では「**クライエントが,自らが価値を置く人生を生きる**」ということをトリートメントの最前面もしくは中核へと位置づけた,アクセプタンスに基づくアプローチというものを紹介する。

　第二に,克服とコントロールという枠組みは,いわゆる不安症状というものが一体何の兆候であるのかという疑問に対し,我々が「よりプロセス志向な答え」を出していかなくてはならないことを示唆する。もし,「クライエントが不安症状のためにトリートメントを求める」という,そのことをもって問題とみなすのであれば,そこでの問題とは一体何であるかを説明する必要があるのである。その問題を「不安」と呼ぶこと自体は合理的なようでありながらも,実際それは役立つ解決策とはならない。問題とされた症状によって障害を定義し,同時に,その障害を問題とされた症状によって説明することはおかしいのだ[196]。こうした従来の不安障害に対する捉え方に代わって,本書では,本来は正常であった「不安」という感情が,「不安障害」と呼ばれるようなしばしば人生を打ち砕く障害へと変化していくそのプロセスを捉え,そのプロセス自体をトリートメントの標的にするといったアプローチを新たに提案する。

第三に，不安障害ごとに異なったアプローチが必要であるという CBT の在り方は，不安障害があくまでも複数の異なった存在であることを示唆している。これは非常に興味深いことである。不安障害が個々で異なるとはいっても，おそらく多くのセラピストはこれらの間にかなりの程度の機能的・症状的な重複があることをすぐさま指摘できるだろう。たとえば，異なる不安障害に対しても同じようなトリートメント技法が有効であることはよく知られている（例：エクスポージャー，認知再構成，リラクセーション）。このことは，別個に捉えられた不安障害というものがこれまで理解されてきたよりもずっと類似したグループであることを強く示している。興味深いことに，実際にこうした見方は現在，CBT のなかでも優勢になりつつある。たとえば，最近になって David Barlow は，あらゆる不安とそれに関連する感情障害の中核を対象とした「**統合的トリートメント・プロトコル**」と「**モジュール的アプローチ**」を提案している[9]。彼の目標は，すでに存在しているさまざまなバージョンの CBT を，不安障害の中核を標的としたひとつの戦略的アプローチに凝縮することにあるのである。

　最後に，事実上すべての認知行動療法は「(症状の) 克服とコントロール」という枠組みに位置づけられる。そのような介入技法にあっては，不安や恐怖およびそれらに関連する症状をコントロールするための，より有効な方法をクライエントに教えることを主なトリートメント目標に据えている。この目標もまた，まさにクライエントがセラピーに期待していることと同じであり，セラピーを求めるほとんどのクライエントにとって十分馴染みのある症状に対しての捉え方である。すなわち，クライエントは，不安や恐怖を克服しコントロールするためにあれこれ試してきてはいるものの，多くの場合，その試みはあまり成功しなかったということである。そうして彼らは，セラピストが本質的にはほぼ同じような目的をもった，新たな「より良い」，特別の方略を提供してくれることを期待し，それが過去に自分が試したものよりも有効であることを願うわけである。これから本書で示していくように，こういった克服とコントロールというアジェンダは無用なものであり，逆効果さえ起こしうる。価値があり，そして意義がある人生を送るうえで，思考と感情とをマネジメント（管理）する必要はない。まさに我々自身の体験が，そのことを教えてくれるだろう。自らの内側にある私的な世界に対して，それを克服したりコントロールした

りすることは，意義ある人生を送るうえでの必須条件ではない。

　ここでの議論は CBT に対する批判のようにも聞こえるかもしれない。しかし，実際のところはそうではない。むしろ，我々の意図は，エクスポージャーや回避行動に対抗するための技法など，明らかに有効であると証明されている CBT の要素を保持しながら，既存の CBT の介入をいっそう向上させうる方法を本書で提案することにある。同時に，我々がクライエントをより良い人生に向けて支援するうえでは，見直しをおこなうべきことがある。それが，不安障害に対する標準的な認知行動療法がもっている克服とコントロールという「**変化のアジェンダ**」なのである。

　本書をさらに進めるにあたって，読者には，不安について一般的に抱かれやすい次のような仮定をしばらくの間，脇に置いておいていただきたい。その仮定とは，(a) 不安は悪いものである，(b) 不安は人間の苦悩と人生における問題の原因である，(c) セラピストとしての我々の任務とは，クライエントが不安や恐怖に関連した心をかき乱すような感情ないし不合理な思考，記憶，衝動を「**取り去る**」「**コントロールする**」「**他のものと置き換える**」あるいは「**排除する**」のを支援することである，という仮定である。これらの仮定に代えて我々は，不安や恐怖とそれらのトリートメントおよびそれによる心理的健康に対する異なった見方を提供していくことにしたい。

我々が進む道

　本書で解説するトリートメント・アプローチは，アクセプタンス&コミットメント・セラピー（acceptance and commitment therapy；ACT[101]）に基づいている。ACT は比較的新しい第 3 世代の行動療法である。ACT では，人々を行き詰まらせ，苦悩させ続けるさまざまな形の体験的および感情的な回避をその標的としている。ACT の基本的な目標は，「もっと気分が良くなること（症状をなくすなど）」よりも「もっと充実し，豊かで，意義ある人生を送れるようになること」にある。

アクセプタンス&コミットメント・セラピー

　アクセプタンス&コミットメント・セラピー（ACT）は，自らにとって本当に重要であることを追求するようクライエントを励ましながら，マインドフルに，思いやりをもって不安や恐怖にまつわる人間の問題に対応することを狙いとしたユニークな行動療法である。一言でいえば，ACTでは，クライエントが次の3つのことをできるようになることを支援する。それは，(1) 思いやりをもって自分自身と他者とを受け容れ（アクセプト），(2) 自らの人生のために価値ある方向性を選択し，(3) 自らを，選択した方向へと導く活動に専心させること（コミットメント）である。ACTはクライエントに対し，心や身体にいかなる望まないような思考や感情が生じようとも，それを「もっておいてもよい」ということを教える。クライエントは，それらの思考や感情に対して・も・が・く（struggle）[訳注]のではなく，それらに対し，もっておくべき自らの体験として関わっていくという新たな方法を学ぶ。
　ACTの主な目標は，(1) スイッチのオン・オフのようにはコントロールできない望まない思考や感情に対する，クライエントのアクセプタンスを促すことと，(2) クライエント自身が価値を置く人生に向けての，クライエントのコミットメントと活動を促すこと，の2つである。ACTがアクセプタンス（受容）と変化とに同時に携わるのはこういった理由からである。これを不安障害に適用させる場合，クライエントは自らの望まない思考，心配，身体感覚，その他の情動を受け容れ，**同時に**，それらと共生し，責任をもち，自らが尊重する方向へと自分自身の人生を移行させることを学ぶ。
　また，**ACT**の文字は，単にアクセプタンス&コミットメント・セラピーの略語であるにとどまらない。ACTという頭文字は，思考と感情とを**受け容れ**（Accept），方向性を**選択し**（Choose），**行動を起こす**（Take action）というACTのアプローチにおける3つの中核的ステップ，もし

訳注：本書では"struggle"の語を文脈に応じ，「もがく」もしくは「苦闘する」と訳出した。いずれについても，それが苦しむことであることと，苦痛から逃れようとする人間の能動的な行為であるという意味を込めている。

くはテーマを巧みに捉えたものでもある。

1. **Accept　思考や感情を受け容れる**：思考や感情，特に望まない思考や感情（例：不安，痛み，罪悪感，欠点）を受け容れ，抱擁する。クライエントがそれらを受け容れたいか否かにかかわらず，彼らはすでに望まない思考や感情を自らの中に抱えているのだ。そこで，クライエントが望まない思考や感情を排除したり変化させようとしたり，それらにしたがって行動したりすることによってではなく，むしろ，それらを受け容れ，最終的にはそれらを自由にさせておくことによって，望まない思考と感情からの苦悩を終わらせることが狙いである。さまざまなマインドフルネスのエクササイズを通して，クライエントは自らの批判的で，評価的なマインド（mind）[訳注]と共に生きる術を学ぶ。

2. **Choose　方向性を選択する**：この段階は，「本当に重要なこと」や人生において価値を置いていること（「あなたはご自身の人生がどのようなことを表すものであってほしいと望みますか？」）を同定し，またそれらに焦点をあてることによってクライエントが人生の方向性を選択するのを支援する。これは，クライエントが自らにとって真に大切なことを発見し，重要な選択をするのを助けることである。またこれは，彼らが独自の方向に前進することを選択し，自らの内にあるもの，自らが伴うもの，そしてこの先に進もうとする際に伴ってくるものを受け容れるということでもある。

3. **Take action　行動を起こす**：これは，価値ある人生の目標を実現するべく，自らの足を踏み出し，活動する段階である。変えられるものを変える，ということを意味した活動に対するコミットメントである。ACT のセラピストは，クライエントが自らの選択した価値へとクライエント自身を方向づけられるように促すのである。ACT のこの段階において，クライエントは「人としての自分自身」と「自分自身が抱いている思考や感情，自らの人生における自

訳注：“mind” とは，考える視座としての心，もしくは心の理性的な側面であり，「頭」と訳される場合もある。J・B・ルオマほか（著），熊野宏昭ほか（監訳），（2009）『ACT をまなぶ』，星和書店，p.xii.

分自身の活動」とが，それぞれ異なった存在であることを学ぶ。臨床的な問題がどのようなものであれ，これは ACT のトリートメントの土台にあたる。我々はこのプロセスについても後に詳しく解説していく。

　ACT のもつ哲学は，多くの人々から親しまれる「平静の信念（serenity creed）」，すなわち「変えられないものを平静をもって受け容れなさい，変えられるものを変える勇気をもちなさい，そして，それらの違いを知るための知恵を培いなさい」という考えと似ている。ほとんどの人にとって平静の信念を実行することは，この信念に同意することよりもずっと難しい。なぜなら，大抵の場合，人は自らが変えられることが何であるのか，変えられないことが何であるのかを知らないからである。結果的に人々は，この深遠なるメッセージを自らの日常生活にどのように応用したらよいかがわからず，いらだつことが多いのである。ACT では，この平静の信念を実際の行動に移す術をクライエントに教える。

　ACT は，苦痛の減退や特定のポジティブな感情の生成を追求するものではなく，人間の苦悩が遍在することを受け容れるものである。これは，その場しのぎの解決法を作り出したり，良い気分になるための決まり文句を言ったりするようなやり方とは異なる。そうしたやり方は，文化によって支えられた苦悩を緩和させるための方法だといえる。代わって ACT では，クライエントにおける自らの人生でしたいと望むことをする活力と能力とを高めることで，結果的に苦悩の低減を目指すのである。そこにあるべくしてあるものを受け容れ，それを抱えながらも選択した価値によって導かれる充実した豊かな人生を送るべく，なすべき活動へのコミットを続ける。それこそが ACT のアプローチの全貌である。人は，自らが何を考え感じるかにかかわらず，自分が楽しみ価値を置く活動を選択することができるのだ。不安は，そうした道を歩むうえでの障害にはならない。不安を抱えるクライエントは，こうした道を進み始めると初めのうちはいっそう不安になることが多いだろう。しかし最終的には，それによってより多くの喜びを感じ，苦痛や不安はより少なくなるだろう。また，そうした結果は，ACT においてあらかじめ設定されたような目標ではないものの，ACT のセラピーにおける貴重な副産物であるといえるだろう。

不安障害に対する ACT のアプローチ

　不安障害に対する CBT のアプローチでは，クライエントが不安と関連した状況や刺激を避けるのではなく，それらに直面することへの支援に焦点があてられてきた。しかしながら，最近になって研究者らは，「体験の回避（experiential avoidance）」という，より全般的な種類の回避行動に注目し始めている。体験の回避とは，否定的に評価された身体感覚，感情，思考，心配，記憶などの私的出来事を，避けたり，抑制したり，もしくはその形を変えようとする試みや努力のことを指す[107]。この見方にしたがえば，広場恐怖をもつクライエントが公共の場を避けるとき，実は彼らが避けているのは場所そのものではないということになる。彼らが真に避けているのは，そのような場所で生じるであろうパニックに関連した自らのもつ思考や感情といった体験なのである[64, 73]。同様に，強迫性障害をもつクライエントが病原菌の付着しているかもしれないドアノブに触れるのを避けるとき，彼らが避けているのは自らが汚染されるということではない。彼らが避けているのは，ドアノブに触れることに関連した自らの中に生じる否定的な感情なのである。言い換えれば，恐怖症的な回避行動のすべてのケースにおいて，人は自らの心理的・感情的な体験を回避しているといえる。

　この種の回避行動は，すべての不安障害の中核だといえる。たとえば，特定の恐怖症をもっている人は，真にヘビ，エレベーター，あるいは飛行機といった刺激そのものを避けているわけではない。そのような刺激を前にパニックのような反応を体験することを彼らは避けているのである[66]。同様に，心的外傷後ストレス障害（posttraumatic stress disorder；PTSD）をもつ戦争体験者がヘリコプターの音を避けるのは，純粋にそれ自体を恐れているからではない。彼らは，考えたくもない過去のトラウマを思い出させるその音やその可能性をもった強烈な否定的感情を避けているのである。したがって我々のこうした発想は，「**恐怖への恐怖**」[27]，あるいはより一般に言えば「**否定的感情に対する恐れ**」が不安障害における中核的な問題であるとする考えと一致している。一方で，このことは確かに問題の一部ではあるものの，問題のすべてを言いあてているわけではない。より問題の全体を言いあてるためには，次のように補足して表現する必要

があるだろう。すなわち，不安障害の中核となる問題とは，恐怖への恐怖，さらに，**その恐怖の体験を避けようとして可能な限りのあらゆる手段を講じること**であるといえる。嫌悪的な体験のもつ衝撃をコントロールしたり最小にしようとすることが，こうした体験の回避のもつ主な機能である。実際に，この回避傾向（恐怖をもっておきたくないとする傾向）が，恐怖への恐怖へと人を駆り立てる。そもそも回避がないならば，恐怖の体験を恐れる理由などは存在しなかったことだろう。

　感情的・体験的な回避のもつ頑なで柔軟性のないパターンには，クライエントにおいて不安や恐怖に関連した問題を生じさせる機能があり，これはすべての不安障害に共通している。ACTでは，人を**病的な**不安や恐怖の体験へと導く有害なプロセスの中核にこういった回避があると考えている。これがACTにおいて我々が体験の回避を明確なトリートメントの標的と捉え重要視する理由である。ACTでは，結局のところ「不安はいつ戻ってくるのだろうか？」のような，いつまでも消えることのない恐怖や懸念によってクライエントが行き詰まってしまうことがないよう，クライエントが不安をコントロールしたり，マネジメントするための手助けはしない。そうでなければ，セラピストはクライエントがもがくことを助長し，まんまと問題の逆戻りというトラップへと彼らを陥らせてしまうことになる。むしろACTでは，クライエントに対し，根本から，さらに深く，そして今までとは違ったやり方で恐怖や不安に関わっていくよう促そうとする。特に，不安障害に対するACTのアプローチでは，以下のことをクライエントに促すよう計画されている。

1. 不安をコントロールしたり，軽減したり，体験しないようにしたりすることは，解決策ではなく，それこそが問題である。
2. アクセプタンスとは，不安やそれを引き出すような状況に直面したとき，それに対しもがくことの代わりとなる，実行可能な選択肢である。
3. 不安やその他の感情に関わる嫌悪的な身体感覚，思考，感情を体験したときは，それらが自然に生じたかエクスポージャーの際に引き起こされたかにかかわらず，マインドフルな受容（アクセプタンス）と積極的な態度（ウィリングネス）[訳注]とを実践するべきときである。ちなみにここでの目標は，気分が良くなるようクライエント

を支援すること（すなわち，不安を取り除こうと支援すること）ではなく，あらゆる私的体験（すなわち，思考，記憶，感情，身体感覚）をそのまま感じることができるようクライエントを支援することにある。

4. クライエントは，不安の克服とコントロールに関心をもつことで，生活上の制限や多大な苦悩を生じさせることになる。そこでセラピストは，クライエントに自らの人生を改めて見直してみるよう促す。クライエントはそのプロセスを通して自らの価値を同定し，それに向けた活動へとコミットしていくよう励まされる。結果的にこの作業は，CBTのマニュアルにおいて，通常「自然場面でのエクスポージャー・エクササイズ（naturalistic exposure exercises）」と呼ばれているものと同様の作業へとつながっていく。一方で，典型的なCBTのアプローチとは異なり，ACTではこの作業の目標を不安の消去や減少には置いていない。ACTでこの作業をおこなう際，目標とするのは，クライエントが価値ある人生を送る手助けをすることにある。したがって，ACT的なエクスポージャーとは，症状の軽減やマネジメントのためにではなく，常にクライエントの価値と人生の目標のために実施されるものである。クライエントにおける症状の軽減は，本書の第Ⅲ部に示すようなACTのエクササイズを通して，結果的に生じる可能性はある。しかし，ACTではそれ自体に明確な焦点をあててはいないのである。また，症状の軽減は，クライエントが完全で，十分に機能し，能力ある人間として生きていくうえでの必須条件というわけでもないのである。

エクスポージャーは，不安障害に苦しむ人々に対する事実上すべての認知行動的な介入法の中核に位置づけられている。本書ではここまでで述べたようなACTの根本的な発想を土台として，エクスポージャーという技法を，クライエントが**体験に対しての向き合い方を習得する**（mastery of experiencing）という文脈のなかに位置づける。ACTにおける究極的な目標は，クライエントの充実した，豊かで，意義ある人生を支援することにある。したがってACTでは，そのような方向へとクライエントを導

訳注：ウィリングネスについての解説は後の章でおこなわれる。

くものであれば，いかなるエクササイズにも価値があると考える。

本書の使用にあたって

　本書は，従来のCBTにおいて最も奏功しているトリートメント要素について，その統合をACTの枠組みから探究し，記述したものである。これは，従来のCBTについてのテキストやマニュアルに取って代わろうとするものではない。ほとんどのCBTのテキストは，不安障害についてのアセスメントと原因に関する，現代的で概念的な，そして研究に基づく知見を踏まえた包括的な説明を提供している[7, 8, 41]。それらの書籍はまた，さまざまな不安障害に対するCBTの実施方法に関して，セッションごとの詳細な解説を臨床家に提供するものである。本書の第2章と第3章においては，我々が歩んできた道と我々が進む道について，読者にも理解できるようCBTのアプローチをまとめ，それらの有効性を詳しく概観する。

　また，本書の使用にあたっては注意事項がある。読者には，まず第Ⅱ部を読んでから第Ⅲ部のトリートメントのガイドラインを読んでいただきたい。この順で読んでもらうことにはいくつかの理由があるが，その理由は読み進むにつれて読者にも理解していただけるだろう。近年アクセプタンスやマインドフルネスをテーマとした雑誌や専門書，セルフヘルプ本が増えてきているが，こういったトピックスは研究と実践の双方の文脈においてかつてないほどの注目を得ている。これまでの流れから考えると，これは大きな変化であり，多くの研究者や臨床家は，こういった変化が彼らや彼らのクライエントに何をもたらすかに関心を寄せている。アクセプタンスやマインドフルネスについての基本的な発想は，それ自体明らかに古くから存在していた。しかし，それらが心理学の分野で科学的に扱われるようになったのは比較的最近になってのことである。アクセプタンスやマインドフルネスといった概念については，それらをどう捉え，実用にどう結びつけるかという議論が十分なされるよりも早く，急速に普及が進んでしまっているのだ。それらの基礎となる理論，論拠，そして実践的な技術については，研究者や臨床家がそれらを理解したり，実際に活用したりするのに十分なほどには整理がついていない。こうしたわけで，未だにアクセプタンスとマインドフルネスに基づくアプローチは，いくらか謎のベー

ルで覆い隠されたような状態にあるといえる。これは残念な事態であり，我々が本書を通して改善を進めていきたいと願う点でもある。本書の中核は，不安障害に対する理解とトリートメントをおこなううえでの，アクセプタンスとマインドフルネスに基づく発想を記述し応用することにある。それは，基礎となる枠組みと技術を解釈しようとする我々の最善の努力の表れでもある。ACTは，セラピストを含めさまざまな人々に恩恵を与えるアプローチであるだろう。我々の意図は，より多くの人々がACTを活用できるようになることを目標に，ACTのアプローチをより取っつきやすく，わかりやすい形で伝えることにある。本書では，不安障害を呈するクライエントとの日々の実践において，セラピストがACTに関する情報を活用できるよう，関連する概念，原理，および技法を理解しやすい言葉で説明するよう心掛けている。

　本書の第Ⅲ部は，主要な不安障害のトリートメントに対するACTの原理と技法の適用について解説している。この第Ⅲ部では，アクセプタンスに基づく行動療法の実施について，セッションごとのガイドラインを提示している。第Ⅲ部を読み進めると，読者は，我々が不安の問題についての統合的なトリートメント・アプローチを提示しようとしていることに気がつくだろう。そのアプローチでは，体験のアクセプタンス，体験的なマインドフルネス，クライエントの価値もしくは価値に沿った活動を強調している。本書で示すトリートメントのガイドラインは，そのほとんどの要素について，あらゆる不安障害に対し適用可能である。本書に示したガイドラインにおいては，それが必要かつ適切な個所では，特定の障害について考慮すべき事項や手続きの変更点も解説している。また，ACTの原理と技法を，不安障害に対して最も奏功している有効な認知行動的介入技法（例：エクスポージャー，行動活性化）と統合できるよう，詳細で実用的なガイドラインの提供を心掛けた。読者が読んだ内容をトリートメントや臨床の場で活用しやすいように扱うテーマについては詳細な解説をおこなっている。しかしながら，すでに述べたように，読者には第Ⅱ部を飛ばして第Ⅲ部の介入を「**料理本的** (a cook-book-type fashion)」にクライエントに適用することのないよう気をつけていただきたい。それをするとクライエントの利益にならず，読者にとっても期待はずれな結果を招きかねないからである。まずは，介入技法の論拠をきちんと理解しておくことが非常に重要なのである。

ACTの真の在り方は，さまざまな技法の集まりである以上に，不安の理解とトリートメントに対してのひとつのアプローチであることにある。ACTは，多くの技法，メタファーそしてエクササイズを含んではいるが，単にそれらの集合ではない。読者は，特定の状況やそれぞれのクライエントの反応を基に，技法をクライエントごとに調整するべきである。その際，読者は自らのクライエントについて，彼らの行動を維持している核となるプロセスを捉え，読者自身が変化させようとするクライエントの行動のプロセスのレベルをきちんと理解しておく必要がある。我々は，読者に本書で示すエクササイズやメタファーを柔軟で創造的に使ってもらいたいと望んでいる。トリートメントにおけるやりとりのなかで，そのクライエントに特有な状況とクライエントの反応に応じて，技法をテーラーメイドで適合させていっていただきたい。つまり，我々が本書で示した方法と全く同じ正確な方法，もしくはきちんと同じ順番でエクササイズをおこなわなければいけないと考えてもらう必要はない。本書での提案は単に出発点なのである。読者が我々の提案するものを自らのクライエントのもつ特定のニーズに合わせて変化させ用いることを期待している。そのなかで，おそらく読者は，独自の新しい方法を創造することになるだろう。読者が，不安障害の基礎にある中核的なプロセスをトリートメントの標的とする限りにおいては，こういった創造はいささかも問題ではなく望ましい限りである。こういったわけで，我々は，第Ⅲ部のトリートメントのガイドラインで紹介しているいかなる技法を適用する前にも，読者においては，まずは第Ⅱ部を読み，それらのプロセスについて学ぶことが必須であると考えている。

　本書は，主要な不安障害の病因論およびトリートメントの原理とその技法の双方における機能的な重複と類似性に焦点をあてたものである。読み進むことでそれがおわかりいただけるだろう。このことは読者にとって喜ばしいことかもしれない。これは不安障害についての典型的な専門書とはかなり異なった見方であるが，ご存じのようにそのような専門書は，それぞれの特定の不安障害における固有の側面を強調しがちである。そのような在り方は，臨床的な現実とは合致しない。また，近年の実証研究からは，我々が長きにわたり不安障害を恣意的に分割してきた可能性を示唆している。これについては，関連する課題とともに，本書の第2章で明らかにする。たとえば，第4章では，あらゆる不安とそれに関連した障害における

主な共通点，すなわちDSMの診断にかかわらず不安障害をもつ人のほとんどがおこなう体験の回避や望まない私的体験をコントロールしようとする試みの有害な影響について解説する。頑なで柔軟性のない回避行動のパターンは，すべての不安障害に共通した特徴である。そのような傾向は，特定の診断ないし我々がそれらに与える名称にかかわらず，クライエントの問題を悪化させ，永続化させる機能があるのである。そのため，我々は読者に，不安障害を**「体験の回避」**という障害として捉えるよう提案したい。この体験の回避こそが，本書の第Ⅲ部で扱うACTのアプローチにおける明確な標的なのである。体験の回避についての十分な理解なくして，効果的なACTの実践はおこないえないだろう。また，こうしたプロセスと原理がいかにしてセラピストである読者自身の人生においても展開しているかについて理解することは，ACTを実践するうえで有益な作業になるだろう。

第2章

不安障害の概観

見方を変えると，見えるものが変わってくる。
　　　　　　　　　　　　　　——ウエイン・W・ダイアー[訳注]

　本書において我々は，あらゆる不安障害における違いではなく，それらに共通する特徴やプロセスに焦点をあてている。とはいうものの，本書を始めるにあたっては，そのような障害の有病率と統計に関する最新のデータを含め，さまざまな不安障害に一貫する特徴を概説することが有用となるだろう。また，この章では，表向きにあらわれた症状と不安障害の根底にある中核的プロセスの双方の観点から，障害におけるいくつかの共通点と相違点についても解説することとする。

▍不安とそれをコントロールしようという努力は遍在する

　不安障害は，あらゆる民族集団，国，および文化において，それぞれで微妙な意味合いの違いはありつつも，どこにでもある，ありふれたものとして存在している。現に，不安障害は，最も蔓延している心理学的障害のひとつであり，一般人口の最大25％が人生のある時期においてその影響

訳注：Wayne W. Dyer；マズローの「自己実現」の心理学をさらに発展させ，「個人」の生き方重視の意識革命の提唱，新個人主義の旗手として世界的に評価されている。ウエイン・W・ダイアー（著），渡部昇一（訳），(2005)『ダイアー博士のスピリチュアル・ライフ』，三笠書房より。

を受けている[129]。不快な感情に対処しようとする回避，逃避，その他のコントロール傾向など，そうした障害を支える中核的なプロセスは，西洋化した国々においては特に一般的である。たとえば，私たち[訳注]の多くは，赤くて熱くなったコンロは，触れば熱いので触らないようにすることを人生の早い時期に学習する。なかにはこのことを痛い思いをして学ぶ人もいれば，親や養育者からそれを触ればどうなるか注意されることでこれを学ぶ人もいる。我々は，身体的な痛みを感じた際の対処法を学び，また，身体的・心理的な痛みや苦悩を，自らや他者がある行動をすることの正当な理由として用いるよう社会化されている。たとえば，「具合が悪いから」という理由で仕事や学校を休む行動は受け容れられるが，「元気はつらつなので」という理由で仕事や学校を休む行動はまず受け容れられない。

　私たちはこういったたくさんの例を通して，自らの思考，記憶，感情，特に不快や苦痛を伴うものに対して，等しく，それらをコントロールする方略を学ぶ。不安や恐怖はあたかも熱いコンロのような存在へと変わり，私たちはそれらに対してなんとか対処しなくてはと振る舞うようになる。しかし，現実的な痛みや危険への賢明な対処方略も，思考や感情が相手となるとめったに成功しない。思考や感情に対しては，熱いコンロから手を離すようなやり方では対処できないのだ。私たちの思考や感情は，私たちがどこに行こうともついてくる。それらからは逃げることもそれらを避けることもできない。それらは私たちの一部分なのである。

不安障害は高くつく

　Barlow[8]は，不安障害に対して人々が支払う代償について，次のように述べている。

　　現代社会において，個人は不安を取り去るために毎年何億という金額を費やしている。不安障害をもつ個人における一般的なプライマリケアの診察費と全般的なヘルスケアサービスの利用額は特に高額である。不安障害

訳注：主語が"We"とある個所について，それが研究者および実践家を指す場合は「我々」，人間一般をさす場合には「私たち」と訳し分けている。

をもつ個人にかかる医療費は，たとえ身体的な疾患をもつ個人を含めた場合であっても，不安障害をもたない個人の2倍に当たるのである（文献8のp.1）。

パニック障害をもつ人は，その他の精神科的診断（統合失調症を含めて）を抱えている人と比べ，問題についての援助を求めることが実に多い。また，不安障害をもつ人は，他の感情に関する問題をもつ人に比べて，救急外来をより頻繁に利用している[53, 54]。加えて，不安障害をもつ人のほとんどは，トリートメントを受けなければいつまでも治ることなく症状をもち続ける傾向にある。そればかりか，不安障害は，当人とその家族の人生の質（quality of life；QOL）に対しますます否定的な影響を与えながら，当人が50歳代に達するまで症状を悪化させ続ける傾向にあるのである。

不安障害における高い有病率と慢性化の傾向から考えると，不安障害が実質的な経済的コストのみならず，個人的にも社会的にも多大なコストを課していることは驚くにはあたらないだろう。実際，Barlow[8]は「実質的にかかるコストは，最も悲観的に推定した場合のコストよりもはるかに大きい。（中略）近年，メンタルヘルスケアにかかる全体の費用のうち，気分障害が22％，統合失調症が20％を占めるのに対して，不安障害は31％を占めている」と指摘している（文献8のp.26）。サービスの直接費用と生産性の喪失との両者を考慮すると，米国における不安障害の年間費用の総計は，およそ450億ドルと推定されている。そのうちの30％が心理学的もしくは精神医学的なトリートメントから生じているのである。実に，その費用の50％以上は，一次医療の過剰（ほとんどの場合，不必要な）利用から生じている。多くの研究は，トリートメントを受けない場合にかかる費用の方が，有効な不安障害のトリートメントにかかる費用を大きく上回るとしている。つまり，不安障害をトリートメントしないことは，適切なトリートメントの提供に比べて最終的にはより高くつくことになるのである（より詳細な考察については，文献8を参照）。

恐怖と不安の本質と機能

恐怖と不安との本質と機能を知ることで，私たちは，「異常な」もしく

は障害となるような不安がもつ,中核的なプロセスについて多くのことを学ぶことができる。不安障害を抱える人々の苦悩を理解するには,特に「恐怖を引き起こす状況から逃避したい」という大抵の場合なら適応的な,しかし強烈な衝動について考えてみることが有益であろう。

恐怖——現在志向の基本的な感情

恐怖とは,現実あるいは想像上の危険ないし脅威に反応して生じる現在志向的な状態である。それらの脅威は,今ここに存在する場合もあれば(例:危険な,あるいは苦痛な状況),クライエントの内側で起きていること(例:心をかき乱す身体感覚,思考,過去の記憶)への反応である場合,はたまたそれらの組み合わせである場合もある。恐怖は通常,自律神経系における突発的で急激な交感神経の亢進によって特徴づけられ,強い生理的な変化(例:発汗の増進,急速な鼓動,息切れ,血圧の上昇)や,脅威や危険の兆しに対する「**闘争か逃走か**」の強烈な行動傾向を伴う。恐怖はまた,その人の注意が恐怖を喚起する事象に集中し続けられるようにするための,警戒状態の高まりと特定の事象に対する注意の狭窄とも関連している[8]。恐怖は,その人が防御的な行動をとれるよう当人を動機づけ,動かすという重要な機能を果たすもので,ほとんどの状況下において全くもって適応的な反応である。恐怖と関連する生理的な変化と心理的な変化のいずれもが,人が脅威的な事象を避けられるよう,その人の行動を最大限効率化するようできている。

不安と心配——未来志向の感情

恐怖とは対照的に,不安は未来志向の気分状態であり,予期不安,心配,筋緊張の増進,末梢自律神経の覚醒の制限,脳波のベータ活動(前頭葉における強度の認知プロセスを反映する)の顕著な高まりを伴うものである[19, 37]。慢性的に心配や不安を示す人々を対象とした研究によれば,彼らは恐怖症をもつ人々ほどには生理的な反応を示さないことが明らかにされている[168]。実際,不安反応に関連した自律神経系における生理的変化は,恐怖反応のそれと比べるとずっと目立たず,劇的な変化も示さない。こういった不安を抱える人の示す自律神経系の反応の仕方は,ある意味で,不

安障害のもつ未来志向性および言語的・象徴的な本質に関係しているかもしれない。すなわち，恐怖を体験している人が今現在起きていることを恐れているのに対し，人が典型的に不安を体験するのは将来起こりうることを対象としているのである。一例として，恐怖は，地震で地面が実際に振動している際の典型的な反応と考えられるが，不安は，地震を無事耐え抜ける可能性とその後のことを考えた際に生じる反応であると考えられる。恐怖に最も関連した行動が，逃げる，闘う，凍りつくなどの目に見えるものであるのに対し，不安に最も関連した行動は，だいたいが言語的か認知的なもの（例：心配，計画の立案）に関連している。

正常な恐怖と不安がもつ機能

恐怖は，私たちの安全や健康が脅かされそうなときに生じる警告反応であり，私たちに防衛的な行動をとるよう促すものである。この種の防衛的な行動は，物が飛んできた際に目を閉じて身体を反らす行動のように，条件づけ（学習）によらずとも反射的に生じる場合がある。一方，条件づけ（学習）によって生じる防衛的な行動もあり，その場合の行動はしばしば言語の助けを借りている。つまり，誰かが「右側，危ない！」と叫んだために人が左側に素早く避けるという危機回避的な行動をとるとき，その行動には言語学習によって生じる行動も含まれているということである。同様のことは，たとえ回避の対象が，私たちの生活を脅かす「可能性のある」「将来の」出来事に対する「不安」や「心配」であっても生じ，先の例と同様に有用かつ適応的に働く。たとえば，私たちはひとしきり心配することによって，私たちの健康，雇用，安全，家族の福利に対する脅威にも効果的に対応できるようあらかじめ計画を立てておくことができる。かなり入念な計画が，実際の脅威に直面した際，私たちが適切に行動するのに役立つこともあるだろう。家の火災に対して家族が準備しておく対策などは，そういった計画の良い例だといえる。

回避が不安を問題や「障害」に変える

すでに述べたように，恐怖と不安を体験することは多くの場合，健全で適応的であり，いずれの感情も目的に適っている。つまり，私たちを危険

から遠ざけ，生かすのに役立っているのだ。ちなみに，このことはトリートメント・プログラムの初めにクライエントに伝えておくべき重要な事実でもある。恐怖や不安に伴う身体感覚，思考，行動は，それ自体ではなんら異常なことでも，障害でもない。これは，恐怖と不安が極めて強く生じている場合にもいえるし，学習のプロセスを経てトラウマ刺激への反応として恐怖や不安が生じる場合にもあてはまる。たとえば，ピットブル[訳注]に噛まれ，その後同じ，あるいは似たような犬に出会う度に強い恐怖を体験するようになったクライエントについて考えてみよう。クライエントのこの反応は，動物を対象とした「特定の恐怖症」という問題として記述されるだろう。だからといって，このように犬を避けることは，障害でも，異常でもない。むしろこの反応は，人が再び襲撃を受けたり，これ以上怪我を負わないように振る舞うためのものなのであって，身を守るための賢明な反応なのである。同様に，性的被害を受けた女性が体験する再び加害者に遭遇した際の恐怖反応の体験も，正常で適応的なものである。恐怖があるからこそ，彼女は再び出会ったその加害者による再度の被害を避けるべく迅速な回避もしくはその他の防衛的な反応をとることができるのである。さらに，その加害者のことを考え，再び出会った際に起こりうることを心配することは，彼女が身を守るうえで有用かつ適応的な反応であるだろう。心配は，身の安全のために人がすべきことや，さらなる被害を避けるために人がすべき最善策を立てるうえで有用なのである。これらの学習に基づく警告反応は正常な反応であり，極めて適応的なものであるといえる。

　一方で，あまりにも強い恐怖や不安は，人が生産的な効果的な行動をとるうえではむしろ妨げとなってしまう。動物の場合であっても極度の恐怖のもとでは適切に行動することができない。彼らは，固まり，興奮を抑えきれず震え，恐怖の対象から逃げたり，逃げられないまでもなんとか逃げようともがく。人間もこの点においては動物と同じだといえる。たとえば，パニック発作のような誤った警告反応というものも，見たところ適切な理由なく，出し抜けに，それも不適切で役に立ちようのない状況（例：これからスピーチをしようとしているとき）で発生する。こういった反応は，ほぼ決まって当事者の混乱を招き，余計な課題を当人に突きつけてくる。

訳注：闘犬として育種されてきた犬種。

こうしたことを繰り返すうち，ある人はこういった発作と共生し，それから逃げずに体験するという対応の仕方を学習していく。しかし，また別の人はこうした対応の仕方を学習しない。この対応の仕方の違いこそが重要なのである。

多くの場合，誤った警告反応は，臨床的に注意を向けるほどの問題ではない。我々は，パニック発作を起こしてもパニック障害とはなっていない一般の人々について調査することによって，恐怖や不安がいかにして障害となりうるかについて理解を深めることができるだろう。疫学研究によれば，一般人口におけるパニック障害の有病率は一貫して約3～5％である[170]。いくつかの研究からは，推定上，正常と考えられる若い成人の約35％が，特定の年内において一度ないしそれ以上のパニック発作を体験していたことが明らかになっている（詳細は文献8を参照）。このような「正常なパニック発作体験者」と「パニック障害をもつ人」との主要な違いは，パニック発作の強度や頻度などにあるのではない。そうではなく，むしろこれら2つのグループにおける人々が，パニック発作という体験に対し異なった対応の仕方をしたことにあるのだ。時折パニックを体験するという多くの人々は，発作が終わるまで待ち，そのまま持ちこたえておくという対応の仕方を学習する。彼らが，その恐怖から逃げようと試みることはない。それどころか，「非臨床的」なパニック発作の体験者は，一度発作が鎮まれば，発作前の状態に戻って再び自分の生活の続きを始めるのである。次に起こりうるパニック発作についてそれほど時間を費やして心配したりもしない。そして最も重要なことは，その際に彼らが，発作を体験することや発作が起きた場所を避けるようなことをしないということである。我々は，非臨床的なパニック発作の体験者における，受容（アクセプタンス）し，回避しないという姿勢こそが，パニック障害や社交不安の発症から彼らを守る主要な予防メカニズムであると考えている。必死に，頑なになってパニック発作という体験を避けようとするとき，実際のパニック障害を発症するリスクが高まるのだ。自らの人生における大部分のエネルギーと余地（スペース）とを，この回避行動につぎ込むようになったとき，パニック**障害**が発症するのである。

DSMや不安についての研究者らは（たとえばCraske[37]）は，長きにわたり次のことを強調してきた。それは，非臨床的なパニックを臨床的なパニックに変えるのは，将来の発作に対する恐怖，心配，そしてこれ以上

の発作を起こすまいとするその人の行動パターン（例：活動の制限，回避行動）にあるということである。人間以外の動物も，このような事前準備的な方略をとることがある。たとえば，ある音の後には常に衝撃を与えられるという体験を何度もさせられると，その動物は，その音がするとそれまでしていた動作をやめてその音のする方向に頭を動かし注意を向ける。我々は，この動物のとった振る舞いをもって「この動物は，差し迫った現実的な脅威（すなわち，再び衝撃を与えられる可能性）を警戒している」というだろう。対照的に人間の場合は，「時間軸」と「自らに対し起こりうる事柄」という2つの側面において，動物以上の体験をする可能性がある。それは，人間が他の動物とは違って，考え，想像し，そして会話をする能力をもっているということと関係している。一方では，人間のもつそういった有用な能力が，人が自らの感情を体験しないようにするというプロセスを通して，結果的に，人間がそこに巻き込まれもがき苦しむことを可能にしているのである。そして，このもがきがまた，自己永続的なパターンとして新たなもがきの苦悩を増長し，逆説的にも，望まない感情をいっそう強めるという結果を導くのである。ここでのポイントは，そのもがき自体がエネルギーを要するという点である。こういった不安や恐怖を最小化し予防しようとしてもがいた分のエネルギーと時間は，もはやそれ以外の価値ある人生の活動を探究するのに充てることができない。根本的には，コントロールしようという苦闘は，実際のところ「**自分が，自分自身の体験と闘う**」という独り相撲なのである。これもいくらか逆説的なのだが，その闘いというのはそもそもが「負け戦（いくさ）」なのである。この人間のおこなうもがきについては，不安障害とACTのトリートメント・アプローチを深く理解するうえで中心となるテーマであるため，本書の第4章において詳細に扱っていく。

▍不安障害の概観

次に，DSMで現在定義されている主要な不安障害について，その中心的な特徴を簡単に概説していく。

パニック発作

　Barlow[8]は，パニック発作を恐怖という基礎的な感情が最も明確な形で臨床的に現れたものであるとしている。パニック発作では，自律神経系の活動が急激に亢進し，通常10分以内，時には2分以内でその強度がピークに達する。加えて，パニック発作を体験する個人が報告するには，極度の恐怖感情，死やコントロールの喪失に関する思考や自分がどこにいるかにかかわらず，とにかくそこから逃げて離れたいとする圧倒的な衝動が生じる。こういった恐怖反応は，緊急事態や警告を意味する反応であり，これらの反応は人間やその他の哺乳類にとっては，次の行動を起こさせるための準備をする機能をもっている。通常，そのような行動には，環境側の刺激や出来事によって引き起こされうる潜在的な脅威を避ける目的がある。つまり，その中核には「闘争か逃走か」という最も基礎的なレベルでの行動傾向が存在するのである。パニックを極度の恐怖反応や行動傾向として分類することの意味は，それが感情的（e-motional）警告反応，すなわちそれが動き（motion）を引き起こす（elicit）ということに由来する。逃げ出したいという強烈な衝動こそが，人を逃避が困難でありうる場所（例：映画館，大規模のショッピングモール，公式な社会的集まり）から避けさせる。もしこのとき，その行動傾向が実際に阻止されるなら，その恐怖はいっそう強度を強めることになる。

パニック障害と広場恐怖

　パニック障害は，繰り返し生じるパニック発作，自律神経系の覚醒に関連して生じる身体感覚に対する恐怖，および次に起こりうるパニック発作の可能性に対する不安によって特徴づけられる。パニック障害についての現在の診断基準では，パニック障害をもつ個人が，予期しない発作を繰り返し体験していることを要する。その発作のうちの少なくとも1つについては，その後に，1カ月以上にわたる次の発作に対する持続的な心配，発作がもたらす結果に対する心配，発作による行動の変化（例：何らかの回避）を伴う必要がある。パニック障害は，その根底に恐怖を体験することへの恐怖があり，そういった人々は文字どおり，パニック発作とそれによ

り起こりうる結果を恐れている。広場恐怖的な回避行動は，その人が，以前にパニック発作を起こした場所（例：ショッピングモール，映画館，スーパーマーケット）や，再度発作を起こした場合にはそこから逃げるのが困難そうな場所を避けるときに生じる。読者にはいま一度思い出していただきたい。本質的に広場恐怖は，特定の場所で「**パニック発作を起こすことへの恐怖**」であって，以前から考えられていたような「**場所そのものに対する恐怖**」ではないのである。したがって，広場恐怖は，パニック障害の合併症として捉えるのが的確であるだろう。合併症というのは，パニック障害をもつ人が「安全な」領域に留まることで，それまでパニックと関連づけられてきた刺激や場所を避けるという症状のことである。広場恐怖を発症した人はほぼ誰でも，最初のパニック発作を体験した後，こういった回避行動を試みる。事実，パニック発作を体験しない広場恐怖をもつ人はほんの1％に過ぎないのだ。

　パニック障害は通常，20歳代半ばから後半に発症する。また，この障害の発症に先立っては，ストレスになるようなライフイベントが存在することが多い。一方で，そういった否定的なライフイベントの絶対的な頻度がパニック障害をもつ人とそれ以外の不安障害をもつ人，もしくはそれすらもたない人とを確実に分けるわけではない。しかしながら，パニック障害をもつ人は，他の人々に比べて，否定的なライフイベントをより苦痛な体験であると報告する傾向にある。パニック障害をもつ人はまた，自らの健康状態，とりわけ身体の状態が変化することに関しては非常に気にかけている。パニック障害は専門的な介入がなされない場合，ストレス下において激しい発作を頻発するといった慢性化の経過をたどる傾向にある。また，パニック障害をもつ女性の割合は男性の2倍にあたる。このジェンダーによる違いは，世界各国で一貫して認められており，感情に対する体験の仕方や表現の仕方に男女差をもたらすような社会文化的な要因によるところが大きいと考えられる[38]。たとえば恐怖からの回避の方略として，女性においては広場恐怖的な回避の方略が社会的により許容されるが，男性においてはむしろアルコールや薬物の助けを借りて恐怖や不安を耐えようとする傾向にある（例：自分自身での薬物処方〔self-medication〕）かもしれない。

特定の恐怖症

　特定の恐怖症では，特定の物や状況に対する，顕著で，持続的，過剰もしくは不合理な恐怖を示す。通常，恐怖の対象に遭遇すると，即座に強い恐怖反応（すなわち，パニック発作）を引き起こす。この警告反応は，その物や状況から逃れようとする強い衝動を伴うもので，重篤な機能障害や恐怖に関連した苦痛を伴うこともある。特定の恐怖に苦しむ人々はよく，極力，恐怖の対象に出くわすことがないように行動し，その回避のために多大な努力を注いでいる。一方で彼らは，自らの恐怖が過剰，あるいは不合理であることにも気がついている。しかし，こうした自覚は何の影響力ももたない。そういった自覚があるからといって，恐怖の対象から逃避あるいは回避したいという衝動を抑えたり，あるいはその際生じる生理的反応や主観的反応をコントロールしたりすることはできないのである。

　その他の不安障害と同様に，特定の恐怖症を捉えるにあたっては，一般的に「**反応システムズ**」の観点が用いられる[52]。この反応システムズとは，運動行動（例：回避や逃避），身体活動（例：心拍，発汗，呼吸の増加や筋肉の緊張），言語的・認知的活動（例：不安が生じる前後もしくはその最中に生じる心配や苦痛についての発言）という大まかに関連し合う3つのシステムから構成されるものである。

　特定の恐怖症における恐怖の対象としては，状況（例：閉ざされた空間，高所，飛行機）に焦点をあてたものもあれば，自然環境（例：高所，嵐，雷，水），動物（例：ヘビ，ネズミ，クモ），あるいは身体的な危害（例：病気，怪我，流血）に焦点をあてたものもある。特定の恐怖症は，一般人口においてかなり多くみられ，大規模な調査によれば，生涯有病率が11％であることが明らかになっている[129]。最も一般的な恐怖症は動物，高所，閉鎖的空間，血液や怪我，嵐や雷，および飛行を対象としたものである。

　こういった高い有病率が示される一方で，特定の恐怖症をもつほとんどの人は一度たりともトリートメントを求めないことが明らかになっている。AntonyとBarlow[2]によれば，不安をもつクライエントを対象とする彼ら（AntonyとBarlow）のクリニックにおいて，特定の恐怖症を主訴に訪れた患者はわずか5〜6％であった。一方，特定の恐怖症以外の不安障

害を呈する人の26％が，主訴に続く第二の問題として特定の恐怖症を患っていた。特定の恐怖症をもつほとんどの人が，それについてのトリートメントを求めない理由としては，彼らが恐怖の対象を非常にうまく避けているか，もしくは日常生活において恐怖の対象との接触が問題になっていないか（例：マンハッタンのミッドタウンでヘビに遭遇することはまずない），はたまたその両方の状況にあるからであると考えられる。恐怖を誘発する刺激が何であるかを明確に理解し認識できているからこそ，こういった回避が可能になるのである。しかし，たとえそういった**うまくいく回避行動**であっても，時に，個人的・社会的に大きな代償を伴うことがある。たとえば，本書の著者の一人である Eifert が担当するあるクライエントは，オーストラリアのある美しい島で，陸からほんの3マイル沖にあるその場所（その町の多くの人々にとってお気に入りの休暇先である場所）に，家族と旅行することができなかった。というのも，彼女がサメ恐怖症で，その島に渡る際，フェリーの下でサメが泳いでいるという考えに耐えられなかったからだ。

　特定の恐怖症の多くは，進化論的にみれば適応的な機能をもっていたと考えられる。複数の研究によれば，最も広く認められるような恐怖の対象は，実際の危害や生存への脅威（例：ヘビ，クモ，雷雨，高所）に関連したものである。時を経て人間は，自らの生存を守るためにそういった刺激に対し十分な警戒と恐怖という反応を示すような「生物学的な準備性（biologically prepared）」を備えるようになったのであろう[176]。進化論的に準備性のある対象に対しては，同等に危険だがより近代的な対象（例：電気のコンセント，銃）に比べ，より容易に恐怖の対象となることが，我々自身のいくつかの研究[68]も含め，多くの研究によって実証されている。

社交不安障害

　社交不安障害は，人との関わりや人からの評価を受けるような状況に対する，過剰で持続的な恐怖と回避によって特徴づけられる。こうした問題をもつ人は，他者から否定的に評価されることを特に気にかける傾向にある。そして，社会的・対人的状況において，自らの自律神経系の活動の亢進を意識し，現実的なあるいは主観的な自らの欠点を認識するという傾向

がある。彼らはまた，自らの抱く対人場面での居心地の悪さを人に悟られるのではないかと心配する。これらの恐怖は，当人からはしばしば不合理で，生活上のストレスになっていると認識される。

　当然のこととして，彼らは通常，社会的・対人的状況を避けたり逃避したりする。場面を限定することはできないが，彼らの避けている状況には，公共の場でのスピーチ，異性とのコミュニケーション，電話でのコミュニケーション，社交的な集まり，時には，公衆トイレや公共の交通機関の使用などの半ば社会的な活動などが含まれている。社交不安障害と診断された人の90％は，複数の対人的・社会的活動を恐れ，また避けている。研究者らは大抵，全般性の社交不安障害と，特定の，もしくは個々の対人的・社会的状況（例：公共の場でのスピーチ）への社交不安障害とを分けている。前者は，ほとんどの社会的状況に対しての恐怖と回避によって特徴づけられる。また，前者の全般性の社交不安障害は，後者の特定の社交不安障害と比べて，より多大な心理的苦痛を引き起こしている（詳細は文献117を参照）。

　社交不安障害をもつ人が体験する問題は通常，対人的・社会的状況から生じた恐怖そのものをはるかに超えたものである。広場恐怖やパニック障害をもつ人がパニック発作に関連した場所や状況そのものを主に恐れているわけではなく，特定の恐怖症をもつ人が特定の対象そのものを主に恐れているわけではないことを思い出していただきたい。彼らが恐れるのは，そういった文脈のなかでの望まない心理的・感情的な体験の方である。同様のことが社交不安障害をもつ人にもいえる。彼らの恐怖の焦点は大抵，パニック発作を起こすこと，人の前で失敗すること，もしくは対人的・社会的な状況において恥をかいたり決まりの悪い思いをすることにあてられる。つまり，他の不安障害と同様，社交不安障害をもつ人が抱える中核的な問題は，否定的な感情を体験しないように回避することにあると考えられる。

　社交不安障害の有病率は，以前に考えられていたよりもはるかに高いことが現在では明らかになっており，最近の調査によれば，生涯有病率は13.3％を示していた[117]。この調査結果は，社交不安障害が最も一般的な不安障害であり，大うつ病（17％），アルコール依存症（14％）に次いで一般的な心理学的障害の第3位であることを意味する。また，社交不安障害をもつ人のおよそ70％が女性であり[122]，この障害は時間をかけて徐々

に悪化する傾向にあることが研究から明らかになっている。また，社交不安障害の発症においては，トラウマ的な出来事がきっかけになったとする報告は少数である。実際，社交不安障害をもつ多くの人は，自分には「その問題がずっと前からあった」と答えている。この傾向は，他の疫学的調査からも支持されており，この障害の発症年齢の中央値は思春期付近（すなわち12歳前後）であり，90％以上は25歳までには発症している[122]。

心的外傷後ストレス障害

心的外傷後ストレス障害（posttraumatic stress disorder；PTSD）における臨床的な特徴は，主だったものとして次の3つの特徴に大きく分類される。1つ目はトラウマ的な出来事の再体験，2つ目はトラウマに関連した刺激の回避，3つ目は慢性的な身体的覚醒である。そしてPTSDの中核は，自らの安全への脅威に対する多大な懸念にある。

PTSDの特徴の1つ目は，PTSDをもつ人にとって最も苦痛をもたらすものである。1つ目の特徴であるトラウマ的な出来事の再体験には，フラッシュバック，悪夢，侵入思考によって生じるトラウマ的な出来事の再体験，トラウマを想起する内的・外的引き金への反応として生じる情動的な苦痛が含まれる[121]。トラウマに関連した刺激は，トラウマの再体験，身体活動の亢進，および硬直といった極度の恐怖からくる行動的な兆候をしばしば誘発する。PTSDをもつ人は，フラッシュバックや悪夢が起こっている間，過去のトラウマをまるでそれが現に今起きているかのように鮮明に再体験する。

PTSDの特徴の2つ目は，トラウマに関連した刺激の回避である。たとえば，PTSDをもつ人は一般的に，そのトラウマ的な出来事ないしそれを思い出すきっかけもしくは状況について考えることを避け，それを避けるためにならどんなことでもする。そうした回避行動における中核的な機能は，否定的感情とトラウマに関連した心理的苦痛についての再体験を防止することにあるのである。その他の不安障害と同様，PTSDにおける回避行動も，極めて限定的で制限されたものから，極めて全般的で，広範囲に及ぶものまでさまざまなものがある。回避行動の範囲が拡大されていった場合，PTSDをもつ人の生活機能は，もはや日常活動を続けられなくなるまでに制限される傾向にある。たとえば，PTSDのレイプ被害

者のなかには，特定のタイプの男性（例：加害者と同じ人種の男性）のみとの接触を控える人と，すべての男性との接触をやめてしまう人とがいる。これ以外の形でのPTSDにおける感情的な回避としては，感覚のマヒ（numbing）があり，これは他者との断絶や自然に生じる感情に対しての制限を意味する。たとえば，PTSDをもつレイプ被害者のなかには，そうでない女性と同等回数のオルガズムに達している場合でも，性的活動における悦びの度合いが低いと報告する人もいる。PTSDをもつ他の多くの人も，生活の中で喜びが感じられないことや，他者を信頼できず，親密な関係が築けないことなどを報告している。

　最後に，PTSDにおける3つ目の特徴は，慢性的な身体的覚醒である。身体的覚醒に関連した臨床的特徴としては，睡眠障害，驚愕反応の増強，神経過敏，怒りの爆発，および過剰警戒状態があげられる。たとえば，レイプ被害者のなかには，自らの生活環境における加害者やトラウマ的な出来事に関連した刺激の有無を常時チェックしている人がいる。このように身体的覚醒が増強されると，非常に典型的な形で，本格的なパニック発作を引き起こすことになる。

　PTSDはさまざまな不安障害のなかで唯一，1つ以上のトラウマ的な出来事という，明らかな病因的なきっかけをもつ心理的問題である。心理的問題としての個人の反応は，トラウマ的な出来事の後に比較的短期間に現れる可能性もあるが（たとえば3から6カ月以内），トラウマ的な出来事の後何年もしてから生じることもある。JaycoxとFoa[121]は，トラウマ体験と臨床的なPTSD反応の有病率を的確に推定しており，およそ米国人口の39％が一生のうち少なくとも一度はトラウマ的な出来事を体験するとしている。しかし，PTSDを発症するのはそのうちのわずか24％で，一般人口からするとPTSDの生涯有病率は9％である。人口の15％に至るまでの人がサブクリニカルなPTSDに苦しんでいることを考えると，これらの数値は確実に高い値であるといえるだろう。それでもなお，トラウマ被害者の約3分の2はPTSDを発症しないことも，こういった研究から示されている。ここでも我々は，なぜトラウマ的な体験をしながらも，ほとんどの人が心理的に比較的立ち直っていけたのかということを考えなければならない。なぜトラウマ的な体験の後，問題が慢性化することなく，数カ月で問題が自然に消失してしまうような人々がいるのだろうか？　そして，なぜ一方では問題となる反応が持続し，我々がPTSDと呼ぶ障害

を発症する人々がいるのだろうか？　第3章と第4章で考察しているように，このことはおそらく，トラウマ的な条件の違いや運・不運の違いではないだろう。おそらくは，人々のおこなう否定的感情に対しての頑なな回避というものが，この疑問を解く重要な鍵となるだろう。

全般性不安障害

　全般性不安障害（generalized anxiety disorder；GAD）の臨床的特徴は，少なくとも6カ月間で，さまざまな出来事や活動について過剰な心配をしていた日の方がしなかった日よりも多く，臨床的にみて重大な苦痛，ないし機能の低下を引き起こしていることがあげられる。また，心配を止めたり，コントロールしたり，心配することで不安を弱めようという，結局は失敗するような試みへの取り組みや筋肉の緊張，疲労，集中困難，神経過敏，落ち着きのなさ，また睡眠障害などの多くの中枢神経系の問題も特徴としてあげられる。

　人生のある時点でGADに悩まされている人は，一般人口の約5％にあたる。そのうち，約60％は女性である。GADの発症は通常，潜行性で他の不安障害と比べ若年発症であることが多い。一方で，人生後期でのGADの発症も一般的であることも付け加えておくべきであろう[168]。心配や不安に関連した反応は，生活上のストレッサーがある時期に特に強まり，ストレッサーの低減に伴い弱まることが多い。GADの発症については，通常，社交不安障害と同様に否定的なライフイベントをきっかけにはしていない。むしろ，日常生活での体験（「日常的なストレッサー」）によって「ストレスを感じている」や「圧倒されている」と報告することの方が一般的である。こういった事実からは，ある個人がGADを発症するか否かを決定するのは，特定のトラウマ的な体験というよりも，むしろ日常における否定的でコントロール不能な出来事の蓄積であることがいっそう裏づけられる。結果的に，GADをもつ人は，自分はそういった否定的な出来事を予測することもコントロールすることもままならず，それらの出来事について心配しそれらを可能な限り避けるしかないということを学習するのである。

強迫性障害

　強迫観念とは，激しい不安と関連した反復的で持続的な思考，衝動，ないしイメージのことである。それらは，侵入的で，不合理なものであり，苦痛を伴って体験される。これに対し，強迫行為とは，強迫観念によって誘発された不安を取り除くための頑なで過剰な反復的行動（例：確認，洗浄）である[184]。儀式的な思考や行動は，心をかき乱すような強迫的な内容を一段落させたり，中和したり，もしくはコントロールしたりすることを目的としてなされる。それら行動的もしくは心理的な活動は，安全を取り戻し，不安を減らし，恐ろしい出来事が起こるのを防ぐ役目を荷っている。一方で，強迫観念と強迫的儀式は，顕著な苦痛を引き起こすことによって他の主要な不安障害のどれよりも日常的活動や社会的機能を著しく悪化させる。実際，不安が原因で人が入院する場合，大抵，その人は強迫性障害（obsessive compulsive disorder；OCD）に苦しむ人である[183]。入院という事態は，強迫行為と強迫的儀式による悪循環が最もひどくなったことを表していることが多い。強迫行為も強迫的儀式も人の生活において，多くの制約をもたらす傾向にあり，毎日多くの時間を消費してしまうことで，本当に必要なことをする時間をまさに失ってしまう人もいる。こういった人にとって，通常，入院は悪循環を打ち破るための最後の手段なのである。

　GADに関連した認知とは異なり，OCDが体験する侵入思考や心配は，単に，現実的な，日常生活の問題についての過剰な心配というわけではない。むしろ，OCDは，非現実的で，不合理で，しばしば奇妙な懸念によって特徴づけられる。障害をもたずともほとんどの人々は，ある意味では，そのような侵入的で奇妙な懸念を体験しているものである。しかし，OCDに苦しむ人が体験する侵入思考やイメージは，より多くの不安を引き起こす傾向にあり，他の人々が体験するものに比べ，退けるのが難しい[184]。こうしたOCDの思考はまた，最終的にパニックのような反応を引き起こすことが多いので，OCDをもつ人は通常，そういった思考を避け，抵抗する傾向にある。こうした理由から，SteketeeとBarlow[183]はOCDにおける恐怖反応を他の恐怖反応と異なったものであると述べている。一方で，OCDにおける反応は，その恐怖の対象が身体感覚ではなくその認

知であることを除けば，パニック障害のそれとも類似しているともいえる。

OCDをもつ人のほとんどは，自らの儀式が過剰で不合理であることを認識している。しかし，彼らは，望まない思考をコントロールしたり，低減したりするための行動に取り組み続けるのである。OCDに苦しむ人がそのようなコントロールに取り組み続けるのは，他の人々と比べ彼らの方が，強迫的侵入思考によってより多くの不安を喚起されるためであることは確かである。一方，侵入思考を無効化し，コントロールしようとするまさにその試みが不安の増強を助長しているともいえる。実際，望まない思考やイメージを抑制したり，コントロールしようとすることで逆に否定的な効果が生じることが，非常に多くのエビデンスから裏づけられている[107]。こうした一連の調査研究については後の章でさらに述べることにする。

ちなみに，OCDの発症年齢は普通，思春期の中頃から終わり頃であるが，このOCDは5～6歳の幼い子どもたちにおいても生じることがある。児童期と思春期でOCDを患うのは女子よりも男子が多い（男女比は2対1）が，成人期では，男女比はおよそ同程度である。OCDが50代以降に始まるケースは稀である[183]。ちなみに，トリートメントを受けない場合のOCDの予後は不良である。

■不安障害における多くの共通点

これまでに研究者や実践家たちはさまざまな不安障害のもつ違いに注目してきた。現象論的レベルにおけるそういった違いは明らかであり，特に恐怖や不安を引き起こす出来事に焦点をあてるならば不安障害全体において違いがあることは明確である。たとえば，特定の恐怖症においては特定の物体・出来事，ないし状況に我々は焦点をあててきたし，社交不安障害においては社会的状況に焦点をあててきた。パニック障害においては，身体感覚によって強烈な恐怖が引き起こされるという個々のエピソードに焦点をあててきたし，PTSDでは，過去のトラウマ的な出来事や関連した記憶に焦点をあててきた。また我々は，手掛かりがあったり予期されたりするような形での恐怖反応（例：特定の恐怖症，社交不安障害やPTSD）とそうではなく突然に生じるかのような恐怖反応（例：パニック

障害）とを区別してきた。つまり，我々が恐怖を引き起こす刺激を理解している場合と，我々が大概の場合恐怖を誘発する刺激について何も明確な理解をしていない場合とを区別してきたのである。また，反応の持続期間や強度における違いにも焦点をあててきた。たとえば，パニック障害における恐怖反応とそれに関連した身体的変化は強烈ではあるが，比較的短期的なものである。これに対し GAD における不安と生理的反応はそれほど強烈ではないものの，より長期間にわたって生じるものである。

現象論的な重複

このように各々の不安障害にはさまざまな違いがあるものの，大規模な研究からは，これらにいくつかの顕著な共通点があることが示されている。たとえば，パニック発作を最も頻繁に起こすのはパニック障害をもつ人であるが，他の不安障害をもつ人々においてもパニックは起こりうるし，実際に起こっている。実際，社交不安障害をもつ人の少なくとも 50％，GAD と OCD をもつ人の少なくとも 30％が，時折もしくは頻繁にパニック発作を体験している。

さらに，パニック障害において生じるパニック発作と特定の刺激下において生じる（状況に基づいた）パニック発作（例：特定の恐怖症，社交不安障害，PTSD において；文献 36 を参照）との間には，ほとんど違いがないことがこれまでに明らかにされている。肝心なことは，恐怖や不安を回避したり逃避しようとする傾向が，不安関連の障害と診断されたほぼすべての人の特徴であるということである。特定の種類の回避，および逃避行動は，現象論的なレベルでは異なる可能性もある。しかし，それらの行動の基本的な機能は同じなのである。回避や逃避は，恐怖や不安を追い払い，それをする人を恐怖や不安を体験する状況から脱け出させる役割をもっている。また，不安障害と大うつ病や気分変調性障害などの主要な気分障害との間でも，多くの重複が認められる。Barlow ら[9]は，主な不安障害および気分障害の患者の 55％が，アセスメント時に，少なくとも他に1つ以上の不安もしくは抑うつの障害をもっていたことを報告している。この割合は，追加的診断を考慮した場合には 76％にまで上昇した。

パニック発作は，主要な感情障害をもつ人々において共通して発生している。たとえば，大うつ病に苦しむ人の 25％から 50％，そして身体化障

害，ないし心気症の人の35％から60％がパニック発作を体験しているのである[170]。複数の大規模な研究に関してのBrownとBarlow[24]の解説によれば，主要な不安障害をもつ患者において，大うつ病は群を抜いて最も一般的な追加の診断である。ここでの驚くべき所見は，気分障害をもつ患者の圧倒的多数が，現在あるいは過去に不安障害を体験していたということである。生涯にわたる大うつ病もしくは気分変調性障害をもっていた670人の患者のうち，現在あるいは過去に不安障害を体験したことのない人はわずか5％であった。不安とうつが併発する多くのケースにおいて，不安障害は，気分障害の発症の後ではなく，これに先立って生じていたのだ。

したがって，我々は，さまざまな不安障害の間には驚くほどの機能的な重複が存在するというBarlowら[9]の意見に同意している。また我々は，新たに示されつつあるさまざまな実証的データについての，感情障害の発生と維持においてそれらの共通要因の存在が決定的に重要である，という示唆についても同意している。すでに，不安障害と気分障害については，それらが頻繁に併発するという現象が指摘されているのだ。これと同様に，さまざまな不安障害にまたがる観察可能な特徴は，それぞれの不安障害におけるプロセス・レベルでのより基礎的で根本的な重複の存在を指し示しているのである。

> 感情障害の本質についての理解が深まると，それらの違い以上に，それらの共通点としての病因論と潜在な構造とがより重要であることが明らかになってくる（文献9のp.205）（中略）DSM-IVは，診断における高い信頼性という優位性を確立し，疾病分類における個々の疾病を分離するアプローチの全盛を象徴している。このことは幅広く合意されている。しかし，この達成は診断における妥当性という高い代償を払った結果，得られたものである。現在のこの分類システムに対しては，（中略）広く根底にあるはずの症候群を見過ごし，単なる分類のバリエーションを作ったに過ぎず誤ったカテゴリー化をしているのではないか，との疑念が強まっている（文献9のp.211）。

共通する中核的な病理プロセス

　我々が信ずるに，不安やその他の感情障害をもつ人々へのトリートメントを奏功させるには，健全な不安やその他の感情が障害へと変わる，共通した中核的なプロセスについてさらに理解を深める必要がある。そして，否定的感情を回避しようという強力で自己破壊的な傾向が，すべての不安障害を増強する中核的な病理学的プロセスであることが研究によって益々実証されてきている。我々の見解では，GADをもつ人が不安関連のストレスを避けたり低減したりするために用いる方法を理解することで，すべての不安障害における中核的な問題行動，すなわち不安の体験を避けようとする頑なで過剰な試みについて多くを理解することができるだろう。

全般性不安障害は不安障害のプロトタイプ（原型）か？

　GADはかつてガラクタ入れ的な診断カテゴリーとして扱われ，ある不安の問題について，それが特定の不安のカテゴリーにうまくあてはまらない場合に用いられる傾向にあった。近年，GADの診断基準は，特定の運動や自律神経系の症状といったものから心配や予期不安の中核的プロセスといったものへとシフトしている。このことはGADが実際のところ「根源的な」不安障害である可能性を示唆しているだろう。実際に，Barlow[8]は，予期不安というものを，あらゆる不安障害の発生と維持の基盤をなしうる中核的なプロセスであると考えている。彼は，予期不安を，向かってくる否定的な出来事に対して準備をしたり，あるいは対処策を用意したりする際の未来志向の気分状態として定義している。この状態は，否定的感情の高まり，慢性的な過剰覚醒，予測やコントロールができないという感覚，および脅威関連の刺激への注意の集中と関連している。Barlowは，予期不安というプロセスはすべての不安障害において認められるが，その予期不安が指し示す内容は障害ごとに異なると指摘している。

　我々は，GADに対する理解を大きく向上させることで，何が不安を障害へと変えるのか，またトリートメントにおいてはクライエントのどの行動に焦点をあてるべきか，ということについて重要な手掛かりを手に入れるだろう。心配は，脅威的な対象に対しての認知的な回避反応として機能

している。たとえば、Borkovecら[19]は、心配が、不安や否定的感情に関連したイメージや身体的覚醒を避ける機能をもつという説得力あるエビデンスを蓄積している。人は、心配をする際、大抵自分自身と話をしているのだ。すなわち、心配には、イメージよりも、もっと抽象的な言語的な思考を伴うということである[20]。それゆえに人は、心配することによって感情的なテーマに対し、抽象的で概念的な側面からアプローチすることができ、それによって、嫌悪的なイメージや強烈な否定的感情を短期的に避けることができるわけである。しかしながら、長期的にはこの方略は役に立たない。実際のところ、不安に対し、心配を上乗せすることでそれを軽減させようと努力することによって、しばしば人は、それ以上に強烈な不安を、しかも長期にわたって体験することになる[149]。

> (GADをもつ人)は、これから起こる問題についてあまりにも必死に考え過ぎるため、より否定的な感情や自律神経系の賦活を引き起こすことになる。結果的にそういった人は、潜在的な脅威についてのイメージの生成、という重要なプロセスに使うべき注意の容量をそれによって失ってしまう。言い換えれば、彼らは、その脅威に関連した否定的な感情をすべて避けてしまうのである。(中略)(結果として)彼らは、否定的感情やイメージに関連した不快さは避けることになるかもしれないが、自分の問題を克服したり、解決策を考え出したりすることはできない。したがって、彼らは自律神経系の柔軟性を失い、かなり重い筋緊張を伴いながら、慢性的な心配を抱えることになるのである。よって、GADをもつ人の強烈な心配は、恐怖症をもつ人の回避行動と同様の目的を果たしている可能性がある。つまり、心配は、その人が恐怖の状況に直面するのを防いでしまうため、その人にとっての適応や実際の問題解決を決して起こしえないのである。(文献10のp.130)。

GADに苦しむ人は、心配することによって苦痛な感情体験を避け、また、そうした苦痛体験があまりにも嫌悪的であるために、はなからそれを避ける必要性を感じているわけである。一方、これを証明することは難しいこともわかっている。それでも、Menninら[149]は、我々にとってかなり説得力のある説明を提供してくれている。彼らは、GADをもつ人が他のほとんどの人に比べて、より容易く、素早く、そして強烈に感情反応を

示すことを発見したのだ。同時に，GADをもつ人は，感情についての理解が乏しく，自らの感情に否定的に反応し，その嫌悪的な状態を弱めるために非適応的な方略を用いて自らの感情体験をコントロールしたり抑制したりしようとするようである。したがって，GADは，否定的感情に対しておこなうやみくもな回避行動と関連しており，ある意味，自動操縦的な状態であるということができる。

どんなコストを支払ってでもなされる恐怖や不安からの回避

　現在，増えつつあるエビデンスによれば，不安障害を抱える多くの人にとって，彼らにおける重要な問題は，実は，彼らのもつ強烈な恐怖や広範にわたる不安自体ではないことがわかっている。重要な問題とは，恐怖や不安を体験するのを避けるという彼ら自身の行動傾向によって，彼ら自身が圧倒されてしまっているということである。彼らはまさしく，不安や恐怖，望ましくない思考，過去の記憶，心配などをもたないようにすることに焦点をあてた生活を送っている。不安や恐怖を中心に据えた人生というものには，いくつかのパターンがある。たとえば，不安や恐怖を引き起こすかもしれない，人，場所，活動および状況を避けたり，そのような感情の喚起を最小限にするために薬物を使ったり，不快な感情状態を体験する間その状況から逃げることなどがあげられる。不安や恐怖をもたないことを目的として生活を送ることは，特にそれが頑なで柔軟性なくおこなわれた場合，毎日の生活を非常に制限されたものにする。彼らがセラピーに訪れる頃には，そうした生活がクライエントの人生そのものになってしまっていることが多いのだ。クライエントが，不安や恐怖およびそれらに関連した状況からの回避と逃避の方略をこういった形で頑なに，そして柔軟性なく用いるとき，我々は彼らに，健全なはずの不安や恐怖がいかにして不安や恐怖の障害へと変わっていくかについて話し始めるのである。不安障害をもつ人のこういった行動のほとんどは，言語的に構成され，評価的なものであるため，ACTでは人間のもつこういった言語能力を，体験の回避を引き起こす中心的な問題として考える。実際，ACTの観点からすると，不安や恐怖は，人が以下のような反応をする場合に問題となる。

- 不安や恐怖をもつことを嫌がるとき
- そのような感情，それに関連した思考，身体感覚，およびそれらを引き起こしうる状況を決まって避けたり，抑制したり，それらから逃げようとするとき
- 他の価値のある，重要な，人生上の活動や目標をなげうってでも，そのような不安や恐怖との苦闘に多大な努力や時間をつぎ込むとき

 第Ⅲ部でみていくが，ACT では，不安や恐怖をそのまま体験するようなクライエントにおける柔軟性とウィリングネスとを高めることで，避けたり，逃げたりといった元々のクライエントの傾向を切り崩し(undermine)，その循環を壊すことを狙いとしている。同時に，ACT は，そのような苦闘において脇に追いやられてしまっている重要で価値のある生活領域に，クライエントが注意を集中できるよう支援をおこなっていくのである。

第3章

不安障害についての認知行動的見解とそのトリートメント

　自らの問題を解決しようというまさにその試みが，皮肉にも患者の問題を維持している。このことは臨床的な経験からみて明らかである。試みた解決策が真の問題となるのだ。
　　　　――ジョルジョ・ナルドーネとポール・ワツラウィック[訳注]

　行動的および認知行動的なトリートメントは，不安障害に対する最適な介入法である。実際，それらは，我々が不安障害に苦しむ人に対して提供できる最善の心理社会的介入の代表格といえる。しかし，認知行動療法（CBT）は，まだ十二分なトリートメントにはなりえていない。不安に苦しむ非常に多くの人々にとって認知行動療法は奏功していないのである。また，我々がそうしたトリートメントを彼らに勧めたいと思っていても，その内容を聞くだけで拒否してしまうクライエントが多くいる[13]。さらに，他の多くのクライエントはトリートメントが完了する前にそれをやめてしまい，トリートメントを終了したクライエントでもそのうちの多くは再発し，さらなるトリートメントを求めることになる。このことは不安障害に対する認知行動療法において，我々が有効性の限界に直面したということでは全くない[9, 60, 61]。むしろ我々は，それを改善することができるし，実際，その改善を目指すべきである。この挑戦を前に我々は，指針としてきた不安関連の問題やそれらのトリートメントに関して，その基本的な前提

訳注：Giorgio Nardone；短期型の戦略的心理療法家。Paul Watzlawick；コミュニケーション学派の家族療法家。

のいくつかを見直す必要があるだろう。特に，何が不安や恐怖を障害に変えるのかということについて，再度検討する必要があるのである。この章の目的は，そうした再検討をおこなうにあたって，ここでの挑戦の背景を示し，さらに不安障害についての新たな見解を提供することにある。

認知行動的な見解

初期の行動療法は，不安障害の病因と維持の多くの部分を説明できたことによりこれまで成功を収めてきた。その病因と維持に関する説明とは，不安障害が条件づけのプロセスを通して学習され，逃避や回避行動を通して維持されるというシンプルな発想に基づいている[152]。この発想からは，トリートメントを成功させるためには，クライエントにおける過剰な恐怖や不安を消去し，感情についての新たな学習を促す必要があることが論理的に導かれた。そしてそのためには，セラピストは安全なトリートメント環境において，クライエントをクライエント自身が恐れている刺激や状況に直面させる必要があるとされた[200]。こうした見方は，1970年代，不安障害は単に条件づけによるものではないとの批判が増え始めるまでは，多かれ少なかれそのままの形で存続していた。しかし，私たちの言語能力や，私たちのもつ複雑で莫大な言語的・象徴的な認知プロセスは，私たち人間の体験を単なる条件づけ以上のものに変えている。障害の理解とそのトリートメントについての認知的な見解は次第に，記憶，注意，破壊的な思考パターン，不合理な信念，非現実的な自己言及や評価，などの役割に焦点をあてる方向へと進んでいった。こういった認知的な見解は瞬く間に行動療法のなかに統合され，やがて「認知行動療法」として知られるようになった[12]。そこで我々は，これらの見解が発展した概略を簡単にたどり，不安障害に関する説明として，元々の条件づけによるものと認知行動的なものとの双方が，いずれも完全ではないことを明らかにしていく。

行動的説明の限界

初期の行動療法家は，不安障害の原因論を純粋にパブロフの原理，もしくは古典的条件づけの原理に基づく用語から概念化する傾向にあった。そ

の原理とは，本来的に無害だった刺激が不安を引き起こす刺激と近接して生じると，その後高い確率で，その無害だった刺激が，たとえトラウマとまではいかないまでも，不安や恐怖を誘発するというものである。実際，本来的に無害な中性刺激と誤った警告反応（例：パニック発作）とが関係することで，こういった学習が引き起こされるということは十分にありうる[6, 21, 66, 201]。たとえば，我々のグループがおこなったいくつかの研究は，不安障害の病因論として，パニック発作が条件づけの機能をもちうることを明らかにしている[65, 66, 67, 68, 70]。少なくとも個人的な観点からすると，この研究結果の重要なポイントは，身体的・環境的な手掛かりと極めて不快な誤警告反応（すなわち，パニック発作）との結びつきが，条件づけに関連していることを示唆する点にある[8, 66, 201]。人間がトラウマ的に体験する反応は誤った警告反応であり，それは必ずしもトラウマを引き起こしうる嫌悪的な刺激からくるものではない。この見解は，恐怖の学習に関わる重要なプロセスについて解明しようという現代的な見方においても，その説明の中核に位置するものである。パニック発作やパニック的な反応は不安障害の発生要因であり，条件づけとしての重大な機能をもっているのである[21]。

とはいえ，条件づけに基づいた不安障害の説明については，その臨床的妥当性に多くの批判が向けられている。この章での目的は，それらの批判のすべて[145, 150, 163, 164]を是正することではない。現代の学習理論の観点からみても，条件づけに基づく説明が今でも通用する個所もある。しかし不安障害の条件づけモデルは，適応的な感情反応（すなわち，恐怖や不安）と適応的な学習プロセス（すなわち，条件づけ）という組み合わせが，どのようにして人々を，他でもない不安障害に導くかについて十分には説明できないのである。実際に，不安障害の条件づけモデルについての批評者も提案者も共に，多くの場合この重要な問題を見過ごしている。しかしながら，この見過ごされた事柄を整理すると，不安に関連した苦悩を理解するうえでの大きな示唆を得ることができるのである（詳細な説明については文献69）。ここで簡単に，重要なポイントのいくつかをまとめておこう。

第一に，古典的な恐怖条件づけについて考えてみよう。この種の学習の仕方にはどこにも病的な要素はない。実際，そうした学習はどこにでもあるもので，極めて適応的である。古典的条件づけは，わかりにくい微妙なものから明確なものまでさまざまな形をもって，あらゆる種類の哺乳類に

おいて生じ，さらには，単細胞の生物においてさえ生じることがわかっている（例：ゾウリムシ[114]）。この種の学習における主な機能は，刺激に対し感情的な意味合いを与え，結果的に行動を方向づけることにあるのだ[182]。時に恐怖は，9・11のテロ事件，自然災害，事故，暴行，ないし戦争などの際に，非常に劇的な形で学習される。しかし，そういった場合，さらにはもっと極端な場合においても，それらの学習は完全に適応的なものである。嫌悪的な結果と恐怖刺激との連合を学習することは妥当なことなのだ。同様に，第2章で指摘したように，嫌悪的で有害な結果と関連づけられた人や状況を避けることもまた妥当なことだといえる。実際，そうしなければ悲惨な結果を招きかねないだろう。

　第二に，警告反応というものは，条件づけられたものであれ，無条件性のものであれ，そのいずれもが適応的である。人間以外の動物において，恐怖が引き起こされると彼らは，私たちが「怖がっているときの行動」と呼ぶような多くの行動をとる。つまり，身体をこわばらせ，震え，逃げようともがき，叫び，さらには，排尿や排泄をすることさえある。これらの行動の背景には多くの神経生物学的な反応が含まれており，特に扁桃体や海馬，および自律神経系における交感神経の働きと関連している[136, 137, 175]。こうした反応が引き起こされると，通常，それまでおこなっていた行動は中断されたり制限されたりする。それまでの行動が中断されることによって，その生活体（ヒトや動物を含む生物全般）は潜在的に脅威をもつ対象に対して素早く身構え，その対象から逃避や回避をすることが可能となるのである。人間を含めたほとんどの哺乳類は，こうした体験を経た後，恐怖反応を引き起こしうる刺激に身をさらすことを積極的に避けようとする。そうすることが妥当な反応であるというのが，警告反応が適応的だとする理由のひとつである。

　WatsonとRayner[191]は，アルバート坊やを対象に，恐怖症を獲得するプロセスを劇的な形で実演した。彼らの試みは，古典的な恐怖条件づけが今日まで不安障害のモデルとして生き残ってきたことにも大きく貢献しているだろう。すなわち，アルバート坊やの振る舞いと恐怖症やその他の不安をもつ人々との振る舞いがあまりに一致していたのである。行動療法家たちは，その後も，恐怖刺激が存在する状況下でアルバート坊やのとった行動が，彼にとって妥当なものだったのかどうかを問い続けた。その答えとして，我々は，恐怖感情とそれについての古典的条件づけは，いずれも

障害となるようなプロセスではなく，むしろ正常で，そのほとんどが人間の日常における適応的なものである，という考えを提案したい。真の課題は，古典的な恐怖条件づけが，なぜ不安障害という問題を引き起こすに至るかということにあるのだ。

　この課題に取り組むにあたっては，我々が提案しているように，人間が自らの感情を体験したり表出したりする際の，その個人の対処の仕方について考える必要がある。これは人間とそれ以外の動物との相違という点でも重要なポイントだといえる。言葉をもたない哺乳類に関しては，彼らが自らの苦悩について苦悩する，というような示唆は一切存在しない。人間以外の霊長類でも，嫌悪刺激の対象や状況を避けることは学習するが，我々の知る限り，彼らは自らの感情を制御するために意図や目的をもって行動することはない。対照的に人間は，自らの感情を伴う痛みや個人的な歴史に対して苦悩することができるし，実際に苦悩するものである。そうした苦悩は，ひとつには，自らの評価的な言語行動，もしくは思考を伴った条件づけられた反応に対して，さらに自分自身で反応することによって生じ，また，もうひとつには，感情を伴った苦痛や関連する思考から逃避や回避をしようとしたり抑制したりしようとする努力をした結果として生じる。つまり，人間は，怯え，恐怖し，不安に対し落ち込み，将来を心配し，過去に苛まれたり，不快な思考，イメージ，感覚，感情，行動傾向，そして，それらを引き起こした，もしくは将来それらを引き起こしうる状況から回避や逃避をするために，もがくことができるのである。言語のもつ能力は，感情の体験やその表出についての強力な社会的随伴性と相まって，これらすべてのことを可能にするのである。

感情制御は正常な恐怖を臨床的な問題に変えうる

　恐怖学習のプロセスが感情制御のプロセスに並行して生じると，明らかに機能的でない何か新しいことが生じる可能性がある。感情制御（emotional regulation）とは，簡単に言うと「私たちが，いつ，どの感情をもち，またいかにそれらを体験し，表出するか」に影響するよう計画された行動である（文献81のp.282）。社交的な集まりにおいて，ある人が実際にはその状況について否定的に感じたり，考えているにもかかわらず，あえて笑顔をつくるといったことは，感情制御が作動しているひとつの例

である。感情制御そのものは機能不全となるようなプロセスではないものの，それが制御すべきでない感情や制御しえない感情に対してなされたり，感情制御が生活上の有意義な活動を阻害するような場合に，感情制御は機能不全を引き起こす。

図1は，感情体験の制御についての模式図である。この模式図は，いくらか単純化したものではあるが，人が感情における先行要因（antecedents）と結果（consequences）を制御するプロセスを示している。不安障害における先行要因としては，不安や恐怖が生じそうな状況，そして，そのような反応を誘発しがちな身体的・環境的な手掛かりがあげられる。これに対し人は，それらが感情に関連するような情報かどうか，また，そのような情報がどういったものであるのかを評価する（例：「これはひどい」「これを切り抜けることはできない」）。最初のところで感情制御に使われる方略は，人が入力された感情に対しどのように反応するか，特に，それら入力された感情に対して言語を用いてどのように評価するか（すなわち，「これは危険だ（ひどい，有害だなど）」）に関わるという意味で重要である。一言でいえば，それが，その後に続く感情的な結果に影響を与えるから重要なのである。つまり，連鎖的に引き起こされる感情の高まりは，その人がどのように感情体験の先行要因に関わるか次第で，大いに，弱められたり，予防されたりするのだ。一旦感情が生じると，今度は，人は感情制御を試みる際に，感情体験とその結果における，強度，持続時間，全般的な質に対し焦点をあてる。そうした反応焦点型の感情制御方略としては，休憩，リラクセーション，深呼吸，ないし何か楽しいことをすることなどがあげられるだろう。これらの方略は取り立てて障害や問題となるようなものではなく，これらが文脈に対し敏感で柔軟である場合には，むしろ健全なものだといえる。

不安障害における感情の異常制御

問題は，人が不安や恐怖などの否定的感情における認知的・生理的・行動的な要素をダウン・レギュレーション（down-regulate）しようと，頑なで柔軟性のない試みをするときに生じる。そのような方略は，不安障害に苦しむ人において，巧妙で特有な方法でなされることが多く，大抵の場合，抑制，コントロール，回避，逃避の形をとる[8, 9]。不安障害に苦しむ

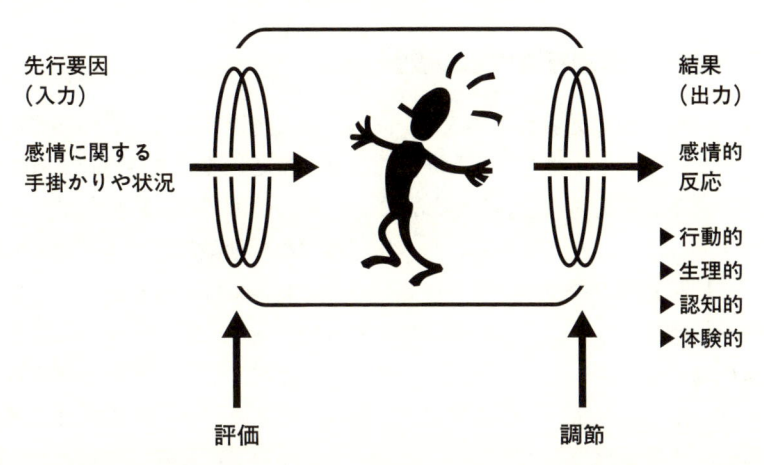

図1　感情制御の模式図。Gross, J. J. (1998) *Journal of Personality and Social Psychology,* 74, p.226 の "Antecedents and response-focused emotion regulation（先行事項と反応集中型の感情制御）" を基に作成。© American Psychological Association (1998)

　人は，恐怖や不安を適応的で正常な感情的出来事として体験したりはしない。むしろ，彼らにとってそれらの感情的出来事は，いかなる犠牲を払ってでもマネジメントやコントロールする必要のある，悪い出来事なのである。
　これら感情のダウン・レギュレーションの存在が，不安障害をもつ人が不安や恐怖を体験する，まさにそのための文脈を作り上げるのだ。すなわち，ダウン・レギュレーションする傾向という重大な素因が，本来，適応的であった不安や恐怖の感情を障害へと変えるのである。第4章で解説するが，最新のデータによれば，感情制御の試みはある一定の限度までしか有効でなく，特に感情が極めて嫌悪的なものであるときにはそれらの試みは役に立たない。事実，不快な感情から逃避あるいは回避しようとする試みは，大抵の場合において裏目に出るもので，結局は望ましくない感情そのものを増強させることになる。これは，最初のパニック発作後に感情をコントロールしようとすると，それにより悪影響が生じる現象として実証的に確認されている[42]。

回避および逃避行動のもつ役割

　従来の行動的な見解からすると，回避行動と逃避行動は，恐怖学習による自然な結果として生じる先行要因焦点型と反応焦点型の感情制御方略の典型であると考えられる。しかし，この説明の仕方では，恐怖を誘発する刺激を避けたり，それから逃げたりする強力な行動傾向が，なぜある人においては不安障害を生じさせ，なぜ他の人においてはそれを生じさせないのかを説明できない。人は，過去に体験した危険や危害，苦痛に関連する刺激に遭遇した際，そこから逃れたいという非常に強烈な衝動を体験し，その状況から離れようと最大限に振る舞う。第2章では，性的暴行に遭い，その後，その暴行や加害者について考えると強い恐怖を体験するという女性の例を示した。彼女がその加害者に再会することがあれば，彼女は，自らのもつそういった恐怖によって，自身を守るため即座に逃げるか，その他の防衛反応をとるかするだろう。我々が示してきたように，こういった学習性の警告反応およびそれに関連した回避や逃避の行動は，全くもって健全である。それらは障害などではなく，適応的なのである。

　我々の考えでは，恐怖学習が障害となる主な理由は，感情制御という方略をそれが不可能であったり不必要な状況下で用いるかどうか，という個人差と関係がある。性的被害の例に戻ると，その女性がその加害者のみならず，すべての男性（彼女の夫など，彼女に危害をもたらしたことのない人々を含めて）を避けるというように，逃避や回避行動を頑なで柔軟性に欠ける方法で適用したならば，そのとき，彼女は不安障害の発症までもう目前かもしれない。性的暴行という被害を受けた彼女が，安全な環境のなかで被害後初めて，夫とセックスをしようとするとき，彼女が自らの不安な気分を避けようとしたところで，それはうまくはいかないだろう。なぜならそれは，セックスをする文脈こそ異なるが，性的に緊張した状況下での彼女の不安や心配といった気分は，かつて経験した極めて嫌悪的な事態の結果，自然に生じるものだからである。彼女にとって，心配や不安，そしてさらなる嫌悪感が生じるような場面を回避し続けることはできない。一方で，彼女の夫が彼女に危険を及ぼしているわけではなく，彼女は安全な状態にあるため，それらの心配や嫌悪感（および夫）を彼女が避ける必要性はない。そうでありながらも，彼女にとって逃げ出したいという衝動は非常にリアルに彼女の中に存在しているのである。そのとき，彼女はあ

る選択を迫られる。その逃げたい衝動にしたがうか，あるいは彼女にとって不安から逃れることよりももっと大切な，夫との親密な関係をもち不安を抱えたままそこに留まるかの選択である。ここで彼女がおこなうであろう選択は，彼女のもつ価値に基づくだけでなく，彼女がこれまで経験した嫌悪的な状況への対処の仕方にも強く基づいている。思考や感情のコントロールは，こういった選択をおこなう際に彼女の前に立ちはだかるのだ。

　柔軟な（健全な）反応と柔軟でない頑なな（障害となっている可能性のある）反応との重要な違いを明確にするには，もっと単純な例の方がわかりやすいかもしれない。乗馬を学んでいる子どもが落馬して痛い思いをするとき，その子どもは再び鞍に乗ることについて不安を感じるだろう。つまり，乗馬が痛みと関連づけられるわけである。子どもがその馬を見て体験する恐怖は，ごく自然なものである。しかし，私たちはだれでも，この子どもにとっては早いうちに再び鞍に乗ることが必要であり，そうしなければその子どもは決して乗馬ができるようにならないことを知っている。その子どもは，その馬に乗る体験と，気をつければほとんどの場合，乗馬は安全で非常に有用かつ楽しいものであるということを体験する機会を逃してしまうからだ。では今度は，落馬した子どもが二度とその馬に乗らなくなった場合について考えてみよう。その子どもは，すべての馬はもちろん，馬に関連したすべてのものごと（例：納屋，田舎，馬の出ている映画）を避け始める。そこから落とされる可能性のある乗馬と無関係な状況をも避けるようになるかもしれない。また，安全に馬に乗ることを学べないだけでなく，馬恐怖症や落下の恐怖に関連するより広範な問題を抱える可能性も高いだろう。

　このプロセスに関して我々は，まだほんのわずかな知識しかもってはいないが，人間が人生の初期にそのような頑なな回避方略を学習する可能性が高いこと，また，それにはおそらく観察学習が重要な役割を果たしているだろうことがこれまでに明らかとなっている[107]。また人は，恐怖に関連した対象や出来事を避けるのみならず，恐怖や他の嫌悪的感情をも避けることを学習する。いずれのケースであっても，不快な思考や感情の回避を学習し，頑なで柔軟性を欠いた形で思考や感情の回避をおこなう傾向にある人は，そうでない人に比べて，同じような恐怖を学習する体験に対しても，かなり異なった反応の仕方をする可能性が高い。思考や感情の回避という文脈下では，たとえ重大な対価を支払ったとしても，恐怖や不安，

またそのきっかけやそれに関連した状況は，マネジメントされなければならない存在へと変わる。それはまさに，人々をそこから逃れられないように捕え，トラップに陥れるものである。つまり，ここで作り出された，思考や感情からの回避という文脈は正常な恐怖や不安を障害となる恐怖や不安へとシフトさせるものであり，恐怖学習がいかにして本格的な不安障害を引き起こすかを説明するものであると考えられる。

▌認知行動療法と「克服とコントロール」のアジェンダ

不安障害に対するCBTのメインストリームでは，不安に関する思考や感情を，臨床的に注目すべき問題であるとして概念化する傾向がある[8, 12]。そのため，従来のCBTでは，心理的健康を得るためのひとつの手段として，クライエントにおける症状の緩和がトリートメントにおける目標とみなされる[8]。これは，安全なトリートメント環境のなかで，クライエントを恐怖の対象，ないし嫌悪的な身体的事象に直面させることによって達成されるか，少なくともそうしたエクスポージャーの方法で始められる。これにより，修正的な感情学習と恐怖の軽減とが促されると考えられている。

このプロセスを促進するにはさまざまな技法があり，そのなかには外的刺激もしくは内的感覚に対するエクスポージャー，イメージによるエクスポージャー（曝露法），反応妨害法，フラディング，系統的脱感作，心配エクスポージャー，脱破局化（decatastrophizing），認知再構成，イメージの誘導，呼吸再訓練，および漸進的筋弛緩法が含まれる。それらの技法はまた，単にトリートメントとしてクライエントにおける恐怖の軽減を目的とするのみならず，クライエントが将来，自分自身でも，不快な思考や感情を軽減したりコントロールしたりできるようになることを目指して教えられる。それらの技法の多くは，少なくとも短期的にはほとんどのクライエントにとって，症状の軽減と緩和にかなり有効であることがわかっている。不安障害のための実証に基づく多くのトリートメントにおいて，そうした技法がその構成要素として含められているのだ。それら不安障害のためのトリートメント・マニュアルは，DSM-IV-TRにあげられたさまざまな不安障害を対象としている。各マニュアルが対象とする不安障害の例（括弧内はマニュアルのタイトル）をあげると，パニック障害（"*Mas-*

tery of your anxiety and panic, 3rd ed.（MAPⅢ）"〔不安とパニックの克服〕)[41]，特定の恐怖症（"*Mastery of your specific phobia*"〔特定の恐怖症の克服〕)[40]，強迫性障害（"*Mastery of obsessive-compulsive disorder（OCD）：A cognitive-behavioral approach*"〔強迫性障害の克服〕)[62]，および全般性不安障害（"*Mastery of your anxiety and worry*"〔全般性不安障害の克服〕)[206]などがあげられる。

　これらマニュアルのタイトルには**克服 (mastery)** という言葉が，単なる偶然ではなく意図して掲げられており，各トリートメントの基礎にある哲学とそのアプローチがそこには反映されている。大抵の場合，トリートメント・マニュアルで示される各技法は，クライエントが自らの思考や感情に関する体験（すなわち症状）をより上手にコントロールできるようになるよう（すなわち，克服できるよう），それを目指した支援をおこなうことを目的としている。そのため，そうした技法においては，クライエントに対し，**良い**思考や感情制御のための方略を与え，**非機能的**な思考をより**機能的**な思考へと置き換えようとしているわけである。克服とコントロールに基づく技法においては，純粋に，心理的な健康のためにはそういったコントロールが重要であるとされるわけであるが，言い換えるならこれは「あなたは不安をコントロールしなくてはいけない」というメッセージを意味している。不安を抱えるクライエントの多くが，心理療法に求めているのがまさにそれなのである。つまり，彼らは望ましくない不安に関連した思考や感情をコントロールすべく，より良く有効な方法を学びたいわけである。事実上すべてのCBTは，この克服とコントロールというシステムのなかにあり，次のようなことをクライエントに教える。すなわち，(a) 思考や感情は，苦痛や生活上の問題の原因であり，(b) 幸福で成功した人生を送るには，望まない思考や感情をより克服（すなわち，それをコントロールあるいは軽減）していく必要がある。そして，(c) セラピーにおいては，より巧みにクライエントの私的な体験をコントロールするための新たな技法が提供され，(d) もし，不安に関連した思考や感情をコントロールすることに熟達したならば，そのときクライエントは，幸福で生産的な人生を手に入れることになる，というものである。

　本書全体を通して述べているように，我々はこれとは異なった方略を提案している。我々が提案するのは，人が望ましくない思考や感情をコントロールしたり避けようとしたりするという，クライエントにおけるもがき

の苦しみ自体に対し取り組む方略，つまり感情制御というアジェンダそのものに対し取り組むという方略である。これまで，人々は，望まない思考や感情を**追いやる**ことによって，必死にリラックスして，恐怖や不安をなくそうと努力してきた。我々は，人々が自らの不安と共にあり，また共に活動することによって，望まない思考や感情が**ありながらも**リラックスできるようになるための支援をおこないたいわけである。

不安や恐怖そのものが問題なのではなく，不安や恐怖をコントロールするためにクライエントがしていることの方が問題なのだ，と仮定してみよう。また，不安に関連する思考や感情は，何の「症状」でもなく，人間の体験における正常な側面であると仮定してみよう。そうであれば，クライエントに対し「望まない思考や恐怖あるいは不安といった感情をもっと上手に抑制ないし回避できるように」と教えるのは，長続きするような有効な解決策であるとは考えがたい。そういった方略は，不安関連の問題をもつ多くの人が，トリートメントを始めるまでには，すでに十分おこなってきていることなのである。もしそういった解決策が効果的で機能的であったなら，なぜ彼らはセラピーにやってきたのだろうか。我々はこのことを自問しなければならないだろう。

セラピーにおいてクライエントの望まない思考ないし感情を標的とすることは，せいぜい短期的な利益しか生み出さない。その理由は，そのアプローチが「私的出来事こそが問題であり，それに対処する必要がある」ということを示唆するからである。そういったアプローチはまた次のことを示唆している。すなわち「否定的感情の体験は問題であり，生活上の問題を引き起こす。心理的健康は感情を連続的に捉えた際の一方の端（すなわち，肯定的な思考や感情）でしか得られないものである」との示唆である。そのため，不安に関連する思考や感情が再び生じた際には（また実際に生じるだろうが），人はそれらをまたしてもコントロールしなければならないことになる。さもなければ，さらなる問題が生じてしまうというわけだ。しかし，私たち人間は，良い思考や良い感情だけを体験して生きていけるわけではない[86]。実際には，私たち人間を人間たらしめているのは，私たち人間のもつ次のような能力である。すなわち，さまざまな感情に対し，守りに入らず自ら進んで（ウィリングに）それらを体験する能力，そして，考えたり感じたりした内容にかかわらず，効果的に振る舞い適応する能力である。実際，そういった能力を発揮する人々は，間違いなく極めて健全

な状態なのである。
　実際，ごく基本的な事実として，トラウマや痛みもしくは否定的な私的出来事の有無は，人が障害に苦悩するかそれとも心理的に健康な状態でいるかの違いを説明しない。むしろ，そうした違いを説明するのは，その人がウィリングに（嫌がらずに進んで）自らの心理的・感情的世界の全体を体験しながら，自らにとって最も重要な活動に取り組み続けられるかどうかにある。ここでいう「**ウィリングに（嫌がらずに進んで）**」とは，無茶苦茶に力まかせに，という意味ではない。そうではなく，心を開きものごとのあるがままを体験し，受け容れるという意味である。それはまた，意義ある，生産的な人生を送るための方法を探索するということでもある。そして，嫌がることなく進んでそういった人生を送り，それに伴う痛みや喜び全体を自分の中に取り入れていくということである。こうした人の在り方は，心理的・感情的な苦痛を避け，またそれらに対処するために生きるというような「非ウィリング（unwilling）」な生き方とは，全くもって異なっている。後者のような生き方を望む人はいないだろう。しかしながら，多くの不安をもつクライエントの人生はそういった非ウィリングなものになりつつあるわけで，だからこそ今，我々は，不安そのものは障害などではないと主張しているのである。不安を制御しようという人々の振る舞いこそが障害を引き起こすのだ。ちなみに，現在こういった見方は，認知行動的な介入におけるメインストリームのなかにも浸透しつつあり，症状の変化に焦点をあてた克服とコントロールのアジェンダに対する見直しがおこなわれつつある[9]。

不安障害のための新世代の行動療法

　不安に対するほとんどの行動的および認知行動的なセラピーは，不安に関する思考や感情を変化させることが，自ずと人間のより活き活きとした人生を促すという見方に基づいている。これとは対照的に，第3世代の行動療法では，症状の軽減やコントロールというトリートメント目標をはるかに超え，人間の体験の領域に焦点をあてる特徴がある。実際これらのセラピーは，アクセプタンス，マインドフルネス，価値，スピリチュアリティ，意味と目的，関係性，および生活の質（QOL）など，これまで実証

的ではないとされてきた心理学のテーマをむしろ重要視している[93]。こういったムーヴメントの一部を支えるアプローチとしては，弁証法的行動療法[142]，機能分析心理療法[131]，統合的行動的カップル療法[120]，マインドフルネス認知療法[174]，そして当然ながら ACT[101] があげられる。これらのアプローチはその根本において，CBT のメインストリームに特徴づけられる「**症状・症候群焦点型の変化のアジェンダ（symptom-and syndrome-focused change agenda）**」に対して異議を唱えているのだ。これら新世代のセラピーは，人間の苦悩や心理学的な健康および福祉を育むことに対して，ユニークで拡張的な見方を提供している。これに関しては，本書全体を通してそれぞれ解説をおこなっていくことにする。また，ACT のアプローチが不安の問題に対する認知行動的アプローチのメインストリームとどのように異なるのか，そして，時にそういったアプローチを ACT がどのように補完するかについても本書全体を通して解説をおこなう。

感情制御は問題を引き起こす

　一般的に，感情についての理論家は，いくつかの状況下において感情制御は効果的でないものの，それ自体は適応的なプロセスであると考えている[81]。たとえば，不安障害に苦しむ人であれば，彼らは適切な感情制御のスキルに欠けているか，生産的でない感情制御の方略（例：回避，逃避，抑圧，抑制）を用いていると説明されるだろう。この観点からすると，クライエントに対しより有効な不安の制御方略を教えたり，クライエントが非生産的な方略（例：注意を逸らす，回避する，逃避する）を用いている際に，それを修正するということは理にかなった発想である。ほとんどの場合，この修正に必要なのは，単に，ある感情制御の方略を別の方略（例：緊張にはリラクセーションを，破局的思考にはより現実的な思考を）で代用させるといったものである。これから明らかにしていくように，ACT のアプローチはそのようなものとは異なっているのだ。

　ACT の観点からすると，まさにその感情制御という振る舞いこそが，人々の問題を引き起こしている。感情制御は，それが効果的でないときや必要でないとき（すなわち，状況的な文脈がそれを必要としないとき）には，（心理的・体験的に）厄介な存在へと変わる。そのような人々の方略

は，しばしば「私は，何か違うことを考え，感じているべきなんだ」といった発想から引き出されるものである。感情制御が人々にとって問題なのは，感情制御がうまくいくことが，自分が効果的に振る舞うための前提条件だと考えてしまうことにある。たとえば，不安をもつクライエントは「Xをするには，たった今自分が考えたり，感じたりしていることとは違うことを考えたり，感じたりしなければいけない」という見方にしたがっていることが実に多い。通常，不安障害におけるこの種の制御の対象は，望まない，あるいは望ましくない不安に関する思考や感情，またそれらを引き起こすかもしれない状況に集中している。不安をもつクライエントの多くは，感情を制御しようというプロセスを通して，自らにとって最も重要なことをするためにではなく，不安と恐怖を制御するために全人生を費やすようになっていく。不安障害に苦しむ人が**体験恐怖症**（experience phobia）といわれてきたのは，まさにそういった理由からである。これは，不安に苦しむ人が，不安や恐怖を含む不快な心理的・感情的な内容に対しておこなう重大な素因（predisposition）なのである。

　ACTとは，頑なで柔軟性のない過剰な感情制御に対して，その必要性の土台を切り崩そうとするものである。ACTでは，クライエントが自らの体験をどう評価するか（喜びであれ不快であれ）によってではなく，あらゆる人間的な体験をあるがままに体験する心理的・体験的な柔軟さ，ウィリングネス，そして寛容さといったものをもつ姿勢を育むことによって，過剰な感情制御に対する必要性という土台の切り崩しをおこなうのである。すべての感情的体験があるがままに受け容れられると，ほとんどの状況において，感情を制御すべきという発想そのものが無意味なものになる。逆説的にも，このアクセプタンスの姿勢は，クライエントの手足を解き放ち，彼らがすべきこと，すなわち，彼ら自身の価値や目標に沿った生き方や活動に向けて，彼らが自らの手や足をコントロールすることを可能にする。つまるところ，ACTが追求するのは，クライエントにおける人生のコントロールである。不安に関する思考や感情，そしてその他の私的世界の事柄をもちつつも，それらにもはや行動への主導権を与えることなく，クライエントがそれらの存在にかかわらず，もっと楽な形で，効果的に活動できるようになることを目指している。

狭い領域でのアウトカムと広い領域でのアウトカム

　典型的に認知行動的な介入は，しばしば症状の減少や軽減という形での**狭い領域（narrowband）での臨床的アウトカム**（トリートメント効果）に焦点をあてている。基本的にクライエントも同様のことを求め「もっと良い人生を送るためには，私はまず，考えや気分を良くしなければいけない」という見方にしたがって動いている。しかしながら，クライエントがその目標にたどり着くためには，彼らは通常，かなりの苦痛を体験する必要がある。つまり，エクスポージャーを通して，現実あるいは想像上の不安を誘発するような手掛かりおよび状況に直面する必要があるのである。注目すべきことに，時に，不安をもつクライエントがセラピーから脱落してしまうのは，まさにこの段階においてなのである。これに関して，我々の研究室で最近実施された2つの研究は，アクセプタンスという文脈が，セラピーにおけるクライエントの脱落を防ぐという，アクセプタンスのもつ肯定的な効果を明らかにした。2つの研究のうち，はじめの研究では，パニック障害をもつ個人に対する通常のCBT群とACTの要素を取り込んだCBT群との比較をおこなった[125, 126]。この結果，2つの群の間に，参加者の脱落率（attrition rate）についての有意な差が示された。エクスポージャーの心理教育を導入するまでに脱落した参加者は，通常のCBT群で0名，ACTの要素を取り込んだCBT群で3名であった。ところが，内部感覚や外的刺激に対するエクスポージャーの心理教育をおこなうと，通常のCBT群ではさらに5名がセラピーを中止したのに対し，ACTの要素を取り込んだCBT群での脱落者は1名のみだった。

　2つのCBT群における，エクスポージャーの心理教育の大きな違いは，それらがどういった枠組みに位置づけられていたか（すなわち，「パニックの克服とコントロール」対「パニックを体験することの習得」)，どのような目的であったか（すなわち，「パニック症状のコントロール」対「より十分に，価値に沿った生き方をすること」）ということにあった。この研究結果からは，気分を良くするためにおこなわれたエクスポージャーはいくらか限界のあるものであり，あまりクライエントを鼓舞させるようなものでなかったことが示唆された。クライエントの側もまたそういったことを感じ取っていたようである。セラピーでこれだけの苦痛を体験するの

は一体何のためなのだろうか？　それは，不安な気持ちでなくなることを望んでいるからだろうか？　不安をもつ人も，ある意味では，不安の軽減が不安からの解放や，より向上した，豊かで意義ある人生を生きることを意味していないことを理解しているのだ。最近，我々は2つ目の研究において，パニック様の反応を体験した不安をもつ女性を対象に，アクセプタンス方略条件とコントロール方略条件(訳注)での比較をおこなった[51]。その結果，コントロール方略条件の20％がセラピーから脱落したのに対して，アクセプタンス方略条件で脱落した参加者は一人もいなかった。ここでもまた，参加者は，コントロールしようとする試みを手放すことで，彼らは実際には，コントロールと強さとを手に入れたと感じていたのだった。

　ACTは，トリートメントの結果としてクライエントの症状が軽減すること自体を否定することはないものの，それ自体をトリートメントの主要な目的とも，トリートメントの目標ともみなさない。むしろ，実際の焦点は，我々が**広い領域でのアウトカム**（broadband outcome）と呼ぶものにあてられる。このアウトカムは，クライエントが真に関心をもっている人生の方向へと，自らの活動を沿わせていくことを意味する。たとえば，あるクライエントは，自分の子どもたちと深く意義のある関係性をもつことに価値を置いていた。一方で，不安をコントロールしようという自身の努力がその妨げになっていたとしよう。こういった場合，ACTでは，そのクライエントが子どもたちとのそういった有意義な関係を築くうえでの彼自身の障壁（例：不必要な感情制御の方略）を取り除くことに焦点をあてる。結果的にそれによって，クライエントの不安の軽減が生じることもあるだろう。しかし，それ自体はACTの目的ではない。本書を読み進めると明らかになるように，ACTとは，価値と目標に沿って生きることのできる，十分に機能する人間の育成を促すためのものである。不安障害に対するACTのアプローチにおいて，価値に導かれたコミットメントは極めて重要な位置を占める。価値ある人生が，ACTというトリートメントを定義し，また，価値ある人生の存在こそが，時に困難なセラピーでの挑戦さえも，クライエントにとってのやり甲斐へと変えるのである。

訳注：統制群のことではない。

ACTの文脈における認知行動療法技法の使用

　CBTとACTは，その哲学，また人間の苦悩の緩和に対するそのアプローチにおいて，ここで示してきた以外にもいくつかの点で異なっている。それらの違いの多くは，本書を読むにつれて明らかになるだろう。しかし，その一方で，本書を読むにつれ，ACTがCBTのアプローチにおける重要な部分については変わらず引き継いでいるということも明らかになるだろう。不安に苦しむ人々に対するCBTにおいては，いくつかの有効な技法が存在している。それらの有効性についての強力なエビデンスを考慮すれば，ACTにおいて，それらを退けるのは間違いであるといえるだろう。不安に対するCBTの技法のなかでも，クライエントに対し，彼らがこれまで必要だと信じおこなってきた行動パターンを崩すよう支援するすべての技法（例：エクスポージャー，反応妨害法），それらに関しては特に注目しておく必要がある。その理由は，それらの技法がクライエントに対し，逃避や回避が機能的で適応的な目的を果たすものではなく，むしろ行き過ぎた対処法であることを体験させるからである。それらの技法は，時間経過に基づいた恐怖の消去を生じさせるものであるが，同時に，クライエントにおける対象への接近行動を，逃避や回避行動よりも優勢な存在へと変える働きがある。これこそが，ACTのアプローチにおいて，エクスポージャー的な技法もそこに含める理由である。

　しかし，不安のための従来的なCBTにおけるエクスポージャーは，本書で解説されているエクスポージャーとは，どこか異なった印象を読者に与えるだろう。ACTにおいて，事実上，それらすべての技法は「**アクセプタンスと体験の習得**」という枠組みのなかへと置き直されているのである。我々が症状についてほとんど語らないのは，不安に関する思考や感情は何かの症状などではないからである。不安に関する思考や感情は不安に関する思考や感情でしかなく，言い換えれば，それは不安をもつクライエントが体験する人間的な体験であって，熱いコンロに触ったときに人が反応するのとほぼ同じように健全なのである。我々が詳しく述べているのは，まさに，不安を抱えるクライエントにおける感情的・心理的体験に対する反応の仕方を変えるということであって，体験の構造や内容を変えるということではない。それを目指すにあたって我々は，クライエントが自ら選

択した価値に沿って生きようとするだけの心理的・行動的な余地を作り出しながら，そういったことを体験するための余地をもクライエントが作り出せるよう試みるのである。

❧ 本章のまとめ

　この章では，第1世代，第2世代の行動療法についての概説から話を始めた。前者は，不安障害のモデルとしての古典的条件づけに代表されるもので，後者は不安関連の苦悩は認知的な問題や心理的な内容に関連しているはずだ，という考えに代表されるものである。これらに対しACTでは，さらに，クライエントが言語を使用することによって，なぜ自らの内なるものに闘いを挑むという無益な企てをしてしまうのかについて，一貫性のある理論的・哲学的枠組みから明らかにする。本書で示してきたクライエントのおこなうそういった闘いの根底には，それが効果的でなく不必要な文脈下での，クライエント自身による感情制御の努力が存在するのである。そういった感情制御の努力（例：コントロール，抑制，回避，逃避）こそが，本来，適応的なはずの恐怖学習，不安，それに関連する思考や身体感覚を問題や障害へと変えてしまうのだ。これに対してACTでは，不安に苦悩するクライエントがその手に掴んでいる「感情制御」という方略をいかにして手放すかに焦点をあてる。そのためにACTでは，メタファー，パラドックス，そして体験的エクササイズを通して，恐怖や回避を引き起こしてきたような思考，感情，記憶，身体感覚に対しクライエントが向き合うことができるよう支援をおこなうのである。結果としてクライエントは，これらの私的出来事を新たな文脈のなかに置き直し（recontextualize），それらをアクセプトすることを学ぶ。そして，自らの価値をこれまで以上に明確にしたうえで，必要な行動変容を起こすことにコミットし，価値に向けての活動という旅へと乗り出すのである。

第 II 部

ACTはいかにして不安の枠組みを変えるのか？

第4章

不安のコントロールは問題であって解決策ではない

　2匹のネズミがクリームの入ったバケツの中に落ちました。それぞれのネズミはすぐにそこから出ようとして躍起になってもがきはじめました。ところが，2匹はバケツの中をぐるぐると回るばかりで，なかなかうまく出られません。これに疲れてしまった1匹のネズミは「これ以上は無理だ。この状況には望みがない」と信じ込んでしまいました。そして，もがくのをやめ，やがておぼれていったのでした。残されたもう1匹のネズミはバケツからの脱出をかたく心に決め，たとえ望みがなくとも泳いで，泳いで，泳ぎ続けました。このネズミは，自らの運命に屈しなかったのです。心の底では「もう時間の無駄だ」などと考えてしまっても不思議ではないのに，延々と泳ぎ続けたのです。そして，そのネズミにとって，驚くべきことが起きたのです。そのネズミがひとかきするたびに，クリームが固まり始めたのでした。そしてクリームは間もなくバターへと変わりました。すると，そのネズミはバターの上に這い上がり，ついにはバケツから抜け出したのでした。

　このシンプルな物語には2つのメッセージが込められている。第一のメッセージは，継続的な努力は一般に人を人生の困難から抜け出させるというものである。そして第二のメッセージは，努力をあきらめることは死につながるというものである。さらに，この物語には，第三のメッセージも隠されている。それは，現実の危険や脅威に対してもがくという反応は，私たちの安全を守り，私たちを生かし続けてくれるというものである。しかしながら，このメッセージに対し，本書の読者は素朴な疑問を抱くのではないだろうか。つまり，不安に苦しむ人が，不安から脱け出そうとして，

あるいはそれから離れようとして必死にもがくならば，不安というクリームは本当に彼らを救うバターへと変化するのだろうか？　自ら望んで，2匹のネズミがはまり込んだような状況に投げ込まれてみたいと思う人はいないだろう。しかし，おそらく私たちの大半は，この必死にもがく2匹のネズミに，どこか自分自身の姿を重ねることができるのではないだろうか。同じくらい嫌悪的な出来事があった場合，動物は，自らでコントロール可能な方の嫌悪的な出来事を，そうでない出来事よりも好む傾向にあり，自らのコントロール可能感を維持しようと努力する。そして，コントロール不可能な嫌悪的な出来事が起こった場合には，失われたコントロールを再び取り戻そうと努力するのである。

　人間もまた動物と同じように振る舞う。ほとんどの状況下において，コントロール可能感を求める振る舞いは極めて適応的かつ有用な行動である。たとえば，私たちがもし自らに降りかかる現実的な痛みや苦悩の危険性を予防できるなら，私たちがなんとかそれを予防しようと振る舞うことは理にかなった行為だといえる。ものごとをコントロールする方法を知り，実際にコントロールしようと振る舞うことで私たちは安心するのだ。世界に対しての私たちの直接的・間接的な体験を通し，私たちは，ものごとをコントロールするための知識を学ぶ。心理学における膨大な量の文献は，心理的健康と身体的ウェルビーイング（福利）の増進のために，私たちがもつコントロールという姿勢がどれほど有益であるかを示している[8, 29, 209]。人生は常に公平であるとは限らない。しかし，私たちは努力し，ものごとをコントロールすることで，公平な人生を手に入れようと願うわけである。

　人生における日々の課題をこなし，ものごとを克服していくためには，大抵，骨の折れるような作業，努力，持続力が必要とされる。成功や幸福は簡単に手に入るようなものではない。ただ待っていたり，屈服してしまったり，あるいは何もしないような人には決して手に入れられないものである。私たちはだれもが，幼い頃から何らかの形でこの種の信条を耳にしてきている。私たちの行動はある意味で「ものごとをコントロールするために努力すべきである」という信条によって導かれているのだ。そういったコントロールという対処方略が必ずしも望ましい結果をもたらすという保証はない。しかし，それらは大抵の場合，望ましい結果をもたらす価値ある有用な対処方略であるとされている。

　不安障害に苦しむ人々は「苦闘しながらでも，ものごとをコントロール

すべき」といった信条に，あまりにも馴染んでしまっている。彼らのほとんどが，自らの不安，望まない思考，心配，身体感覚に対処したり，それらをコントロールしようと苦闘してきており，セラピーを受けるまでにはさまざまな方略をひととおり試してきている。だが不幸にも，そういった方略はごく限定的にしか成功しない。バケツの中のネズミと同様，多くの人々が不安に関する思考や感情でいっぱいのバケツで，そこから脱出しようと必死で泳ぎ回っているのである。そして彼らは，バケツの中を泳ぎ回りながら，しばしば無力感や絶望感，孤独を抱えている。彼らには，そのバケツが実は彼らの友であって敵ではないかもしれない，などということは思いもよらない。

　本章の目標は，第一に，不安をコントロールしようという努力について解説すること，そして，第二に，不安への対処が多くの場合なぜ有用でないのかについて解説することである。また本章では，嫌悪的な体験が存在する際，人がそれを体験しようとしないことによって，コントロールという努力が新たな**有害性**をはらんだプロセスに変わることについても解説する。本章で解説する発想のいくつかは，読者には初めは奇妙なものに映るかもしれない。セラピストである読者の多くは，これまでクライエントにおける不安との苦闘に深く関与し，彼らがその不安に対処しようとするのを積極的に援助しようとしてきたのではないだろうか。本章を読み進めることで読者は，外的な世界での課題解決には非常に有用なコントロールという方略が，なぜ皮膚の内側の世界での課題解決（望まない不安に関連した思考や感情の除去や軽減）に有効でないのだろうか，という根本的な問いについて考え始めることになるだろう。不安は本当に苦痛をもたらす嫌悪的な感情状態なのだろうか？　それはコントロールされるべきものなのか？　我々の仕事は，クライエントのコントロールの努力がうまくいくよう支援することだと言ってしまっていいのだろうか？　本章を読み進めると明らかになるが，実は，不安に対する解決策としてのコントロールの努力には，隠された裏の側面がある。人が不安を避けたがるとき，不安は決して救いのバターには変わらないのだ。

コントロールの努力の例

　コントロールという言葉には，何らかのものごとや誰かの行動に対し，それを規制や制限，指示，あるいは支配をするという意味がある。言葉の定義上，コントロールとは目的的で労力を要するものである。コントロールをおこなうには，時間やエネルギー，資源の投資，そして何らかの結果や目標に向けての意図的な活動を要する。たとえば，自分の持っている服に飽きてしまったならば，そのときは，飽きてしまった自分の上着やズボン，もしくは靴を捨ててしまうか，あるいはそれを気に入ってくれるだろう誰かにあげてしまうことが可能である。同様に，自分の職場が気に入らないのなら，その仕事を辞め，違う職場に移って改めて働くこともできる。また，もし寝室の壁の色に飽き飽きしたならば，その壁を赤，緑，青，ないし心から望むどんな色にでも塗り替えることもできる。ここであげた例は，いずれもがコントロールが可能な状況であるという点で共通している。つまり，いずれも外的世界（私たちの皮膚の外の世界）における物体や出来事に関わる例なのである。私たちは確かに，自らの手足を使って，それらの物体や出来事を操作し，物理的に変化を起こさせることができる。そして，多くの場合この種の行為は，外的世界においては非常に効果的で，私たちの生活においては肯定的な影響を与えてくれる。

コントロールが有効なとき

　コントロールの主な目的は，世界に対してやその世界のなかでの私たち自身の行動に対し，そして時には他者の行動に対し，それらをマネジメントすることである。そうしたコントロールという方略は，人生におけるほとんどすべての側面において極めて効果的である。したがって，人が，感情的苦痛や身体的苦痛に対処しようと，それらのコントロールを試みる行為は，極めて理にかなった行為なのである。そして実際，そうしたコントロールの方略が望ましい結果につながっている状況が存在する。たとえば，コントロールすることは，喜ばしい活動や喜ばしい結果を得るためのチャンスを最大限に広げたり，苦痛を生じさせるような外的なきっかけを防ぎ，それをマネジメントしたりすることにつながる。つまり，私たちは身体的

な損傷や死につながりかねない状況に対してはあらかじめ回避する傾向にあり，もしそうした事態が起ころうものならそこから逃避する傾向をもっている。

　たとえば，道路を歩いて横断している際，自分の死角から車が接近してきていたことに気がつけば，歩行者は安全な方へと走って逃げるだろう。もし他人や動物が攻撃してくる危険性があるならば，自らのもつ最大限の力を使って回避や防衛ないし攻撃的な行動をとるだろう。前の章で触れたように，この種の恐怖に関連した行動は適応的であり，私たちにとって有利に働く。恐怖をコントロールしたり低減させるべく，私たちが外的世界にある明らかな原因に対処するのは有効な解決策だといえる。この種のコントロールには，一切，障害となるような要素は存在しない。

　さて今度は，コントロールという行動が，身体的苦痛や感情的苦痛を引き起こすような内的なきっかけ（例：病気，不快な思考や感情）を予防あるいは最小化するために実行された場合について考えてみよう。この場合のコントロールも極めてよくある対処法であり，有用かつ非常に機能的な場合がある。読者においても，たとえば頭痛のためにアスピリンを飲んだり，病気や怪我のために病院に通ったり，やる気を出すためにリラックスする時間をとったり，身体の健康や爽快感を得るために定期的に運動し，食べ物に気を配ったりするのではないだろうか。

コントロールが有効でないとき

　問題が生じるのは，そういったコントロールの方略が過度に適用されてしまうときである。つまり，コントロールの努力が過剰な強度で，頑なものとなってしまったり，それらが有効でない状況下で適用されたりするときである。たとえば，体重の増加を非常に恐れる若い女性が，自らの体重と自分自身に対する捉え方をコントロールしようとして食事を制限し，毎日3時間の運動をおこなうというような状況がその例としてあげられる。また，不安障害の場合でいえば，コントロールの努力は次のような状況で問題となる。それは，コントロールの努力が，クライエントが望む結果（不安の軽減）をもたらさない状況，あるいは，コントロールの努力によって仮に得られた一時の安堵が，むしろ，その人の人生に制約を課してしまうような状況である。

スーザンというクライエントのケースを例に考えてみよう。スーザンは車を運転中，右折する際に本格的なパニック発作を体験した。その後スーザンは，そうしたパニック発作をコントロールするため，運転中，右折をしないことにした。それによってスーザンの不安はいくらか軽減されたものの，限られた安堵を得るために彼女は大きな代償を支払うこととなったのである。職場までの短い距離や，ちょっとした用事で出かける道のりさえもが，彼女にとっては複雑な道順での困難な旅へと変わり，彼女のドライブには地図の用意や慎重な事前準備，そして絶え間ない警戒を要するようになっていった。慣れない道での気ままな運転など，もはや彼女にとってはありえなかった。スーザンの人生の中心はまるで，不安をコントロールすることにあるかのようであった。つまり，苦痛や感情的な苦悩を最小限に抑え込みながら，少しでも気分を良くすることを目的にスーザンは生きているかのようであったのだ。しかし，その方略は，彼女に，パニックからの解放も気分の向上も与えてはくれなかった。むしろ現実に彼女に与えられたのは，それとは程遠い結果であった。スーザンは，パニックのコントロールのために生きることになり，結果的に，スーザンの人生は制限されたものとなっていったのである。これに似た例として，過去にパニック発作を体験した男性が，それ以来，家を出るとパニック発作が起きるのではという不安から，仕事を辞めて家に引きこもるようになったという例がある。このような例において，コントロールの努力は通常，人生を制限するものではあっても，決して人生の幅を広げてくれるようなものではない。

スーザンの例のように，コントロールの努力は不安障害に苦しむ人にとって，しばしばひとつの生活様式となってしまっている。不安は，多くの点からみて不快な感情状態である。そのため，人々が「不安は良くないものである」とか「不安は嫌だ」と口にするのも理解できる。たとえ不安障害ではなくとも，ほとんどの人間が不安を体験することを嫌がっている。しかしながら，不安を好きになれないからといって，それ自体が問題になるわけではない。もしそうならば，私たちの多くが実際に不安障害に苦しんでいることだろう。

不安が問題になるのは，むしろ次のようなときである。すなわち，人が，現実には脅威や危険が存在しないときに不安を体験し，そして，**あたかも不安が苦痛や不幸の原因であるかのように**振る舞うときである。「私は不

安なので，○○ができない（あるいは，XX に行けない）」といった発言は，暗に「不安がなければ，○○をすることができたのに（あるいは，XX に行くことができたのに）」ということを意味する。こういった態度からすると，人が幸せで健康であり，高い QOL を維持するためには，不安は，他の苦痛や不幸の外的原因と同様，対処され，コントロールされる必要があるということになる。しかし，不安に対するコントロールは，解決策として有効なわけではなく，実際には問題の一部でありうる。そう考えるだけの理由が存在しているのである。読者が担当するクライエントも，コントロールが不安に対する解決策として役に立っていない，という点については痛感している部分があるだろう。しかし，おそらくは，それがいかにして問題となっているかということまでは，まだ理解が至っていないのではないだろうか。

不安のコントロールはなぜ問題なのか

　コントロールの努力は，世界に対する私たちの評価と強くフュージョン（融合）している。私たちは，「好ましい」と評価したものはより多くもっておきたいと努力し，逆に，「嫌悪的」と評価したものからは，逃避や回避をしようと試みる。私たちの人生において，好ましい対象や不快な対象が実際に私たちのコントロール下にある限りにおいてのみ，この方略は有効なのである。

感情をコントロールできるという幻想

　コントロールに関して私たちがもつ最大の幻想は，ほとんどの状況は私たちのコントロール下にある，というものである。しかしながら現実には，喜ばしいものであれ不快なものであれ，多くの人生の体験は私たちのコントロールの外で生じている。ごく単純な例として天候がある。顔に吹きつける強く冷たい風は，私たちに不快感を生じさせることだろう。こうした際に私たちがとる自然な反応は，風に対して顔を背けることかもしれない。この行為自体は，苦痛からいくらかの解放をもたらしうるが，吹きつけてくるその風，ないし寒さを止めることにはつながらない。また，冷たい風

に対して悪態をつくことも，それほど役には立たないだろう。こういった話を聞くと多くの人は，それとこれとは話が異なると考えるかもしれない。つまり，多くの人は天気をコントロールすることと，私たち自身の感情的な反応や思考，および他者の行動をコントロールすることとは，全くもって関係のない話である，と考えようとする傾向にある。しかしながら，天候といった自然現象とは確かに異なるものの，不快感のような感情についても，結局，私たちがそれらをコントロールしうるのは，せいぜい部分的なことでしかない。

　ジョンの弟ケビンに関する，ちょっとユーモラスな話を紹介しよう。ケビンは子どもの頃，スパゲティーとミートボールが大好きだった。それは彼のお気に入りのメニューで，彼はよくそれを夕食にリクエストしたものだった。しかし，すべてはケビンの5歳の誕生日を境に大きく変わってしまったのである。その年の夏，ケビンは，数人の友達と屋外で泥んこ遊びをしていた。ひとりの友達がミミズを見つけ，それを空中に投げた。そのミミズはたまたまケビンのシャツの襟に落ち，背中の所まですべり込んだのだ。そして，ケビンは悲鳴をあげ，ミミズを取り出してくれるよう叫んだのだった。その出来事から数日後のこと，ケビンは家族と一緒に夕食の席についていた。その晩の夕食はスパゲティーだった。スパゲティーが彼のお気に入りのメニューだったことを思い出していただきたい。皆がそれを食べ始める前，ケビンの一番上の兄が冗談ぽく彼に言った。「スパゲティーって，ミミズみたいだね」。その時から，ケビンはスパゲティー，ないしいかなる麺類も口にしなくなったのだ。ケビンは恣意的な関係づけをおこなったのである（スパゲティー ＝ ミミズ ＝ 嫌悪感）。この関係づけは，ケビンのコントロールの範囲外で起きた一連の出来事を通して確立されたものである。この話は，私たち誰もが，いかにさりげない形で日常的に条件づけを体験しているかを例示している。そして，ものごとがコントロール可能であるという私たちの感覚が，しばしば大きな幻想であることについても例示している。不快な思考や感情が生じた際には，常にそれらをコントロールし続けるよう振る舞うべきだ，といった私たちのもつ幻想の存在を示しているのである。不安障害を抱える人々を含め，私たち誰もが学ぶべきは，コントロールの必要性というものは実際にはただの神話に過ぎないということである。

感情にオン・オフのスイッチはない

　人間のもつ感情とは，何かのスイッチをつけたり切ったりするように簡単にはコントロールできないものごとのよい例である。感情にオン・オフのスイッチは存在しない。感情は，世界との相互作用の結果として生じるものなのである。それは，私たちが世界から独立して，意図的に生じさせるようなものではないのだ。そのことを例証するために，読者自身に今ここで「これ以上にない幸福」を味わってみていただきたい。さあ，どうなるであろうか。もしそれがうまくいったとしたら，そのとき，読者は，何か別の事柄への反応として（例：喜ばしい過去の体験の記憶，もしくは好きなこと，あるいは楽しみにしている出来事について考えることによって）幸福感を生じさせた可能性が高い。しかし，我々がここで読者に対し求めているのは，それとは少し違う。読者であるあなたが幸福を感じるのに都合のいいものごとへの反応として幸福感を生じさせるのではなく，ただ幸福感を溢れんばかりに生じさせてみていただきたいのである。さて，今度は同じように，読者には，激しい不安あるいは恐怖を感じてみていただきたい。ぜひ，真剣に取り組んでみてもらいたい。この場合もポイントは，私たちが自らの感情をコントロールすることは極めて困難だという点にある。ここで示したような方法は，実際にクライエントと一緒に実施できるような有用なエクササイズでもあり，本書でも後に改めてとりあげることにする。

　不安障害に苦しむ人々は多くの場合，セラピーにやってくる際，コントロール可能なものごとをコントロールするのと同様に，不安についてもコントロールすべきであると信じている。そうしたクライエントの信念の背景には，不安は良くないものであるという発想の存在がうかがえる。つまり，人生における良くない事柄をもたないようにするのと同じように，不安についてももたないように，あるいは不安をもつ可能性を低めるように振る舞うべきである，と考えているわけである。なぜなら，私たちはそれをもっていてはいけないし，そもそももっていようがないと考えるからである。Ellis[55]は，ある程度は誰もがもっている，この人間的な傾向について，また，そうした傾向がいかに私たちに問題をもたらすかについて，広範囲にわたる解説をおこなっている[56]。それは，すべての人間がとまで

はいわないまでも，多くの人が自然におこなっていることなのである。だからこそ，不安障害に苦しむクライエントが，不安に対するコントロールの努力というごく自然な反応を示すことに対して，我々セラピストはそれを責めるべきではないのだ。西洋的な観点からすれば，個人の幸福や成功は，気分が良い（そして，悪くない）という状態と密接に関係している。だからこそ，不快な思考や感情がコントロールできるということは，多くの人々にとっては，幸福を摑み成功するための賢明な方法として理解されるのだろう。前の章で触れたように，こういった前提は，多くの不安障害に対する実証的に支持された心理社会的な介入法の中核を成す部分でもある。しかし，同時にそうした前提は，感情コントロールの「**ダーク・サイド（影の側面）**」でもあるのだ。

感情コントロールのダーク・サイド

感情コントロールのダーク・サイドに関する我々の主張は，現在，増え続ける確かなエビデンスに基づいている。一連の独立した研究からは，望まない思考や感情を抑制もしくはコントロールすることは，より多くの（より少なく，ではなく）望まない思考や感情をもたらしかねないことが示唆されている（文献 31, 76, 134, 193, 194；最近のレビューとしては文献 161 も参照）。こういったことが起こりうるのは，人間の身体が一連のフィードバック・ループを備えたクローズド・システム（閉鎖系）だからである。このシステムの内部では，不安に関する思考や感情をもたないようにすることは，必然的に，望まない事象やそれに関連しうるその他の事象を含み込む結果となってしまう。そのため，自らの反応に対し反応することは，実際には，自己永続的な悪循環を引き起こし，それらの反応を増幅してしまいかねないのである。

たとえば，強迫性障害（OCD）に苦しむ人は「教会の礼拝中に自分が不敬の言葉を叫んでしまう」という思考について考えないようにしているかもしれない。しかし，不敬の言葉を叫ぶという思考について考えないようにするということは，そのこと自体が不敬の言葉についての思考なのである。その思考を抑制しようとする行為そのものが，まさにその望まない思考や感情の体験を，教会の礼拝中などのまさに最も望まないようなタイミングで生じさせてしまう可能性がある。すでにあげたケビンの場合も，

まさにそうしたことを試みていた。ケビンは自らがスパゲティーを食べることができるように，ミミズについての思考を抑制しようと試みた。しかし，それは事態を悪化させるだけであった。これはちょうど，「ピンクの象」について考えないようにするエクササイズ[訳注]で生じることとまさに同じ現象である。ピンクの象について考えないことが難しいのは，ピンクの象について考えないようにすることそのものが，すでにピンクの象に関する思考であるからである。

「感情体験のコントロール」対「行動のコントロール」

　我々はすべての感情制御が問題であると主張するつもりはない。実際，多くの場合，問題となるのは感情制御が失敗した場合なのである。ここでは，**感情体験の制御**とその体験に関連した**行動の制御**とをはっきりと区別しておくことが重要であろう。たとえば，怒り感情の制御は，感情制御をすることが非常に望ましい場合の例である。なぜなら，怒りをこめた他者への発言を含め，怒りに関連した行動が抑制されない形で噴出することは極めて破壊的でありうるからである。しかしながら，そのような場合でさえも，人は，最初に生じてしまった怒り感情の体験については，それ自体をコントロールすることができない。ちょうど恐怖感情と同様に，怒り感情の体験はほんの一瞬で生じるかもしれない。コントロール可能なのは，怒り感情に対しての**「自らの反応の仕方」**の方である。たとえば怒り感情が生じた際に，人はそれに対して，攻撃，回避，思いやりをもった理解といった選択肢の中から，自らの対応を選択する術(すべ)を学ぶことができる。この選択のためのプロセスにおける最初のステップは，自らで怒りの存在に気づき，その存在を受け容れることである。そして次のステップは，それに対していかに反応するかを自分で選択することである。
　ここでのポイントは，感情**体験**の抑制やコントロールには限界があるということである。そういった抑制やコントロールの努力は有効でない場合が多く，実際には事態を悪化させてしまいかねない。たとえば，Grossと

訳注：「ピンクの象」について考えないようにとセラピストに言われ，実際に「ピンクの象」について考えないように努力したクライアントは，結果的には「ピンクの象」について余計に考えるようになってしまうという「思考抑制におけるリバウンド効果」を体験するためのエクササイズのこと。

Levenson[82]は，感情が肯定的か否定的かにかかわらず，感情を抑制しようとする努力は，人をその感情についての心理的体験から解放してはくれないことを明らかにしている。感情を抑制しようとすることにより実際に生じるのは，まさにそれとは反対の現象である。すなわち，その感情はより強烈で顕著なものへと増大してしまうのだ。私たち人間は，自らの感情体験そのものをコントロールすることよりも，むしろ，望まない感情体験に反応する際の自らの手足のコントロールをすることに長けている。逆説的ではあるが，健全な感情制御への第一歩は，望まない感情体験をコントロールしようとする努力をやめ，そこに存在する感情をそのまま受け容れることにある。すなわち，恐怖，不安，心配，悲哀，怒りといった感情の存在を認めるということだ。この姿勢は，私たちがコントロールできるものをコントロールする力を発揮するうえでの，ずっと有利な立場を私たちに与えてくれる。すなわち，私たちがコントロール可能なものとは，自らの感情に対しての反応の仕方なのである。

「コントロールの効果」対「アクセプタンスの効果」

我々は自身の研究室において，感情体験をコントロールしようとすることがいかに問題であるかを目の当たりにしてきた[51]。我々は，不安に対する感受性の得点が高かった女性を対象に，トリートメントにおけるアクセプタンス方略条件とコントロール方略条件の効果の比較をおこなったのである。すべての参加者女性は，高濃度の二酸化炭素を10分間で2回吸うように求められた。この課題をおこなうと，パニック発作中の人々が体験するのとよく似た，不随意でほぼコントロール不可能な生理的感覚が確実に生じる。実際，参加者はその課題によって生じる反応を一切コントロールすることができなかった。アクセプタンス方略条件の参加者は，メタファーを使ったやりとりを通して，自らの症状に抵抗せず，むしろそれらを受け容れるよう教えられた。コントロール方略条件にある参加者は，特別な呼吸スキルを教えられ，自らの症状をコントロールするよう教えられた。

恐怖に立ち向かうよう指示されたコントロール方略条件の参加者は，およそ半数の者が，自分はコントロールを失ってしまうのではないかと心配した。興味深いことに，この条件の参加者のうち，実際にコントロールを失った参加者はかなりの数にのぼり（20%），彼女たちは最終的にこの研

究参加を完全に中断（ドロップアウト）してしまった。一方で，アクセプタンス方略条件の参加者は，行動的な回避はほとんど示さなかった。また，その参加者たちはパニックの原因である二酸化炭素を吸引している際の体験として，比較的弱い恐怖と比較的少ない破局的な思考を報告した。つまり，パニックのもつ（無害ではあるが）厄介な感覚に抵抗しようとせずにそれをアクセプトした参加者は，コントロールの喪失に関して心配することがなかったのである。この条件では，研究参加を中断した参加者は一人もいなかった。実際，この条件の参加者たちは，コントロールしようとする努力をやめることによって，より多くのコントロールを可能にしていたのである！

　こうした我々の研究結果は，その後，二酸化炭素吸引課題におけるアクセプタンスと抑制の比較研究として，パニック障害をもつクライエントを対象に追試がなされた[141]。この研究におけるクライエントは，二酸化炭素吸引課題への反応をアクセプトするか，抑制するかのどちらかの教示を受け，その結果は，我々の結果をほぼ再現するものであった。アクセプタンス条件は，抑制条件，ないし特に教示を受けなかった統制条件に比べ，不安と回避が有意に少なかった。しかしいずれの条件間にも，自己報告されたパニック症状ないし身体反応に差はみられなかった。ここで繰り返し強調しておくべきポイントは，日常場面でパニックを体験している人々と同様に，これらの研究参加者にも，自らの身体感覚をもつか否かという選択の余地はなかったということである。人間には，ある感覚を「もたない」術を学んだり，それを選択したりすることはできない。人間が学び，コントロールすることが可能なのは，それらの感覚をもっている際に，何をするかということである。すなわち，人間にできるのは，心理的体験や感情的体験を受け容れ，それらと共存するか，あるいは，それらと闘うかのどちらかなのである。

　不安をコントロールしようとするクライエントの努力が，逆説的にもネガティブな結果を引き出しかねないという事実が，さらに複数の臨床研究からも示唆されている[4]。たとえば，Wegner[192]は，進行中のストレス状態において，人が不安をコントロールしようとすることで生理的な覚醒が過剰に高まることを明らかにした。また，リラクセーション訓練中に緊張の高まりが生じるという現象が，HeideとBorkovec[112]の研究によって報告されている。さらに同様の研究からは，パニック障害に対しての内部

感覚エクスポージャーにおいては，ゆっくりとした腹式呼吸（「呼吸の再訓練」）を取り入れた場合でもエクスポージャーの有効性は高まらないということが示唆されている[43]。実際のところ，呼吸の再訓練を追加することによって，トリートメントのアウトカムはむしろ低下したのだ[172]。

一般的に，不安という体験を最小化しようとする積極的な努力は，逆説的に，そして不随意的に，病的な不安を維持し，内部感覚的な刺激のもつ不安誘発作用を高めてしまう可能性がある[44]。たとえば Spira, Zvolensky, Eifert, Feldner[181]は，アクセプタンスに基づく対処方略に比べて，否認，心理的な回避，および薬物乱用などの回避的な対処方略が，より頻繁で強度の二酸化炭素誘発型の身体的，および認知的なパニック症状を予測することを明らかにした。これらの所見は，過去の研究からも一貫して，嫌悪的な私的出来事を避けようとする努力がほぼ無効であり，逆効果でさえあることを証明している[30, 157]。

これらの研究は，総じて否定的な思考や感情に対しての隠蔽，積極的な抑制，そしてそこからの回避や逃避が，長期的にみて人々の気分を良くするうえで役立つ可能性が低いことを示唆している。事実，不安の感じ方を意図的にコントロールしようとすることは，コントロールしたいと思っているまさにその不安を強め[82]，さらには将来のより重篤な形での望まない感情の再発の可能性を高める[35, 88, 107]。さらに悪いことに，不安に対する抑制とコントロールの努力は，肯定的感情体験を減らす役目も担っている[81]。コントロールの努力によって得られる結果は，さらなる不安であって，不安の軽減などではない。そして，その後も不安をコントロールしようとするさらなる努力が，自己永続化するサイクルとしていつまでも続いていくのである。

体験の回避とコントロール

それが現実のものであれ想像上のものであれ，生活のストレスに対するコントロールの欠如は，不安障害の中核的な素因でありリスク・ファクターであると考えられている[8]。この観点からすれば，クライエントに対し，不安やその感情を生じさせる状況に対する新たな対処法もしくはコントロール法を教えようという試みは，全くもって理にかなったものである。不

安障害を対象とした現代のほとんどのCBTは，いずれの形にせよ，まさにそれを試みるものである。要するに，そのようなトリートメントは，不安障害に苦しんできた人はもちろん，私たち誰にとっても馴染みのある**「苦闘とコントロールのアジェンダ」**にフィットしたものなのである。

非アクセプタンスと頑ななコントロールの努力は「健全な不安」を「不安障害」へと変える

　考えてみていただきたい。コントロールそのものは問題ではなく，もっと根本に有害な素因（すなわち，傾向，ないし脆弱性）というものが存在し，コントロールとは，その有害な素因の示す兆候のひとつだったとしよう。この素因についてはまた後に述べるが，ここではまず次のような人をイメージしていただきたい。たとえ強い不安や恐怖があろうとも，それらをコントロールしようと行動に移すことなく，さまざまな人間的な感情を体験するだけのウィリングネスを十分備えた人物である。その人にとって，感情や思考はあるがままの形で歓迎され，体験され，そして承認される。その人はそれらの体験を軽減しようとしたり，避けたり，あるいはそれらから逃げたりすることなく，また，それらによって重要で意義ある人生に向けての活動を邪魔されることもない。そんな話を聞くと，多くの人は，そのような人物は例外的であり，それは普通の人ではないと言うかもしれない。

　しかし，たとえ**「良い気分主義（feel-goodism）」**の文化が当たり前となっている西洋化された社会においてでも，自分の人生を不安に支配させずにいる人は数多く存在する。第2章でデータを示したパニック発作を体験してもパニック障害を発症しない人々の例や，トラウマを体験してもPTSDを発症しない大部分の人々の例を思い出していただきたい。人間が不安を感じたり，身体感覚を体験したりすることには何も障害となる要素はない。不安や**否定的**な思考には有害性や障害としての要素はないのである。それらは，ただそのようなもの，つまり，思考や感情なのであって，それ以上でもそれ以下でもない。人に害を与えたり，人を殺したりすることもない。極めて現実的な意味で，それらは私たちを十分な人間にしてくれるものなのである。

　では，今度は不安を受け容れず，それを感じることに非ウィリングな

(感じたがらない) 人物について考えてみよう。その人物の文脈において，不安とは単なる感情などではなく，危険さえも伴った悪いもの，そして，当人にとって対処せずにはいられないようなものである。不安はもはや単なる不安ではない。それは，もっていてはならない，追い払うべき問題なのである。思考も，もはや単なる思考ではなく，それは悪いものなのである。不安に関連したすべてのものが，あるいは不安を体験させうるすべての機会が問題へと変貌する。その人の文脈において，不安は不安をもって対処され，恐怖は恐怖をもって対処される。さらに，不安そのものと，不安を生じさせる状況をなんとかマネジメントしようという努力がそれに続くのである。ここまでで示してきたように，長期的にみてそのような努力が成功する可能性は低い。むしろ，それらもっともらしい**解決策**は，それ自体が人生の問題の生みの親となるような存在なのである。

　Linehan[142]は，苦悩 (suffering) を，「痛み」に「非アクセプタンス」を加えたものであるとして，簡潔に定義している。言い換えれば，困難や感情的な痛みを苦悩へと変えるのは，そのような痛みに対する非アクセプタンスなのである。喪失後の悲しみは痛みである。繰り返される性的暴行後に体験する恐怖，屈辱感，および羞恥心もまた痛みである。人がそれらの出来事に悲しみと恐怖をもって反応するとき，また，人がその状況を改善しようと努力するとき，不幸にも人生は決まってそういった出来事を当人に対し何度も蒸し返してくる。私たちが，苦痛な出来事に伴う感情的な反応を自らアクセプトしないとき，痛みは苦悩へと変わるのである。私たちが心配な気持ちを受け容れず，それらを取り除こうともがくとき，不安のもつ正常な痛みは，不安に関連した障害という苦悩に変わるのだ。そういった苦悩とは，私たちが恐怖や傷つきを体験したがらないときにこそ生じる。苦悩とは，そのような体験の存在を認めず，受け容れず，逆にそれらを避けたり，それらから逃げようとするときに現れるものである。私たちは非アクセプタンスによってこそ，恐怖することに恐怖し，悲しむことについて悲しみを体験するようになる。そして，自らの感情を避けるべく具体的な行動を実行へと移し始めることになるのである。

コントロール志向のさまざまな方略

　以下の表は，通常，長期的には役に立たないコントロール志向の方略の

例をあげたものである。これらの方略は，非ウィリングネスに伴う自然な結果であり，ウィリングネスの文脈において恐怖や不安に反応するのとは大きく意味が異なっている。ここに示されているのは，正常な恐怖や不安を障害としての恐怖や不安にしてしまいかねない，さまざまな形での体験の回避である。ここではそれぞれの方略について，専門的および一般的な定義も載せておく。

体験の回避と不安障害

　不安障害は，体験の回避により特徴づけられる。体験の回避とは，望まない私的出来事（思考，感情，身体感覚，記憶）の頻度，持続期間，形状，それらを生じさせる状況を変えようと，そのための行動に取り組む傾向，と定義される[86, 107]。アクセプタンスとは異なり，体験の回避は，人間としての体験（好ましい体験と好ましくない体験の両方）をその人の人生から切り離してしまうことや，人が，たとえそれが有効でないとき（すなわち思考や感情の場合）でも変化のアジェンダにしたがって行動してしまうことを意味している[88, 95]。

不安障害における体験の回避の例

　不安障害に苦しむ人々の生活は，体験の回避もしくは非アクセプタンスの実際例で満ちている。体験の回避は，さまざまな形をとりうるものの，体験の回避は，さまざまな障害の枠を超えて「不安をもたないようにする」という共通した機能をもっている。たとえば，PTSD をもつクライエントは，身体感覚，トラウマ，記憶，さらにはそこからくる影響（すなわち，フラッシュバック，解離，麻痺，覚醒の亢進，緊張，対人的および職業的な機能の低下）に対して，それらをもたない，あるいは体験しないように，それらを避けたり，それらから逃れたりすることが多い。同様に，特定の恐怖症をもつ人々も，恐れる必要はないと**理性的には**わかっているものの，恐怖を誘発する言語的，身体的，ないし恐怖を想起させるその他の対象を避けている。これは，そのような刺激によって引き起こされる恐怖を彼らが体験**してはならない**ためである。パニック障害をもつ人々も同

様に，強烈ではあるが良性の覚醒症状（例：心臓の鼓動の感覚，発汗）に対して，あたかもそれらが脅威あるいは危険な存在であり，いかなる状況であってももっていてはならないものであるかのように，必死で闘い抵抗する。そのような人々は，まさしく，自らのもつ恐怖を体験することに恐怖しているといえる。結果的に，彼らは，しばしば，広場恐怖的な回避に取り組んだり，抗不安薬やその他の薬を服用するなどして，恐怖を体験しなくて済むなら何でもするようになるのである。社交不安障害や全般性不安障害（GAD）に苦しむ人々も，それが正常なものであるにもかかわらず，身体的反応や感情的反応を体験したがらない。たとえそれらが病的に強烈だと感じられたとして，社会的評価や失敗，もしくは日常生活での心配は，人間における健全な体験なのである。そういった体験は，私たちがそれらの存在を許し，**同時に** (and)，人生においてなすべき活動をし続けている限り正常なものである。問題は，それらの懸念や心配に関連した否定的感情をあるがままには受け容れず，むしろ，それらを避けようとして振る舞うときに生じる。同じことが，強迫性障害（OCD）をもつ人々が望まない思考にもがき，不必要な儀式をおこなうことにもあてはまる。第2章で示しているように，OCDをもつ人々のほとんどは，自らの儀式が過剰で，理にかなわないものであることを知っている。しかし，彼らは自らの望まない思考をコントロール，ないし軽減するための行動に取り組み続ける。なぜなら，彼らはそれらに関連した否定的な感情をなんとか減らしたいからである。

したがって，すべての不安障害には一貫する基礎的な点が少なくとも1つは存在している。それは，不安障害をもつ人々は，自らの考え方や感じ方が気に入らないと感じている，ということである。よってその結果として，不安に関連した自らの思考や感情を軽減したり，コントロールしたり，あるいは避けたりする行動に取り組むわけである。それにもかかわらず，人は自らの身体や心理的な体験から真に逃れることはできない。そこにパラドックスが存在するのだ。たとえば，ショッピングモールでパニックになり，外に逃げ出す人は，自らの望まない思考や感情という体験も一緒に外にもって出ることになる。かすかに加害者と似ている男性を通りで見かけフラッシュバックを体験するPTSDの女性は，進行方向を変え自分の車に逃げ帰るとき，自らの望まないイメージや感情という体験も一緒に車の中に持ち込むことになるのである。

方略	定義	例
回避	**一般的** ・不安に関係する不快な思考や感情を引き起こすような振る舞いをおこなわないようにすること。 **専門的** ・嫌悪的事象の発生やそれとの接触を未然に防ぐ,あるいは先延ばしにするようなすべての反応。	**人・場所・状況・活動** ・不安が生じそうな,もしくは逃避が困難でありえそうな状況や出来事を避ける(例:社交的なイベント,親密な関係性,人ごみ,列での順番待ち,病院の診察室,運転,飛行機,電車)。 ・危険の兆候に対して過剰警戒する。 ・正しい順番,清潔さ,対称性を作り上げる。 ・不安が生じがたいであろう「安全な」場所(例:家)だけで過ごす。 ・身体を動かすエクササイズや身体に負担がかかる活動をする。 ・過度に眠ったり,過度に食べたりする。 ・服薬する(例:抗不安薬,抗うつ薬)。 **思考・感情** ・気を逸らす(例:楽しいことを考えようとする,ワーカホリックな生活スタイルを築く)。 ・過去の体験や記憶を振り返る。
逃避	**一般的** ・不安に関係した不快な思考や感情の体験を引き起こしているいかなるものごとからも逃げること。 **専門的** ・嫌悪的事象が始まってしまった後で,それを終わらせようとするすべての反応。	**人・場所・状況・活動** ・突発的な不安やパニックが生じた際に,その場のいかなる状況(例:ショッピングモール,職場)からも去る。 ・気分を良くし,ものごとを「正しく」保つために,過剰な秩序や規則に追従する。 ・感情的な苦痛から逃れるために,アルコール,薬,違法薬物を使用する。 ・病人を装う。 **思考・感情** ・望まない思考や感情を止めようとして,思考や感情を抑制する(例:「トラウマ的な出来事は考えてはいけない」「不安を感じないようにしよう」)。 ・気を逸らす。 ・不安に関する思考や感情から逃れるため,空想にふけったり,自己や世界の感覚からかい離する。

体験の回避に伴う代償

　体験の回避は,時に重大な代償を生じさせる自己破壊的なプロセスである。なかでも最も非機能的で重大なものが体験の回避における自分自身の命を絶つ行為である。自殺とは,苦痛や苦闘から逃れるために自らの命を

絶つという意図的で目的をもった行為である。人間以外の種が自殺をするというはっきりとしたエビデンスは存在せず[101]，また自殺の後に人が苦痛から解放されるというエビデンスも存在しない。主だった宗教のほとんどもこれと同様の教えをもっている。自殺は，死後に幸福をもたらすようなものではなく，永遠の苦しみをその者に与えるとさえいわれている。同じように何の宗教ももたない人々にとってさえ，自殺の先には，何の見通しもなければ，いかなる解放も存在しないだろう。私たちはただ生かされ，そして，やがては死んでいくものなのである。

　他の動物と異なり，人間は苦痛やもがきを終わらせるために自らの命を絶つことがある。このことに関するエビデンスは数多くあり，自殺は米国における死因の11位にあげられている[26]。不安障害における自殺率は個々の研究によって一貫してはいないが，最近のメタ分析の結果からは，それは以前に考えられていた以上に高いリスクであることが示唆されている[130]。実際，不安障害の種類にかかわらず不安障害の患者における自殺率は，一般人口において年齢を調整した値が0.01％（10,000人に1人）であるのに対し，その10倍以上にあたると推定される[26]。これらのデータは，不安障害の患者において，自殺のリスクを評価しておくことの必要性を示唆している。ACTの観点から考えると，そのリスクは体験の回避による行動がより頑なで広範囲に及ぶことでさらに高まる。

　普通，不安をもつ人々が不安や恐怖との苦闘を終わらせるために自殺を選択すること自体は少ない。彼らはむしろその世界で生き続ける。しかし，その世界に対し彼らが完全に関与するようなことはない。不安障害をもつ人々がとる回避や逃避の行動は，彼らが十分にはこの世界の一部とはならないよう願っているかのような印象を他の人々に与えるだろう。しかし，彼らが実際にそれを望んでいることはめったにない。不安障害をもつクライエントも，外に出て，満ち足りた，意義ある人生を送りたいと願っている。ただ，彼らは，たとえそれが可能であるとしても，自らの不安を一緒には連れ出したくないのである。

　たとえばこんな話がある。我々のクリニックに，自らの心配や身体的な緊張をうまくコントロールできないと苦闘している女性がいた。最初のうち彼女は，自らの心配，身体の緊張，および神経の過敏さが自分の生活上の主な問題であって，それこそが彼女が幸福になれず，かつ彼女が以前楽しんでいたことができなくなったことの理由であると考えていた。また，

第4章 不安のコントロールは問題であって解決策ではない

彼女はパンやお菓子を焼くのが大好きであった。そこで，セラピストは，クライエントのパンを焼くという活動を利用して，コントロールや回避という彼女の苦闘を切り崩すべく，セッションでそのアジェンダを直接的に扱うことにした。

セラピスト：あなたはパンやお菓子を焼くのが大好きで，なかなか腕も良いとおっしゃっていましたよね。

クライエント：そうですよ。腕には自信があります。

セラピスト：あなたはまた，ご自身の心配や緊張が人生における有意義な活動のいくつかにとって妨げになっているともおっしゃっていましたね。

クライエント：はい……，ひどい状態です。そういったものをなくして，自分自身の人生が歩めたらなぁと思っています。

セラピスト：そのお話しぶりから察するに，あなたは心配や不安のせいでパンやお菓子を焼くこともできなくなっているんでしょうね。また，今のお話から考えて，もし私が，あなたをすごく不安で，心配な状態にさせたなら，あなたは何ひとつとして焼くことができなくなってしまうんでしょうねぇ。

クライエント：それはありえませんよ!! 私が焼きたいと思ったら，何であってもその邪魔はさせませんから。

セラピスト：そうですか。ではあなたには，**自身の考えや感情をそのままにしながら，同時に**，パンやお菓子を焼くことができるということですね。そうであれば，なぜ他のことについてはご自身の考えや感情の**せいで**できなくなってしまうのでしょうか？ なぜでしょう？

クライエント：えっと……，そうですね。どうしてなんでしょうかねぇ。

セラピーのこの時点を境に，このクライエントは変わった。彼女は，問題に対するかつての解決策そのものが問題であったと捉え直し，やがて，自らのしたいことをおこない**同時に**それに伴う思考や感情はどのようなものであれ一緒に連れていくことにコミットするようになった。そのプロセ

スを促すにあたっては，彼女が自らの思考や感情をそのままの形でより十分に体験するために，現実（in vivo）エクスポージャーやイメージ・エクスポージャーといったさまざまな体験的エクササイズが実施された。また，そうしておこなわれたエクササイズは，そういった事象のもつ嫌悪的な機能を間接的に変化させ，さらに重要なこととして，おそらくはそういった事象に対しての彼女の反応の仕方を変化させたのであった。6ヵ月後のフォローアップの時点で彼女は次のように述べた。「私はこれまで，何か問題が起こる前にそれを処理しようとしていました。ですが今は，現実に解決すべき問題がない限りは，そういった対処はしていません。今は問題が生じた際にはそれに対処し，先に進むだけです」

　苦悩を抑制し，避けようとする傾向は，どのような形であれ，結果的には不安障害をもつ人々が体験するような人生上の問題を導き出す。前の章で述べたように，評価的な思考や破壊的な言葉の習慣は，その傾向を大きく促すものである。おそらく人間は，Albert Ellis[55]が強く主張するように，「絶対に不快感をもってはいけない」と信じる生来の傾向をもっているのだろう。いずれにせよ，回避に基づく対処方略の使用は，免疫機能の低下，病気，対人的・社会的・職業的な領域での能力低下，全般的なQOLの低下[81, 107, 157]，および死亡率の上昇も含めた[48]，さまざまな否定的な結果と関連している。このもがきとコントロールのアジェンダは，社会的・対人的・職業的な機能の低下という形で不安の問題を抱える人々の前に姿を現す。そして，そのような人々は，それを主な理由として専門的な援助を求めるのである。たとえば，社交不安をもつ人は，不安を軽減する方法として社会的な関わりを避けるかもしれない。通常この方略は，不安からの一時的な解放をもたらすが，もっと後になったとき，長期にわたる社会的孤立という代償も伴うことになる[135]。体験の回避とは，人生に制約を課すような類の行動であるが，それはまさに，人間がその世界における心理的な体験を避けることができないがために問題となるのである。私たちの感情や思考は，私たちに特定の方法での振る舞い方を強要するわけではなく，それらは単に私たちがそのように行動する可能性を高めているに過ぎない[81]。大切なことはそれらと共に活動するということなのである！

苦闘に対する非ウィリングネス

　次に紹介するごく簡単なメタファーは，人が苦痛や苦闘といった体験を切り捨ててしまうことで，いかに否定的な結果を導くことになるかを描いたものである。読者の担当するクライエントも，次の話のなかにいくらか自分自身の姿を垣間見ることになるかもしれない。クライエントが自分自身の不安や恐怖の体験をコントロールするのに，他者の力に大きく頼っているような場合には特にそうであろう。そしてまたこのメタファーの論点は，セラピストにおいてはクライエントのもがきに対抗するのではなく，むしろそれを，健康を導くための健全なプロセスの一部としてそのままに受け容れようということにある。

■蛾のメタファー

　ある男性が，蛾（エンペラー・モス）の繭を見つけた。彼は，繭から蛾が出てくるのを見てみようと考え，それを家に持ち帰ったのだった。

　ある日，繭に小さな裂け目ができ，彼はその小さな穴から蛾が体を押し出そうともがく姿を何時間も座って見ていた。しかし，やがて，その様子にも何の進展もみられなくなった。彼には，その蛾が内側からできる限りのところまでやってみたが，それ以上は無理だったかのように見えた。蛾は行き詰まってしまったかのようであった。

　そこで彼は，親切にも，その蛾を助けることにしたのだった。彼ははさみを持ってきて，繭の残りの部分をチョキンと切った。すると蛾がすぐに現れたのだが，蛾の胴体はやけに大きく，また，羽は小さくしぼんでいた。そのまま彼はその蛾を観察し続けた。その羽がすぐにでも体を支えるくらいに大きく広がるだろうと期待したからである。しかしその期待は裏切られた！　実際には，その小さな蛾は，大きな胴体としぼんだ羽で地べたを這い回ってその後の生涯を生きることになったのだ。決して飛ぶことはできなかったのである。

　実は，繭という制限と小さな穴を通りぬけるというもがきは，蛾が体液を羽根に塗りつけることで，繭から出て自由に飛ぶための必要な準備だったのである。その苦闘なくして，自由に飛ぶことはありえな

かったのだ。苦闘を蛾から奪ってしまうことによって，彼は蛾の健康までも奪ってしまったのであった。

体験の回避は我々が通常考える回避とは異なる

　体験の回避は，自らや世界と関わりをもつ際のひとつの方法であると考えられる。そして，体験の回避は，さまざまな形での心理的な病理や，もっと一般的にいえば人間の苦悩に関して，その維持と発生の核となる心理的素因と考えられる[16, 103, 107]。それは私たちが感情をもったときに，私たちがそれらの感情に対しさらにどういった影響を与えるか，そしてそれらをいかにして体験し，表現するかということに関連したプロセスである。したがって，体験の回避については，感情制御の方略のひとつとして説明するのがベストであろう（文献81参照）。次に述べるように，体験の回避は，健全だった不安の感情を障害としての感情に変える働きがあり，障害となった不安や恐怖をそのままの状態で維持させる機能をもつ。すなわち，回避は，不安障害発症のリスク・ファクターであり，同時に不安障害をもったことの結果でもあるのだ。

不安障害の結果としての回避

　我々は多くの場合，回避という行動を，不安障害をもった結果発生するような反応焦点型の感情制御方略であると捉えている[80, 81]。つまり，回避というものは，直接的な体験を通して生じる感情に関わる再学習の機会を妨げることによって，不安に関連した問題を維持する役目を担っていると考えられる[49, 57, 151, 152, 162, 180]。たとえば，不安障害に苦しんでいる人々のほぼ全員が，不安を体験することに関して，その可能性，強度，その持続時間，それを生じさせる状況を，避けたり，それらから逃れたり，あるいはそれらを制限することを目的とした行動に取り組んでいる[8]。逃避や回避の行動は，（少なくとも一時的に）不安を軽減させる傾向にあるがゆえに，負の強化のプロセスを通して，不安に関連した問題を維持し，悪化させるものと考えられる[21]。そのため，不安障害のためのすべてのCBTにおいてエクスポージャーの技法がその中心に据えられるのである。エクスポージャーといった技法では，構造化された方法によって，クライエント

における不安や恐怖への接近行動を促し，クライエントが顕在的および潜在的な形での回避や逃避の行動に取り組むのを妨げる。エクスポージャーにおける全般的な目標は，感情に関する再学習のための文脈を提供することにあるのである[67]。

不安を障害へと変える「回避」という素因

　伝統的な認知行動的な説明においては，回避とは不安障害に伴って生じるものである。第3章で示したように，この循環を維持するのは**負の強化**である。負の強化では，回避が嫌悪的感情を体験する可能性を低減させ，また，嫌悪的感情を喚起させる状況から逃避することによって，一時的にそういった嫌悪的感情の軽減をもたらすことを説明できる。こういった説明は「不安や恐怖などといった感情が喚起され過ぎることが問題であり，それを軽減する必要がある」との仮定から出発すれば理にかなった説明であるといえる。では仮に，そういった**体験の回避**へとつながるクライエントにおける回避の傾向が，学習性のものであり，それ自体が問題であると考えてみよう。また，この傾向が，不安に関する思考や感情によって，人間を不安障害へと突き落とす心理的な素因（diathesis）として機能する可能性があるものと考えてみよう。

　そのように仮定すると次のような疑問が生じる。そもそも，なぜ私たちは感情や思考をあたかもそれが敵であるかのように避けるのだろうか？ 回避についての学習は極めて早い時期に始まり，広範囲へと及ぶ。そして，回避というものは，人間における言語や認知の基礎として，まさに言語や認知の本質として組み込まれている。西洋化された社会においては，不快な思考や感情に対してはそれを変えたり，排除したりする，という対処の仕方が典型的であり，そういった発想は受け容れられやすい[16]。私たちは，私たちの文化（親，学校，メディア）によって，思考や感情には，良いもの（幸せ，誇り）と排除もしくは少なくとも最小化されるべき悪いもの（不安，哀しみ）とがあると教えられる。私たちは幼い頃から，とりわけネガティブな思考や感情に関しては，自分自身でその考えや感じ方をコントロールすることが可能で，かつコントロールすべきであると教え込まれるのである。たとえば，砂場で泣いている幼い少年は，「しっかりしなさい。赤ちゃんみたいに泣かないの」と教育される。読者も「心配いらない

よ，恐れる理由なんて何もないんだから」や「泣き止まないと，本当に泣かなきゃならないようにするよ」などの台詞を両親や教師からたくさん言われてきたのではないだろうか。そうして，泣いていた子どもは黙りこくり，自らの感情的な苦痛を押し殺す術を学ぶ。たとえ内面では苦しくとも，それについて口にしないようになるのだ。そういった体験を通して，大人，子どもを問わず，人々は周囲から見られてしまう感情の表出についてや，自らの体験そのものを制御することをすぐさま学習するのである。もし他者の存在がなかったならば，感情制御をおこなう必要性は生じないだろう。空や大地，物，動物など，その場に存在するものは，いかなる瞬間にも，人が何を考え感じるかといったことには何の関心も寄せない。そのようなことに関心をもつのは唯一周りの人間だけなのである。

　ACT の観点からすると，体験の回避や非アクセプタンスが蔓延しうるような文脈を作り上げているのは，社会的学習である[101]。その文脈が，人々における体験からの回避を促すのである。感情制御は，成熟や感情の安定，健康や成功，そして満足および幸福の証拠であるとして扱われる。もしも私たちが，不快な感情や思考をマネジメントされコントロールされるべき**モノ**としてではなく，ありのままに体験すべき，私たちが十分に人間であるための一部として扱うならば，人生とは一体どんなものでありうるだろうか。普通，私たちは，そういった考え方をしないだろう[16]。苦悩や悲惨さをイコール感情制御の失敗とみなすような文化的な要求に対し，私たちがわざわざ異議を唱えるようなことはない。私たちの文化は**ポジティブ**な思考や感情と人生を満喫する能力とを結びつける。その文化の内側にいる私たちにとって，そのように文化的に受け容れられている見方に対し挑戦するだけの余地はないのである。そうした文化的な文脈のなかで，不安に関する思考や感情は，生きることや価値ある目標達成に向けての障害となるのである。それらは，不安に苦しむ人がやりたい活動を控えることについての合理的な形での正当化であり，それらは自己価値の感覚とフュージョンしていることが非常に多い（例：「私には価値が無い」「私には問題がある」「私は不安を抱えた人間だ」「私はダメになってしまっている」）。そのために，その感情や思考は対処され，コントロールされなければならないとされるのだ。たとえ，そのコントロールによってその人が大きな代償を払うことになったとしても，である。

　感情の回避[訳注1]は，このプロセスによってもたらされる必然的な結果で

あり，ある人々が他の人々以上に，不安に関連した思考や感情に対処しようとする素因でもある。後の章で示すように，その素因こそがACTのアプローチが切り崩そうとする全般的なシステム[訳注2]なのである。不安に関する思考や感情を**もたないでおくために**用いられる方略こそが問題なのだ。ちなみに，そういった方略には，抗不安薬や心理社会的なトリートメント（CBTにおいて教えられるいくつかの技法を含む）といった，クライエントのもつ望まない不安や恐怖の軽減や排除を後押しするような試みも含まれる。ACTの観点からすると，そのようなトリートメントは，より巨大な問題解決的でコントロール焦点型の方略の一部をなすものであり，長期的な解決策としては有用でないのである[107]。ここでは読者に**大切なのは，不安や恐怖に対しての私たちの関わり方**だということを覚えておいていただきたい。

不安障害とは「体験の回避」障害である

ACTの観点からすると，不安が障害に変わるのは人が次のように振る舞うときである。

- 自らの好まないような感情，思考，記憶，身体感覚を自らが体験することになる，という現実を受け容れない（非アクセプタンスな）とき。
- そのような感情，思考，記憶，身体感覚，行動と，ありのままの形で接触したがらない（非ウィリングネスな）とき。
- それらの内容，頻度，体験を生じさせる状況を変えようとして，入念な対策を講じるとき。
- 当人や当人と他者との関係性において甚大な「代償」を払うことになってでも，頑なで柔軟性のない形でそれをおこなうとき（次を参照：文献 64, 66, 67, 73, 107）。

ACTにおいては，これら4つの行動的素因と，望まない私的出来事の

訳注1：本書では「感情の回避」と「体験の回避」はほぼ同じ意味で使われている。
訳注2：ここでの「システム」というニュアンスが摑みにくければ，「習慣」と読み替えていただいても差し支えない。

制御を引き出す認知的・言語的なプロセスが，不安障害の発生と維持を理解するうえでの中核である。そして，この見方が，ACT のアプローチにおける大きな特徴でもある。

　私たちが，不安の存在を受け容れず，それをもつのを嫌がるとき，そして，私たちの活動がいかに不安をもたずにいられるかということに向けられ，そういった活動によって価値ある目標に向けての前進が妨げられ阻害されるとき，不安は問題へと変わる[16, 198]。次に示す**図2**は，この連鎖についてユーモアをもって描いており，ACT における精神病理モデルとACT のアプローチの本質を的確に表現している。

　山へと続く道は，クライエントが自らにとっての重要なことがらへと向かう道のりを表現している。クライエントに対し，体験の回避のもつ影響やその代償について話をする際には，実際にこの絵をクライエントに見せながら次のように伝えることができる。

　　「想像してみてください。あなたはご自身の人生において，車に乗って，ある山へと向かう曲がりくねった長い道を進んでいきます。この山のことを**価値の山**と呼ぶことにしましょう。この山はあなたが人生において大切に思うものや，あなたがこうありたいと願うご自身の姿を表しています。あなたの向かいたい先がここなのです。ところが，突然，そこに不安が飛び出してきて，行く手を塞ぎます。あなたは車の速度を落とし，不安に車が当たらないようにそれを避けようとします。あなたは素早く右へとハンドルを切り，やがて**体験の回避**という回り道に入ってしまったことに気がつきます。では，体験の回避はここでどのような働きをしているのか考えてみましょう。あなたはこのループの中に囚われ，ぐるぐると回り，これ以上どこにも進むことができません。あなたは進むべき道から脱線し，悲しい結果を迎えてしまうのです」

　このループが破壊的であるのは，これが不安への解決策（例：不安をより小さくする，取り去る，再発の可能性を低減する）として有効でもなければ，ほとんどの自らの人生で選択したいコースでもないためである。後の章で解説するように，ACT は回避とコントロールの循環を断ち切ることによって，この苦闘と変化のアジェンダの切り崩しを試みるのだ。すべ

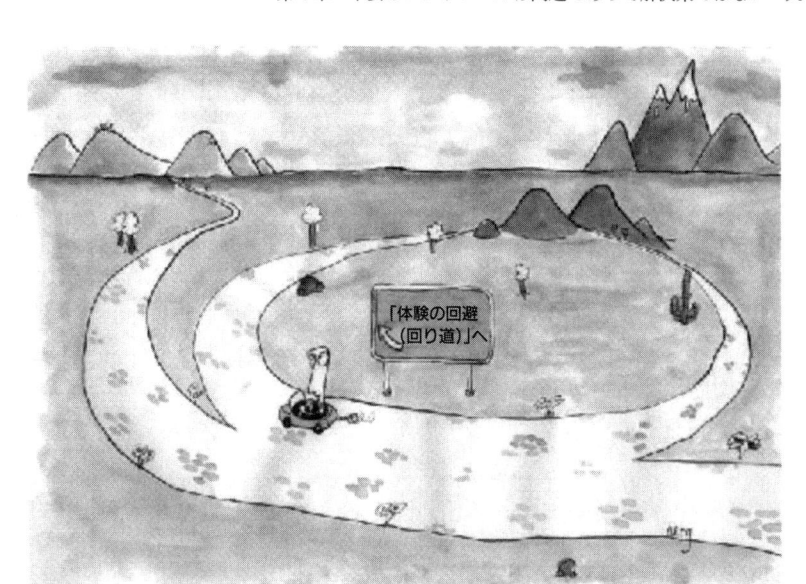

図2 「体験の回避という回り道」。Joseph Ciarrochi と David Mercer (University of Wollongong, NSW, Australia) によって概念化され，描かれたもの。

てのACTの方略は，クライエントにおける，さらなる心理的柔軟性を促す。すなわち，ACTとは，人生に完全に関与するだけのウィリングネスと自らの価値の方向へと進むコミットメントを促すものなのである。不安に関する思考や感情をコントロールしたり，取り除いたり，取り替えたりすることは，ACTのトリートメント・モデルにおいては何の役目も果たさない。人生という道をドライブするうえで，クライエントにとっては思考や感情も一緒に連れていくことが可能なのである。

体験の回避が有害な素因であることを裏づけるエビデンス

　感情の回避は，行動的な素因としての機能と不安関連の病理としての機能とをもっている。このことを確認するには，（わかっている限り）精神病理学的な問題を過去にもたない個人が，一方でこの素因をもっていることで嫌悪的な感情反応を悪化させることを例証する必要がある。実際，我々は，これと同じような結果をすでに明らかにしている。すなわち，人

は自律神経系の亢進の程度が同じでも，実験者の指示に基づいての意図的な感情制御（例：感情抑制）を含め，体験の回避の素因が強くなるほど（注：Acceptance and Action Questionnaire；AAQ[102]）を用いて評価した場合），より急性の感情的苦痛を体験する[58]。この研究は，体験の回避と感情制御という方略が，急性の感情的苦悩のエピソードを実験的にも誘発しうること（すなわち，20％の二酸化炭素を含んだ空気の吸入によってパニック発生が引き起こされる）を示す最初の研究であり，その意味で重要な研究である。この研究での最も際立ったポイントは，急性の感情的苦悩を引き出すという効果が，心理的な病理をもたない健全な個人において認められたという事実である。

以来，我々はそれらの所見を追試し，不安の感受性などの心理的なリスク・ファクターを除いては，体験の回避だけが唯一，健全な個人におけるより重篤なパニック反応と共変する傾向があることを見出した[127]。二酸化炭素を多く含んだ空気を何試行か吸引した後，体験の回避の傾向が高い参加者は，その傾向が比較的低い個人に比べ，より多くのパニック症状およびより重篤な認知的症状を報告し，また，より多くの恐怖やパニック，コントロール不能感を報告した。興味深いことに，我々が過去に実施したすべての研究結果と同様，この研究では参加者における自律神経系の反応の大きさにグループ間の違いはみられなかった。我々が把握しているなかでは，唯一，ある研究のみが，体験の回避と，快や不快，中性的な刺激場面に対する生理的反応との関連性を示している。その研究では，体験の回避の傾向が比較的強い個人は，自らの肯定的，否定的双方の感情をより強く体験する傾向にあった。そして，回避傾向が比較的弱い個人に比べ，不快な刺激に対し心拍数の抑制をより多く示したのである[178]。これらの研究からは，体験の回避が嫌悪的な感情反応を強めるものであること，また，不安障害の発生と維持のリスク・ファクターでもある可能性が高いことがエビデンスとしていっそう強く示された。

まとめると，ここで考察した研究やその他の関連する研究は[107]，感情の回避というレパートリーの頑なな使用が不安関連の問題の発生・維持・悪化に関わる重要な心理的素因であり，リスク・ファクターでありうることを示唆している。ごく簡単に言えば「それを欲しくないと思えば，それを持ち続けることになる」ということである。トリートメントにおいて体験の回避とコントロールの努力を主要な標的とすべきなのは，まさにそう

いった理由に基づいている。

✣ 本章のまとめ

　本章は，生きるか死ぬかの苦闘に陥った2匹のネズミを描いた簡単なメタファーから始まった。そして我々は，不快な思考や感情およびそれらを生じさせる状況において，それらに対しての苦闘をおこなうことこそが人間の苦悩の基礎をなす有害なプロセスであるという見解をもって本章を終えた。非アクセプタンスと不安に対するもがきは，真の意味で不安障害を生じさせるものなのである。
　ACTのアプローチとは，このもがきに対し，正面から向き合うものなのだ。そうしたプロセスを通してクライエントは，不安に関する自らの思考や感情に対して，以前のように怯えるというのではなく，思考や感情をそのままの形で体験するという新たな関わり方を学ぶ。トリートメントにおいて目指すのは，クライエントが価値ある人生の方向へと移行するための支援を常に念頭に置きながら，クライエントにおける心理的柔軟性，選択，そして，あらゆる人間の体験へのあるがままの接触というウィリングネスをいっそう促進させることにある。クライエントが苦闘やコントロールという変化のアジェンダを手放すとき，彼らはもはや，自らの人生をそのようなアジェンダや自らの望まない体験に支配させたりはしないだろう。彼らは生きるための自由を得るのである。このいくらか直観に反した発想は，**気分が良い**ことは必ずしも**良く生きる**ことを必要としない，という我々が概説したモデルに基づいている。

第5章

アクセプタンスと変容のバランス

　徹底的なアクセプタンス，すなわち現実との闘いを手放すということだけが，地獄から這い上がる唯一の方法である。耐えがたい苦悩を耐えうる痛みへと変えるのがアクセプタンスなのである。

———マーシャ・リネハン[訳注]

　この章（そして本書全体を通して）の最も重要なテーマはアクセプタンスである。この章での焦点は，クライエントが自らの欠点や才能といった自らの弱さと強さのすべてを含め，自分自身を全体としてアクセプトできるよう支援することにある。アクセプタンスとは，能動的（アクティブ）で，寛容（オープン）な態度をもって人生に関与することへのウィリングネス（積極性）を意味している。しかし，「アクセプタンス」という言葉を聞くと，クライエントはしばしば，屈服や降伏を連想しがちである。屈服や降伏というものは，いわゆる「受動的（パッシブ）アクセプタンス」ないし「あきらめ」である。それは，この章で伝えたいものでもないし，ACTにおいて目指すものでもない。我々はクライエントに何かをあきらめてほしいわけでも，クライエントに不安に笑顔で耐え，何もせずにじっとしていることを求めているわけでもないのである。

　この章では，能動的アクセプタンスおよびアクセプタンスと人生における有意義な変化とのバランスについて焦点をあてる。実際，アクセプタン

訳注：Marsha M. Linehan；ワシントン大学心理学部の教授。境界性パーソナリティ障害に対する新たな介入法としてアクセプタンスとマインドフルネスのスキルを取り入れた弁証法的行動療法を開発した。ニューヨークタイムズ誌（2011年6月23日）で自らも境界性パーソナリティ障害に苦しんだ過去を明かしている。

スは，変化が生じることを受け容れ，変化が生じることを現実に可能にする。アクセプタンスは，多くのクライエントを支配してしまっている苦闘やコントロールという根本的なアジェンダを崩すものなのである。人が目的をもち有意義に生きていくことができるよう，アクセプタンスは，その人における，思考，感情，生活環境との絶え間ない苦闘といったものの必要性を取り除いてくれる。アクセプタンスは，クライエントが真に大切にしていることがらに沿って，人生の変化を今まさにここで起こすための余地（スペース）と心理的柔軟性とを彼らに与えてくれるのである。クライエントが自らを現状のままにアクセプトし始めると，これまでにない可能性を秘めたクライエントの新たな人生が始まる。不安や恐怖はもはや生きることの障害ではなくなるのだ。それらは人生の一部であり，人が良く生きていくうえで生じる自然な存在なのである。苦悩と痛みのそれぞれの存在をまずアクセプトすること，それこそが，不安に関連した苦しみを，意義ある人生に向けての変化へと変える鍵なのだ。アクセプタンスは，耐えがたく思えるような苦悩を，耐えうる痛みへと変える手段である。言い換えるなら，徹底的なアクセプタンスは，人間の苦悩をただの痛みへと変えてくれるのである。

不安と共にあるための代替的アジェンダとしてのアクセプタンス

　アクセプタンスは，変えられないものを変えようとするクライエントの苦闘に終わりを告げさせ，クライエントに変えられるものを変えるためのきっかけを与えるものである。同時に，アクセプタンスとは，建設的な生き方に向けた反直感的なアプローチでもある[109, 111]。アクセプタンスの基本的な発想は，根本的な変化，正真正銘の変化を生じさせるための扉を開くべく，クライエントに対し，無効かつ有用でない変化のアジェンダを手放すよう促すことにある。クライエントは，不安に関する自らの思考や感情から逃れたり，それらに対抗する必要がないということを体験的に知ると，それまでよりももっと自由に生きられるようになる。まさに自由が生まれるということが，アクセプタンスにおけるプロセスの特性である。そのプロセスは，人が非アクセプタンスへのこだわりから解放され，自らや

自らの人生における体験との勝ち目のない闘いから自由になったときに生じるものである。人は，自分自身と闘うことも，自分自身から勝利を得ることもできないのだ。

アクセプタンスの専門的な定義と一般的な定義

一般的な意味でアクセプタンスとは，自分自身や世界と共に生きることに対し，評価的でない姿勢をとることを意味し，思いやり，親切さ，寛容さ，「今，ここ」への焦点化，そして歓迎の姿勢によって特徴づけられる。より専門的な意味でアクセプタンスとは「出来事を十分に，そして身構えずに体験し，（中略）出来事のもつ自動的・直接的な刺激機能を低減・操作することも，それらの言語的な派生機能のみに基づいて行動することもなく，それらの事象に関わっていくことである」（文献95のp.30）。不安障害を例にアクセプタンスを考えるならば，それは恐怖や不安との闘いを手放すことを意味する。そして，アクセプタンスの姿勢は「**ウィリングネス**」という状態を導くであろうものである。すなわち，不安に関する思考，記憶，感覚，感情をあるがままに体験し，それらの体験やそれらを生じさせる可能性のある状況に対し，避けたり逃げたりせずに，またそれらの出来事にマインドがささやく言葉（例：「私はコントロールを失っている」「私は死にかけているか，おかしくなりかけている」「不安になってしまうので，私にはそんなことはできない」）に翻弄されて動いてしまわないような状態である。

アクセプタンスとウィリングネスおよび目標に向けた活動（goal-related behavior）との間には密接な関係がある。「ウィリングネスとは，ものごとを受け容れると同時に，効果的で適切な形でものごとに対応することである。それは，現在の状況やその瞬間の中で，効果的なことやただ必要とされていることをおこなうことである」（文献142のp.103）。アクセプタンス，ウィリングネス，および人生における目標に向けた活動との関係は，Orsillo, Roemer, Lerner, Tull[154]によるアクセプタンスについての定義からも明らかである。Orsilloら[154]は，体験のアクセプタンスを「重要で，意味のある体験に関わることができるように，思考，感情，記憶，生理的反応といった内的体験を**進んで受け入れることである**」[訳注]と述べている。ここでは，アクセプタンスとウィリングネスが「感情」ではな

いことに特に注意をしていただきたい。それらは人生に対しての姿勢であり，振る舞いや行動なのである。

セラピーの文脈において，アクセプタンスは極めて体験的な存在である。アクセプタンスの本質とは，思考，感情，人生の体験に対し，完全に，そして防御することなく接近し接触することである。それは，人が感情と共に行動するということであり，人が感情によって行動するということではない。また，それはアクセプタンスが直接的に体験されなければならないということも意味する。後の章で解説する方法やエクササイズ（例：「絶望からはじめよう」「脱フュージョン」「マインドフルネス」「エクスポージャー的なエクササイズ」）は，体験的なプロセスとしてクライエントのアクセプタンスを促すよう計画されている。

アクセプタンスが体験を介さずに，単に言葉によって学べるようなものであるかどうかは現時点では明らかでない。しかし，我々の印象では言葉による説明のみでクライエントがアクセプタンスを学べる可能性は低く，クライエント自身による体験が必要である。実際，クライエントは，これまでにも何らかの形で他者から「今までのやり方をやめ，恐怖や不安をただ受け容れるべきである」と言われたことがあるだろう。彼らの多くは，自分自身に対しても全く同じことを言い聞かせるのであるが，結局のところあまりうまくはいかない。その理由は，彼らの動機づけや希望，意志といったものが欠如しているからではない。むしろ，彼らにとって必要なのは，彼らが接する世界を編集することなく直接的に，あるがままの状態で自分自身に体験させるということなのである。そのためにはまず，クライエントにおける変化とコントロールのアジェンダに挑戦し，これを切り崩す必要がある。そうしない限り，クライエントは，不安，心配，恐怖，その他の形での心理的苦痛といったものの感じ方を弱めるための新たな心地よい手段としてアクセプタンスを用いてしまう可能性が高い[98]。アクセプタンスのもつ変化の力は，人生をあるがままに直接体験することで生じるものであり，それ以上でもそれ以下でもないのである。

ここで補足しておきたいことは，アクセプタンスという姿勢は，私たち

訳注：S・C・ヘイズ，V・M・フォレット，M・M・リネハン（編著），春木豊（監修），武藤崇，伊藤義徳，杉浦義典（監訳），（2005）『マインドフルネス&アクセプタンス─認知行動療法の新次元─』，ブレーン出版，p.108. ただし，強調部分は本書の訳者によるものであり，"willingness"の訳の部分を強調している。

の大部分にとって，簡単に，あるいは自然には生じるようなものではないということと，アクセプタンスが能動的で活発なプロセスであるということである。私たちは，自らの接する世界をそれがどういったものであるのか，あるいはどういったものであるべきか，という先入観をもって着色してしまいがちである。このことは，特に不安を抱えるクライエントによくあてはまる。彼らはまるでクモの巣にでも絡め取られてしまっているかのようであり，そのクモの巣とは，疑いの気持ちや個人的な信念，ほとんど彼らの頭の中にしか存在しないような出来事を対象とした体験の回避などからできている。しかしながらその一方で，そういったクライエントであっても，必ずしも，それが「どうであるか」や「どうあるべきか」といった評価や正当化によって自らの体験を歪め続けるわけではない。彼らは，そういった理由づけによって体験そのものを汚してしまうことなく，純粋にそれが「どうであるか」に対しただ寛容でいる術を学ぶことができる。アクセプタンスとは，結局のところ選択なのである。それは，たとえ痛みを伴っても世界に触れ，これまでとは違った，その人の価値に沿った活動にコミットするということの選択なのである。ある日のアクセプタンスの姿勢が，必ずしも次の日にも持ち越されるとは限らない。アクセプタンスとは，継続的なプロセスであり，何度も何度も，日々なされる必要のある選択なのである。

　アクセプタンスは，（過去ないし現在の）自らの体験を好きになることでも，すでに起きたことや起きなかったことを正当化して認めることでもない。それは正しくあることとも違っている。また，それはプロアクティブ（先を見越してのもの）であって，リアクティブ（何かが起こってからのもの）ではない。そして，あるがままにそのままに認め，体験することである。それは，過去に自らに起きたことを認めることであるが，見過ごすことではない。アクセプタンスという人間の運動により，人は，勇敢で力をもち，寛容かつ誠実で，思いやりをもった存在となる。アクセプタンスという運動はまた，その人に解放をもたらすものでもある。アクセプタンスという選択をしたクライエントに対し，我々セラピストが「あなたにとって，アクセプタンスはどのように感じられますか？」と尋ねると，彼らはしばしば「荷が軽くなった」や「自由が感じられて，先に進む準備ができた」と答えるものである。

アクセプタンスはあきらめではない

　我々が述べてきた能動的アクセプタンスと受動的アクセプタンスには重要な違いがある。双方の違いを明らかにするため「平静の信念」を思い出していただきたい。平静の信念とは，変えられないものは平静さをもって受け容れ，変えられるものを変える勇気をもち，その違いを知る賢さを養うというものであった。

　本書において我々は，受動的アクセプタンスを，変えられるものを変える勇気を奮い起こせないことと定義する。受動的アクセプタンスは，単にあきらめてしまったり，コントロール可能な人生の領域において活動を起こせないという意味である。たとえば，クライエントがプレゼンテーションの際に他人にどう思われるかを恐れるため，結局，自分のプレゼンテーションを休んでしまうならば，そのとき，彼は自らの感情（彼がコントロールできないもの）に自らの行動（彼がコントロールできるもの）をガイドさせてしまっているということになる。この種の受動的アクセプタンスは，その人の世界を狭め，それに制限をかけるものである。受動的アクセプタンスとは，我々がクライエントにしてもらいたいと期待するアクセプタンスとは違っているのである。

　それとは対照的に，能動的アクセプタンスは，コントロールできない事柄に対するクライエントの苦闘を手放すことを意味する。能動的アクセプタンスが対象とするのは，前の章で示したようなクライエント自身がもっている不安に関する思考や感情である。その多くは，クライエントにとって好まれるようなものではなく，もっていたくないと思われるようなものである。能動的アクセプタンスとは，マインドフルに思考や感情を認めることであり，それらを事実として受け取ったり，認めたり認めなかったり，あるいはそれらについて何か対策を講じたりはしないことを意味する。クライエントは，変えることのできないことや変える必要のないことを変えようとしてエネルギーや時間を費やしてきた。クライエントは，能動的アクセプタンスの姿勢をとることによって，そうしたエネルギーや時間を取り戻すことになる。またクライエントは，能動的アクセプタンスによって解放され，真にコントロールできることや，人生において本当に重要なことに向けて活動できるようになるのである。

Hank Robb（私信, 2004）は，最近，「平静の信念」にひねりを加えた「活動における平静の公式（Formula for Serenity in Action）」というものを考案した。これは，ACT のアプローチにおけるアクセプタンスのもつ能動的な側面を的確に表現している。彼の好意によって，彼の考案した公式を本書に引用する許可が得られたので，以下にそれを引用したい。

> たとえ私が，出合ったものを認めなかったとしても，私が出合ったままの人生に対するアクセプタンスを求めさせてください。変えられるものを見つける知恵を，行動し貫き通すウィリングネスを，私が出来る限りをつくした私の人生に対する感謝の念を，私に求めさせてください。

　我々がこの種のアクセプタンスを「能動的アクセプタンス」と呼ぶのにはわけがある。それは，クライエントには，これまで懸命に避けようとしてきた思考，状況，感情を進んで体験する必要があるからである。この能動的アクセプタンスという運動は，選択であり，挑戦と勇敢な活動の表れなのである。

　初めのうちクライエントは，不安に関する思考，イメージ，感覚を意図してもっておくことや，いかなる状況でも自らにとって重要な活動に取り組むといったことについてウィリング（積極的）になるのに困難を感じるだろう。しかし，人生の進路を先に進むためには，まさにそれが必要なのである。実際に，能動的アクセプタンスは，人が自らの中に余地を作り出し，重要な方向へと進むため，自らの手や足，そして声を使うことを可能にしてくれる。アクセプタンスは非アクセプタンスよりも楽なものであるが，それはまさに通常クライエントを不安に縛りつける回避や苦闘，そしてコントロールといった縄が解き放たれるためである。もがく必要もなければ闘う必要もない。自らの思考や感情との闘いや綱引きをする必要はないのである。実際，アクセプトしてしまったならば，そこにはもう格闘すべき闘いは存在しないのである。アクセプタンスは，コントロールという綱を手放すことによってその綱引きに終わりを告げるのだ。ここでの「**綱引き**」とは，我々がセラピーで用いる代表的なメタファーである（第 8 章を参照）。マインドフルネス・エクササイズは「**現在への中心性（present-centeredness）**」と，あるがままの現実に対しての評価することのない「**体験的な知（experiential knowing）**」を促すものであり，それは能

動的アクセプタンスを養ううえでも有用である。次のセクションでは、マインドフルネスのアプローチについて簡単に触れるが、これについては後の章において、そのエクササイズの方法も含め再び解説をおこなう。

アクセプタンスに基づく方略の起源

アクセプタンスに基づく発想は、心理学において新しいものではない。しかし、これがCBTに取り入れられるようになったのはごく最近のことである[93, 95]。たとえば、人間主義[169]や実存主義[78, 158]の心理療法の中核には、セラピストやクライエントに対して焦点をあてたさまざまなタイプのアクセプタンスが存在しており、Freud[72]でさえも望まない思考や感情の抑圧や回避が有害な心理的プロセスであると考えていた[98]。心理学の誕生以前からの宗教的な伝統や戒律の存在も含めて、我々は心理的な理論や実践において、アクセプタンスが重要な役割を担ってきた例をいくらでもあげることができる。これまで、多くのセラピストが意義あるセラピー的変化のためには何らかの形でのアクセプタンスが必要であると考えてきた。アクセプタンスについてのこのような例がいくつもあげられるということ自体が、そのことを物語っている。

メインストリームの心理学のなかで扱われるようになったアクセプタンスのもつ新たなポイントは、それが、確立されたもしくは経験的に裏づけられた心理療法においてマニュアル化されたり系統的に概念化されたりするようになったこと、そしてそれが操作的に扱われるようになったことにある（*Acceptance and Commitment Therapy*[100, 101]、*Dialectical Behavior Therapy*[142, 143]、*Integrative Behavioral Couples Therapy*[120]）。そして、アクセプタンスは、セラピーの目標そのものとしてではなく、価値ある人生目標の達成を可能にする手段として考えられている[98]。つまり、それは単なるアウトカムではなくプロセスであり、この点が、アクセプタンスとマインドフルネスを重視する東洋的な伝統との親和性を高めているのである。

東洋哲学とその世界観

　マインドフルネスは，アクセプタンス志向をもった心理的なプロセスであり，2500年もの歴史をもつ仏教哲学と瞑想の実践に大きく由来する[124, 167]。その起源は，紀元前1000年，ヒマラヤ山脈のふもとで仏教の開祖シャカムニ・ブッダが悟りを啓(ひら)いたときにまで遡る。仏教とは，極めて体験的なものであり，宗教的信念そのものよりも，十分かつ率直に人生を体験することの方に重きを置いている。その焦点は，開かれた現実のもつ流動的な側面に対しあてられ，そこには認識や体験のもつ変わりゆくプロセスに対しての微視的な吟味が含まれている。通常，私たちはものごとを評価することによって，現実を歪めて捉えてしまっている。これに対し仏教では，あるがままの現実を明らかにするべく，世界に対する私たちのものの見方に影響を与えている評価的な覆いを取り外すことが目指されている。そのプロセスは，寛容さ，柔軟性，そして体験との接触を促しながら，体験を重視し，評価に対する反応を切り崩す。そのためマインドフルネスは，人間における行動を形成し導くために必要な随伴性に対し，人間が触れられるだけの余地を作り出すのである。これはまさに，ACTが目指している自由に選択され，価値に沿った人生の方向へとクライエントを動かすためのプロセスの一部であるといえる。

　仏教にはいくつかの要素が含まれるが，特に瞑想においては，主にヴィパッサナー瞑想（観瞑想）とサマタ瞑想（止瞑想）の2つがある。仏教における最も古い瞑想であるヴィパッサナー瞑想は，生じていることを生じているままに明確な気づき（awareness）をもつ状態である。また，サマタ瞑想は，思考としての心（マインド）を休ませ，心をさまよわせることなく1つのことにのみ集中した状態である。ほとんどの瞑想のやり方において，サマタ瞑想の要素が重視されており，それは集中的（concentrative）アプローチと呼ばれることもある。そこでは瞑想者は，祈りの言葉，ある種の箱，詠唱（言葉の繰り返し），ろうそくの炎，宗教的なイメージ，あるいはその他の何か1つのものごとに心を集中させ，その他すべての思考や意識の知覚を排除する。目指すのは平穏の状態なのだ。しかしながら，そのような目指すべき効果が達成されても，その平穏は一時的なもので，瞑想者が瞑想をしている間しか持続しない。ほとんどの瞑想

において，平穏の状態（state of calm and peace）を得ることは，悟りに向けた通過地点として焦点があてられている。一方，ヴィパッサナー瞑想はそれとは異なる。ヴィパッサナー瞑想は，マインドフルネス瞑想と最も類似したものである。私たちはしばしば，私たちの条件づけられた歴史を基にして，ものごとがどのようであるかを語る。一方，マインドフルネスとは，それとは異なり，自らのありのままの体験に対し目的をもって注意を払う行為なのである。そのためマインドフルネスは，単に瞑想している間だけではなく，日常生活のなかでもしっかりと目を開いた状態で意図的に用いられるものなのである[124]。ACTにとってマインドフルネスが有用かつふさわしいというのは，マインドフルネスが人生のあらゆる状況で実践できるという特徴にあるからである。

「プロセスと実践」としてのマインドフルネス

人生とは今を生きることであり，生きることとは究極的には，今という連続した瞬間からなる流れを展開していくことである。しかし，人間が心理的に「今，ここ」にあり続けることが難しいのはよく知られるとおりである。私たち人間は，しばしば過去や未来に生きるもので，「今，この瞬間」の体験をそれらの評価で曇らせては，そういった評価と体験との違いを認識できずにいるものである。体験に対しての評価と体験そのものとは無関係なのだ。しかし，私たちのマインドは常に，体験と体験の評価をフュージョン（融合）させ，多くの人の苦しみの原因である**言語のトラップ**を作り出す。たとえば，明け方に近所の犬がどうしようもなくうるさく吠え始めたら私たちはどうするであろうか？　おそらく「まったく，またあの犬だ！」「この騒音じゃ寝られやしない」「今日は一日頭がさえないだろうな」「なんであの家は犬が吠えるのをやめさせないんだ」「なぜ家の中に入れない？」などとぼやくことだろう。場合によってはその家に電話して犬をどうにかするよう要求したり，警察に電話することさえ考えるかもしれない。そのプロセスで私たちは，その犬が吠えているのが聞こえるという体験，すなわち，それ自体でユニークな質感と美をもったその音の存在に気づくことができずにいるのである。私たちは普通「私は犬の吠える声をただそのまま体験することができる」とは思いもよらないものなのだ。

Bishopら[15]は，2つの要素から成るマインドフルネスの操作的定義を

提案している。第一の要素は，注意を「今，この瞬間」の体験に対して維持するための自己制御に関したものである。すなわち，瞬間，瞬間に変化する思考，感情，感覚を観察し，それに注意を払うことである。第二の要素は，「今，この瞬間」における自らの体験に対する好奇心，寛容さ，アクセプタンスの姿勢をとることに関連している。アクセプタンスとは，そういった姿勢から，その人の体験する瞬間，瞬間に対して向けられるものである。それには「今とは違った体験をもとうというアジェンダ」を放棄するような意識的な決断と，好むと好まざるとにかかわらず「今，この瞬間」の思考，感情，感覚を容認する能動的なプロセスが必要とされる。

マインドフルネスとは，最も基本的にいえば，私たちの「今，この瞬間」の体験に対し，判断することなく，アクセプタンスをもって直接的に接触することである[123, 124]。愛情や優しい思いやりをもって，意識的に自らの内的および外的な体験を観察する，そうした中立的で科学者のような視点をもつイメージができるだろうか。そのイメージこそがマインドフルネスの姿勢である。判断することのない，思いやりのあるそうした観察は，実際には能動的な反応なのだ。ただし，それは私たちが通常，能動的（例：走る，闘う，苦しむ）と考えるやり方とは違っている。こうしたマインドフルネスの姿勢は，言語によって突き動かされた刺激性制御（stimulus control）に対する解毒作用をもっている[99]。そのため，マインドフルネスの姿勢は，アクセプタンスを養い，人生における皮膚の内側と外側の双方の体験に対する十分な接触を促す。そういった意味で，マインドフルネスとはその核心において，現実に寄り添っていくことであり，現実から逃げることではないのである！

マインドフルネスのこのプロセスは，私たちの多くが普段おこなっていることとはかなり異なっているだろう。私たちは通常，自らの目の前に現に存在している対象を見ようとして，わざわざ時間を割いたりはしない。むしろ，私たちは，思考や概念といったスクリーンを通して人生を見るものである。私たちは皆，それらの心理的な対象を現実であると誤って認識し，プロセスではなくアウトカムに焦点をあてる。そして，それに気づくこともなく，終わりのない評価的な思考の流れに対処することに囚われてしまう傾向にあるのである。不安に関連した問題をもつクライエントは，終わりのない安心や安らぎの追求と，苦痛や不快感からの継続的な逃避に囚われてしまい，膨大な時間をこの活動につぎ込んでしまう。彼らは，恐

怖，疑念，心配，苦痛を覆い隠すことで気分を良くしようと，多くのエネルギーを費やしている。その間，「今，この瞬間」にある世界の体験は，触れられることも，味わわれることもなくただ流れ過ぎていく。マインドフルネスの本質が，評価や判断をせずに，また，しがみついたり，排除したり，抑制したり，変えたりせずに，体験を観察することであったことを思い出していただきたい。ここでのパラドックスは，真の安らぎや喜びといったものは，私たちがそれらを追い求めるのをやめたときにやってくるということである。

　安らぎや落ち着き，そしてリラクセーションといったものは，マインドフルネスの姿勢によって自然と導かれることがある。しかしながら，ACTの観点からすれば，そのこと自体がマインドフルネスの目指すものというわけではない。マインドフルネス実践のもつ変化を引き起こすようなセラピー的な力とは，ありのままの全体験に対して，クライエントが開かれた姿勢をもつことによってこそ引き出されるものである。マインドフルネスの目標は，体験に対しての十分な気づきを得ることにあるのだ。すなわち，学習の歴史，評価，先入観，セルフ・トーク（self-talk）などの目隠しから人が自由になり，マインドがささやくことではなく，あるがままの「今，この瞬間」の人生に目を開くことにある。そのような意味で，マインドフルネス瞑想は，「偉大なる師（great teacher）」と表現されてきた。この師，すなわちマインドフルネス瞑想は，複数存在するアクセプタンスという行動のひとつである。したがって，私たちが新しく覚える行動が何であれそうであるように，マインドフルネス瞑想についても，人が日常生活の一部としてこれを自由に適用できるようになるまでには，定期的な実践が必要となる。また，瞑想の実践は，それ自体が，体験の回避によって瞑想のプロセスを直接妨害されるような状況を作り出すものでもある[99]。

　ちなみに，瞑想の実践は，マインドフルネスのスキルを養うためのひとつの方法に過ぎない。それ以外の行動的技法では，体験そのものを「体験に対する評価」と区別することをクライエントに教えることでマインドフルネスを促す。我々は，セラピーの章においてそれらの脱フュージョン技法（マインドフルネス，エクスポージャーを含む）のいくつかを紹介する。それら実践的なエクササイズはすべて，クライエントが，マインドフルネスやアクセプタンスの姿勢をすべての体験へと適用できるようになること

を目標としている。マインドフルネスは，単に瞑想の実践だけに適用されたのでは役には立たず，その価値も限定されてしまう。マインドフルネスの実践は，日常生活や不安に関連した状況にまで適用される必要があるのである。

マインドフルネスとは脱フュージョンであり，不安コントロールの方略ではない

　トリートメントにおける大前提として，クライエントがマインドフルネスを含めた，いかなるエクササイズについても，それらを自らの不安に対処するためのコントロール方略として用いないことがあげられる。しかしながら，我々の体験は，実際にはそうしたエクササイズの誤用をクライエントがしてしまいがちであることを我々に告げている。実際，クライエントが「マインドフルネスは私には効かないようです」と訴えたり，「マインドフルネスは本当に効果的ですね」と熱心に語るとき，セラピストとして読者は，それらの言葉の裏に隠れた問題の可能性に気づくことができるだろう。すなわち，クライエントは，マインドフルネスによって自らの不安を軽減させようとしている可能性がある。

　そのようなクライエントの行動に対処できるよう，ACTのセラピストは，マインドフルネスのエクササイズが果たす機能について，しっかりと理解しておく必要がある。エクササイズは，クライエントにおける評価的な回避の姿勢に代わって，体験的な世界に対する非評価的なアプローチの仕方を養うよう意図されている。たとえば，マインドフルな呼吸は不安をコントロールしたり，不安に対処するためのリラクセーション方略として意図されたものではない。それは通常，体験に伴って生じる言語的ルールやなんらかの理由（言い訳）などといったすべての評価的な習慣を手放し，ありのままの体験にクライエントが触れるのを支援することを目的としたものである。つまり，それは脱フュージョンの方略なのである。アクセプタンスと同様に，クライエントは，マインドフルな状態になることにより，単に思考，評価，感情，記憶，その他の関連した活動の**産物**についてではなく，そのような活動の**プロセス**に気づくことができるようになる[87]。マインドフルな状態になった結果，リラックスや安らぎ，そして穏やかさといった感覚が，その副産物として生じる可能性がある。同じように，マイ

ンドフルネスは，苦痛を伴う思考，記憶，感情の体験を生じさせる可能性もある。いずれにおいても，マインドフルネスの真の目的は，体験の回避が不必要かつ非生産的である文脈において，クライエントが評価，思考，記憶などの自らの体験をありのままに，そして十分に体験するのを支援することにあるのである。

　我々はACTにおいて，マインドフルネスのエクササイズは，人々が不安を修正しようとせずに体験するうえでの有用な手段であると考えている。我々は，マインドフルネスを，クライエントが人生において**良い気分**になるのを助けるためのものとして用いたりはしない。マインドフルネスは，嫌悪的な体験から脱け出すための逃避手段でも，非常口でも，パイロットの射出座席（戦闘機の操縦席に使われているようなもの）でもない。それはむしろ，より良く**生きる**という旅路における，上手に**感じる**ためのひとつの方法なのである。そうして得られるものが人生であり，多くのカジノのネオンにあるように「勝つためには参加する必要がある」のである。マインドフルネスは，クライエントが十分に機能する人間として，自らの体験に目覚める，まさにそのことを支援するよう計画されている。一方，ここでのリスクは，クライエントが体験することを避けたり，逃げたり，あるいは修正したりするための新たな方法として，つまり不安から解放されるためにマインドフルネスやその他のエクササイズを用い始める可能性があることである。それは短期的には効果を示す可能性があり，かつてのコントロールのパターンを強化する可能性がある。そうなれば，結果としてクライエントは，将来も同じことをさらに実行することになってしまうだろう。同時に，それによって，持続的な変化が妨げられ，それまでの有効でないコントロールのアジェンダへと一歩後退させられることになってしまう。

アクセプタンス技法と行動理論との結びつき

　CBTは，極めて実証的，体験的，実践的であり，期間限定的で，現在に焦点をあてるものである。CBTの有する一般に受け容れられやすい性質や有効性は，そういった特徴に由来するところが大きい。アクセプタンスに基づく行動療法は，行動療法が一般に受け容れられるに至った中核的

な要素は保持しつつも，いくつかの面では新たな要素を加えている。その新たに加えられた要素のなかで，最も重要な部分が，精神病理についての概念化の仕方である。我々は，不安関連の苦悩に対するACTのアプローチについて，それを構成する中核的要素の多くをすでに解説してきた。我々の研究により，ACTが不安障害のためのメインストリームにおけるCBTと大きく異なることがますます明らかになってきている。そこで，ここでは特に，ACTのアプローチのもついくつかの追加的な特徴について触れておく必要があるだろう。ACTを実践するうえでは，アクセプタンスの何たるかについて，セラピスト自身が頭と身体で理解しておく必要がある。

　我々は，ACTはひとつのアプローチであり，症状を標的とした技法の集合ではないと述べてきた。ACTでは，人間の苦悩は，その人の行動によってまさに引き起こされると考える。すなわち，その行動とは，人間のもつユニークな特質（体験的な寛容さと価値，そして，目的と意義をもち生きる能力）からその人を切り離すような，その人自身の振る舞いのことである。こうした観点を基にACTでは人間のもつユニークな特質に焦点をあてるのである。セラピーでの最初の目標は，そのような人間としての特質が大きく育まれるような新たな文脈を創造することにある。一方，不安障害のためのメインストリームのCBTは，その多くが症状に焦点をあてた変化のアジェンダに特徴づけられるようになってきている。そうした理由により，セラピストがACTを実践するためには，そのような症状に焦点をあてた変化のアジェンダについて見直す必要が出てくるのである。

言語のトラップ

　思い出していただきたい。不安が不安障害へと変わる原因は，人々が感じている内容や，不安や恐怖が強烈過ぎること，あるいはそのような感情が生じることが求められていない状況で生じることなどではない。不安を不安障害へと変えるトラップは，むしろ人間のもつ言語能力によって支えられている。私たちは，ものごとを評価する能力，そして，不安や恐怖といった体験をもたないようにしようとして，それらに対する自らのおこなった評価や思考，さらなる評価を伴った感情とを関連づけていく能力をもっている。私たちのもつこれらの能力こそが，不安を不安障害へと変貌さ

せるトラップを作り出すのである。そうした傾向は，どこからともなく生じるようなものではない。それは，人間がおよそ2歳になる頃までに社会的に教え込まれ，学習され，人間の言語や認知のなかに基本的な要素として組み込まれているものなのである。

> 人間にとって，寛容さと好奇心をもって「今，この瞬間」を受け容れるのは難しい。(中略) 望ましくないと評価されるようなことがらを (中略)「今，この瞬間」が含んでいる可能性があるためだ。進化論的な意味での言語のもつ主な利点は，問題解決への貢献にある。通常，問題解決の主な目標は望ましい事象を生み出すことであって，望ましくない事象を生み出すことではない。したがって，心理的苦痛を避けるというプロセスがたとえ人間にとって危害をもたらすものであったとしても，それは言語そのもののもつ正常な機能として組み込まれているのである（文献99のp.252）。

こういったトラップを生じさせる基礎的なプロセスとして，我々は，人が自分自身の反応に対して反応するという傾向，より専門的にいえば，行動と行動の関係性を仮定することができる。ここでいう関係性というものは，どんな瞬間にも存在し，それはある文脈下に置かれているもののことをいう。**関係反応 (relational response)** の本質は，その文脈のコントロール下にあり，同じように，生じうる評価的な関係活動 (relational activity) もその文脈のコントロール下にある。また，この評価的な関係活動には，最終的にクライエントが自らの手足をどう動かすかという結果も含まれている。Hayes[87]の言葉を借りれば「**マインドフルネスやアクセプタンスとは，そういった飛ぶ鳥を捕まえることであり，それはマジックの観客がその種を明かそうとすることに似ている。マインドフルネスやアクセプタンスによって，(人は) 言葉がもたらす錯覚を大きく変容させることができるのである**」(文献87のp.104)。

例として，ジェリーの場合を考えてみよう。ジェリーは，運転中のパニック発作に苦しんでいた。発作中，彼は「どうしよう，これは心臓発作に違いない……。これで死んでしまうんだ」などとつぶやきながら，決まって，「自らが体験している身体感覚についての評価」に焦点をあてていた。そして彼は必ず，そのような発作中には即座に車を端に寄せるのだが，最終的には，車を運転して帰れそうだ（新たな評価）と十分感じられるまで

に回復するのであった。結局，彼は，心臓の専門医に意見を求め，定期的に心電図の検査を受けるようになった。この検査の間も彼は一連の身体感覚を体験しており，その多くは，運転中に彼がパニック発作を体験している際のものとかなりよく似たものであった。しかしながら，医師のいる「安全な」診察室という文脈の下では，彼は，「心臓発作を起こしているに違いない」と考えることも，その検査をやめたり，それから逃げたりすることについて考えることもなかった。このケースは，状況的文脈がいかにして，私たちの評価的な関係活動や顕在的（オバート）な行動をコントロールするかという重要なポイントを明らかにしている。このケースは，セラピストとして読者が，クライエントの問題を概念化する際や，ACTの観点からクライエントに取り組む際にも役立つだろう。

「評価的思考と現実のフュージョン」というトラップ

　まず，不安やその他の感情に伴う身体反応は，人間の健全な体験に十分収まる範囲内のものである。「心臓発作を起こしている」や「死んでしまうに違いない」などの反応も純粋にそこから引き出されたものであり，評価的活動の一形態であるといえる。ここでは特に，評価的活動の形態や内容は，それ自体では問題でないことを覚えておいてもらいたい。このことを例証するため，読者には実際に自分自身に対して「私は頭がおかしい」「私は価値のない人間だ」「呼吸ができない」「これは死の兆候だ」あるいは「心臓がどきどきしている」などと言ってみてほしい。それらの発言が実際に読者に影響を及ぼす可能性は低く，評価的思考や発言が単にそれだけのもの，すなわちひとつの評価，そして，一連の言葉でしかないことが明らかになるだろう。しかし，評価は，私たちの体験とフュージョンする傾向にあり，その他の関係までも引き起こす可能性もある。たとえば「私は，この観衆の前で恥をかいてしまうだろう。だから，ここで立ち上がって話などすべきでない」は，もはや単なる評価的思考ではない。その思考は，避けるべき，ある実際の出来事（例：周囲からの拒否）を私たちに体験させる象徴的な機能をもっている。また「私は負け組だ（もしくは負け犬だ）」などの思考は，「私は不幸だ」「私は病気だ」「人は私のことを悪く思うだろう」「私は，XやY，Zをすることができない」などのその他の評価と関連していくことが多い。実際，私たちの多くは，ありのままの世

界の出来事によってではなく，世界に対して自身が下す評価にしたがうことの方が多いのである。我々はここで，評価的思考と実際の体験とのフュージョンが必然であると主張しているわけではなく，また，必ずしもこれが悪いことであると主張しているわけでもない。ここでのポイントは，マインドがいうことと世界のあり方との違いにクライエントが気づけるよう促し，価値ある目標に向けて動く際に，彼らが状況に応じて柔軟に対応できるよう支援することにある。

回避のトラップ

　ここでの第二のポイントは，この認知的フュージョンのプロセスがもたらす一般的な結果と，そこでのセラピーへの示唆とにある。認知的フュージョンが不安をもつクライエントにもたらす結果とは，彼らがほぼ例外なく，明らかな形もしくはより微妙でわかりにくい形での体験の回避に取り組むというものである。不安障害をもつクライエントは大抵，評価的な認知的フュージョン（思考＝感情＝理由＝正当化＝活動すること・活動しないこと）にはまり込み，その際，最も賢明に思えること，すなわち，不安に関する思考，不快な記憶，それに関連した感情をもたらす状況を避けたり，それから逃げたりといった反応を示す。しかし彼らが実際に反応しているのは，その状況における現実の随伴性に対してではない。随伴性への評価に対してなのである。そして，彼らはしばしばそのような評価を柔軟性のない，頑ななやり方でおこなうのである。こうしたクライエントの反応は，クライエントにおける，文脈的な要因に対しての全般的な鈍感さが生み出した，柔軟性のない頑なな反応であると考えることができる。通常，文脈的な要因があれば，人はより柔軟でより評価に引きずられることの少ない反応のレパートリーを示すものである。しかし，文脈的な要因に対しての全般的な鈍感さは，柔軟性のない頑なな反応という結果を生じさせることが多い。すでに述べてきたように，クライエントのそういった行動は，有意義な人生を送りたいと願う当人の思いを叶えるどころか，棺の扉に打ち込まれる釘の如く，その人の人生を確実に閉ざすように機能するのである。

トリートメントへの示唆

　ACTにおけるアクセプタンスとマインドフルネスの姿勢は「**脱フュージョン (defusion)**」，すなわち出来事や体験とそれらへの評価における認知的フュージョンを弱めたり，ほぐしたりするためのひとつの手段として考えることができる。ここでのポイントは感情，思考，体験，行動傾向（例：不安の抑制，コントロール，および回避）における関係性を築きあげるような評価的な形での認知的活動は，通常，解決策として有効ではないということである。こうしたACTのアプローチは，直接的にも間接的にもいくつかのトリートメントへの示唆を提供してくれる。そして，そこから提供される示唆は，その良し悪しは別として，典型的なメインストリームの行動療法とは異なっているのである。

臨床的文脈に対するリフレーミング（reframing）

　苦悩を抱え読者のもとに訪れたひとりの人間に読者が向き合おうとするとき，セラピストとして，そしてひとりの人間として，読者が最終的に成し遂げようと目指すこととは一体何であろうか。読者の頭にはすでにいくつか考えが浮かんでいることだろう。ひょっとすると読者は，クライエントが洞察を得ることや，より多くは症状の軽減という中期的な目標に焦点をあて，そういった目標を目指して幅広い技法を用いていこうと考えるかもしれない。しかし，ほとんどのセラピストは，最終的には自分のクライエントが，単に良い**気分 (feeling)** になるだけでなく，より良く**生きられる (living)** ようになることを望んでいることだろう。
　世の中には，心理的苦痛や困難，そしてありとあらゆる障害を抱え，落ち込み，絶望してしまっても何らおかしくない状況に置かれていながらも，人生を最大限に生き抜くことを選択する，数え切れないほどたくさんの人々がいる。そのなかには信じられないような例さえもあるだろう。反対に，多くの条件に恵まれ，良い気分でいるのに十分な理由をもつにもかかわらず，ひどく苦悩する人生を送る人々も数多く存在する。読者はセラピストとして，両タイプそれぞれを代表するようなクライエントに出会ってきたのではないだろうか。良い気分でいるということは，気分の良いこと

がより良く生きるための前提条件であると考える人にとって，妥当な出発点だといえる。それはまた，多くのクライエントがセラピーに期待し，セラピーを始める際に彼らがとる姿勢とも共通している。不安障害のためのメインストリームのCBTのほとんども同様で，クライエントがより良く生きられるよう，彼らの気分を良くするための支援に焦点をあてている。そういった方法は，暗に「人生を送っていくためには，まず症状をマネジメントもしくはコントロールする必要がある」ということを意味している。もしクライエントとセラピストがこの変化のアジェンダを信じしたがうのであれば，それは大きな賭けだといえるだろう。もしも不安マネジメントのプログラムが，そのクライエントに効かなかった場合どうなるのであろうか？ 起こりうるのは「不安の問題」の克服か，さもなければ……人生の喪失，そのどちらかなのである！

ACTでは，「良い気分で生きることではなく，良い人生を送ること」というように，その関係性が反転され，焦点が現実的な報酬（the real prize）に対してあてられるよう臨床的な文脈がリフレームされている。良い気分になることは，有意義な人生を最大限に送ることの副産物として生じることもあれば生じないこともあるだろう。臨床的な焦点は，とりわけ，クライエントが彼らの人生において自らの価値や目標に一致した旅路につくことにある。こうした焦点化は実際，クライエント，そしてセラピスト両者の肩の荷を軽くしてくれる。

より柔軟性のあるトリートメントの目標と標的

不安障害のトリートメントにおいて，CBTでは症状に焦点を当てた問題除去的な技法に注意を向けることが多いが，ACTでは良く生きることを強調することで，不安から臨床的な注意をずらすことに注意を向ける。実際，我々のクライエントは，不安障害に対するACTのアプローチが単に不安についてのものではないと聞いて驚くことが多い。その焦点はずっと広範囲に及ぶのである。ACTは人生を豊かにするためのもので，生きるうえで妨げとなる破壊的な形での人間の活動を切り崩すものである。たとえば，その瞬間に最大限に留まることを学ぶことは，不安が生じるか否かにかかわらず，クライエントのQOLを高める可能性が高い。また，それは，有効な活動の妨げとなっている言語的に制御された狭い範囲での行

動を切り崩す一方で，行動に影響を与えうるさまざまな出来事に対してのより開かれた状態を作るといった役割も果たす[99]。

　同じように，体験の回避と変化のアジェンダを緩めることは，クライエントがさまざまな形での人間の苦悩に直面したときに，彼らの世界や他者との関係性を豊かにするものとして役立つ可能性が高い。クライエントが変えられないものを受け容れ，意義と目的をもって価値ある人生を送ることを選択することもまた，不安症状に限定されないレパートリー拡大的な活動である。実際，不安に関連する問題は，非ウィリングネス，回避，そして活動しないこと（inaction）のいずれかによって引き起こされているものと考えることができる。ACT の介入方略は，後の章で解説するように，最終的には，十分に機能する人間の発達を促すものである。「行動療法は人間主義的ではない」などと誰がいえるだろうか？　アクセプタンスに基づく行動療法は，極めて体験的かつ人間主義的である。だからこそ，ACT のセラピストは，不安をもつクライエントと取り組む際に，彼らの心理的柔軟性，成長，および意義ある人生をいかに促進するかについて考えていく必要があり，そういった目標を達成するためにさまざまな方略を用いる。ACT を含め，一般的な行動療法が，特定の技法に限らずさまざまな技法を採用するのはそのためなのである。

エクスポージャーの文脈を置き換える（recontextualizing）

　現実およびイメージによるエクスポージャーのエクササイズは，事実上，不安障害のためのすべての CBT の中核であり，その使用には正当な理由がある。エクスポージャーは，不安や恐怖を誘発する出来事を避けたり，それから逃げたりする強力な行動傾向に対抗するよう計画されている。それは通常「不安の階層表」を基にした構造化された方法により，クライエントが対象に接近する活動を実行していくことで達成される。感情に関する再学習は，しばしば階層表での困難さの度合いを上げていくなかで，クライエントが不安を誘発する対象と完全に接触する際に生じる。標準的な CBT において，エクスポージャー課題の反復は，消去のプロセスを利用することで，クライエントがかつて避けてきたきっかけや状況に対してのクライエントの不安や恐怖を低減させることにつながる。実際，エクスポ

ージャーは究極的には消去のテクニックであり，不安の低減という明確な目的をもって実行される。そこには，クライエントの気分や機能が改善されるには不安が低減されなければならない，という暗黙の前提が存在しているのだ。そうでなければ，CBTにおいて伝統的に実践されてきたようなエクスポージャーは，辻褄の合わない存在になってしまうだろう。

　ACTでは，エクスポージャーをいくつかの形で異なった文脈の下に置き直している（recontextualized）。ACTの文脈においては，エクスポージャーは，不安を支配しコントロールするという枠組みのなかで適用される消去のテクニックとはもはや異なったものである。もしエクスポージャーをそうした消去のテクニックとして適用するならば，それはクライエントに対し，不安こそが問題であり，気分を改善するためにはそれを弱めるかコントロールしなければならない，というメッセージを送ることになってしまう。つまり，そうしたやり方は，ACTのセラピーにおける姿勢と矛盾するものである。むしろ，ACTにおけるエクスポージャーとは，気分が良くなる（すなわち，不安をそれほど感じなくなる）ことではなく，より上手に感じる（すなわち，感じることがうまくなる）ことを目標とした体験的エクササイズのひとつであると捉えるのがベストである。ACTでのエクスポージャー・エクササイズにおける，体験の仕方をマスターするという枠組みもまた，十分に機能する人間を育むことを目的としたものである。その目標は，クライエントが不安や恐怖に対処したり，それらを除去するのを手助けすることではなく，思考や感情をそのまま進んで体験するウィリングネスを彼らが養うのを手助けすることにある。そのため，ACTにおけるエクスポージャー・エクササイズは，さらなる心理的柔軟性と体験に対するウィリングネスや寛容さを養うという枠組みのなかに位置づけられている。それらは成長を目指したものであり，常にクライエントの価値や目標に沿っておこなわれるのである。なお，この点が重要なポイントであり，我々が，エクスポージャー・エクササイズを後の章で「**あじわい」エクササイズ**と言い換えているのもそのためである。後の章で解説するが，「あじわい」エクササイズは，**「いき・る」エクササイズ**（ホームワークとしてのエクササイズ。詳細は後に示す）の一部にも含められている。

　セラピストとして読者は，常にクライエントの価値や目標と結びついた形でエクスポージャーを計画すべきである。エクスポージャーの目標は，

彼らの価値や人生の目標に沿った生き方に向けて，クライエントを移行させるよう支援することにある。セラピーにおいてそれができているか疑わしいときには，「このエクスポージャー・エクササイズは何のためのものだろうか？」とセラピストが自らに尋ねてみるのがよいだろう。そのとき出される答えのなかに，クライエントの価値や目標が含まれていなければ，そのエクササイズの目的は改めて明確にされる必要がある。その際も，意義ある行動変容にとって不安の低減は必須条件ではないということに，読者自身がマインドフルであり続けていただきたい。実際，アクセプタンスを基にしたアプローチは，たとえクライエントの不安のレベルが変化しなくても，クライエントが強いウィリングネスを示し，自らの手足を使って自らが大切にするものと一致した生き方をしている限り，そのアプローチは成功であるといえる。確かに，この場合においても，クライエントは何らかの不安の低減を体験するか，あるいは少なくとも不安と上手に折り合いをつけるための新たな方法を学ぶかする可能性は高い。しかし，不安の低減がみられずとも，クライエントがより意義のある，豊かな人生を送る限りは，セラピーは成功であるといえるだろう。この姿勢は，不安の低減がエクスポージャー・エクササイズの主な目標であると捉えるメインストリームのCBTとは大きく異なっている。

　マインドフルネス，アクセプタンス，そして脱フュージョンは，単にうつや不安の問題に対する新たなセラピーのテクニックではない。それらの技法は，問題と解決策の双方を新たに定義するとともに，問題や解決策がどのように評価されるべきかを暗に示すものである。問題は，特定の思考，感情，感覚，衝動の存在にあるのではない。問題は人々の人生が制約されてしまうことにある。真の解決策とは，困難な私的出来事を取り除くことではない。むしろ，真の解決策は，価値ある人生を生きることにあるのだ（文献104のp.165）。

アセスメントへの示唆

　我々が考えるにアセスメントとは，トリートメントの効果をモニターすることのみならず，ケースの概念化やセラピーそのものと密接に結びつい

たものである。ACT におけるアセスメントとセラピーとの関係は，継続的かつ反復的である。アセスメントは，クライエントが面接室のドアを開けて部屋に足を踏み入れた瞬間から始まり，セラピー全体を通して続いていく。そして，それが適当であれば，セラピーが終結した後も続いていく。これは単純に，望ましい臨床実践ともそのまま重なるものである。したがって，我々は以後のセラピーの章を通してこのアプローチを採用することにする。

　ここでひとつ付け加えておこう。ACT が影響を与えるのは，クライエントの人生に対してだけではない。ACT は，臨床家のコミュニティーに対しても大きな影響を与える。ACT の実証的基盤は急速に踏み固められつつあるものの，まだその初期段階にある[97]。したがって，自らのクライエントに対し ACT を用い，アセスメントとアウトカムのデータを収集するセラピストやケース会議やワークショップ，および出版物を通して自らの得たデータを広めようと努力するセラピストは，今後の ACT の発展に影響を与える立場にあるのである。これは決して大げさな話ではない。ACT のセラピストとして読者は，アクセプタンスを基にしたセラピーのさらなる発展を目指す研究者や臨床家らに対して貢献できる立場にある。続くセクションでは，読者がより広範なアセスメントがおこなえるようになることを目指している。ここで我々は包括的な解説をするつもりはない。むしろ，トリートメントにおける ACT アプローチという文脈のなかで，利用可能なアセスメント方法とその適合性について概説をおこなっていくことにする。

既存の測定尺度と ACT におけるそれらの適合性

　不安障害をもつ人を対象とする実証的に支持された（empirically supported）アセスメント手法は数多く存在している。大部分は，感情，思考，（顕在的な）行動を評価するよう意図された，恐怖と不安の 3 つ組モデル（tripartite model）と一致した手法である。セラピストである読者の多くは，生理学的モニタリングなどの高価なアセスメントを実施するだけの時間や資源は持ち合わせていないことだろう。そこで本書では，面接を通して用いるような主要なアセスメント手法のみに焦点をあてて解説をおこなう。

通常，臨床場面での面接は構造化されたものとは異なるが，不安関連の問題をアセスメントするにあたっては優れた構造化された面接法がある。たとえば「DSM-IV不安障害面接スケジュール（Anxiety Disorders Interview Schedule for DSM-IV；ADIS-IV[25]）」や「DSM-IV　1軸診断のための構造化臨床面接（Structured Clinical Interview for DSM-IV Axis I Disorders, Clinician Version；SCID-CV[59]）」は，綿密な診断的アセスメントをおこないたい場合に適している。一方で我々は，読者が実施するアセスメントを診断のためだけのものに制限してしまわないよう勧めておきたい。それには次のようないくつかの理由がある。

　第一に，精神科的診断では，その焦点が症状と症候群に限定されているのに対し，ACTでは，より広く，人間の苦悩に寄与する行動やプロセスに焦点をあてている。思い出していただきたい。ACTの観点からすれば，症状それ自体よりも，それらの症状を避けたりコントロールしようとするパターンからクライエントを解放することの方が重要なのである。第二に，精神科的診断のもつトリートメントへの有効性は限定的であることが広く知られている。単に診断というラベルを基にトリートメントを構築するというのでは，セラピーのガイドとして診断をおこなうだけの十分な理由にはならない。ACTがアプローチしている問題の多くは，障害に特定されたものではないのである。むしろ，ACTではより全般的に，人間の苦悩の根底にある変数やプロセスに焦点をあてている。第三に，健康保険の目的では診断は必要不可欠であるが，一方で診断は，各障害をその実態以上にそれぞれ異なったものであるかのような誤った印象を抱かせてしまう。本書はとりわけ，不安や恐怖に関する障害となっている体験について，その根底にある核となるプロセスに焦点をあてている。個々の具体的な問題についてはクライエントによってさまざまであるが，セラピーの本質自体は，それぞれの不安障害を通してかなり似通っている。ACTとはひとつのアプローチであり，テクニックではないことを心に留めておいてほしい。ACTは，障害を軽くすることよりも，クライエントが満足して心豊かに生きるのを支援するためのものである。そのため，精神科的な診断は，ACTの観点では限られた有効性しかもっていないのである。

　読者は，クライエントのもつ不安関連の苦悩について，その一般的かつ具体的な側面をアセスメントすることがあるだろう。その際，読者は1つかあるいは複数の実証的な自己報告式アセスメントの実施を検討するかも

しれない。我々のもつ選択肢は非常に多く，それらの方法すべてについて個々に解説することはここではできないが，アセスメントについて考えるための出発点としては "*Practitioner's Guide to Empirically Based Measures of Anxiety*（実践家のための経験的に支持された不安に対する測定方法)[3]" という書籍がお薦めである。この書籍には，不安とそれに関連した障害について，その中核的特徴をアセスメントするうえで有用なひととおりの方法についての情報が含まれている。そこで紹介されるアセスメント方法の多くは，さまざまな形で表れる体験の回避について情報を集める場合にもかなり有用である。実際，不安のアセスメントのために利用可能なすべての自己報告式の手法は，どのような形にせよ体験の回避による心理的な影響を評価するものだといえよう。

たとえば，不安関連の身体症状に対する恐怖をアセスメントする尺度として「不安感受性尺度（Anxiety Sensitivity Index；ASI)[159, 166]」という16項目からなる尺度がある[訳注]。当然のことながら，不安関連の症状に対しての恐怖は，不安障害をもつほとんどの人がもち，特にパニック障害をもつ人には特徴的である。しかしながら，ACTの観点からすると，不安感受性（anxiety sensitivity）というものは，純粋に，有害かつより基礎的なプロセスである体験の回避の現れだといえる。身体感覚をもちたがらない人やそれらが良くないもので避けるべきものであると考えている人は，自らの反応や，それらを生じさせる状況に対して不安や恐怖をもって反応する傾向がある。実際，体験の回避の文脈において，恐怖への恐怖（すなわち，不安感受性の高まり）は，当然の結果であり理にかなったものだといえる。反対に，ウィリングネスやアクセプタンスという文脈下における不安感受性はどうであろう。この場合，不安感受性はあまり理にかなったものではない。人は，それらをありのままに体験することにウィリングな状態であるだけで，結局それらに対して何もする必要がなく，さしあたり残されるのは，ありのままの身体感覚という体験である。それらは単に，感情，感覚，それらに関連した思考に過ぎないのである。結果として，ACTのセラピー後は，ASIのスコアの低下が期待されるだろう。そ

訳注：日本語版として，村中泰子，大沼泰枝，形岡美穂子，松永美希，横山知加，佐藤さやか，田中優喜，坂野雄二（2001）「不安感受性尺度（ASI）日本語版作成の試み（1）」，第27回日本行動療法学会大会発表，227-228，がある。

の他多くの不安関連の測定方法に対する反応についても同じように捉えることができ，セラピー前後で認められる変化は，体験の回避が弱まった結果生じた反応として概念化することができる。したがって，我々は読者にもクライエントとの作業のなかに，定期的にこういったアセスメントを用いることを勧めたい。

　その他，多くの伝統的なアセスメント手法も，ACT のアプローチという文脈において有用であるだろう。それらをどう使うかは各セラピストの創造性とスキル次第である。たとえば，セッション内・外でのクライエントの行動に対する直接観察は非常に有用である。特に，後の章において解説するエクササイズの多くは，セッションのなかでクライエントに紹介され実施するものであるが，その際，セラピスト（読者）という一人の人間に対して，クライエントがどういった反応を示すかを観察しておくことは，重要なアセスメント方法である。それは，日常においてクライエントが他者に対しどのように振る舞うかに関する貴重な情報も提供してくれるだろう。同様に，クライエントがセラピーでのエクササイズに対してどのように反応するか（言語的にも，非言語的にも）にも，敏感になっておくことが大切である。また，クライエントの示す堅さや体験の回避，苦悩のパターンについても，それらの明確さの度合いにかかわらず，注意を向けておきたい。その際，一瞬一瞬の，クライエントに対する読者自身の反応やセラピストである読者に対するクライエントの反応に対して，マインドフルに，そして思いやりをもって対応することを忘れないようにすることが大切である。そのような現在への中心性（present-centeredness）は，クライエントの抱える困難を明確に定式化するのに役立つと同時に，個々のクライエントの置かれた独自の状況に合わせて，読者がセラピーを適切に調整するうえで役に立つものである。

ACT に特化したプロセスとアウトカムについてのアセスメント

　ACT に適したアセスメント技術は，急速に発展してきている。それらのアセスメント技術のなかには，すでに出版されているものもあれば，このセラピーのプログラムのために特別に採用もしくは作成されたものもある。たとえば，本書のセラピーについてのセクションでは，ACT におけ

る臨床プロセスとアウトカムをアセスメントするための測定フォームをいくつか提供している。それらが，読者が臨床実践のなかにアセスメントを組み込むうえでの一助となればと願っている。それらのアセスメント方法は，セラピー前後での効果の測定に用いることが可能であり，体験の回避やウィリングネスの変化のみならず，セッション間にクライエントが体験した困難を継続的にモニタリングするのにも有用である。

体験の観察フォーム

ライフ・フォーム（Living in Full Experience；LIFE）

　我々はセッションの初期の段階からクライエントに対し，不安や恐怖が生じる文脈，その際のクライエントの体験（思考，身体感覚，顕在的な行動），それら体験に対するウィリングネス，自らの価値や目標への道を妨げるような自らのおこなうそれらに対する反応の仕方，をモニタリングすることを求めている。第7章の終わりに，それらの領域のいくつかをモニタリングするための「ライフ・フォーム（Living in Full Experience；LIFE）」というワークシートを載せている。"LIFE"という頭文字には，「人生を生きる」という真に重要なことに焦点を置いた枠組みのなかで，クライエントにこの記録をおこなってもらいたいとの意味がある。

「毎日のACT」評価フォーム（Daily ACT Rating）

　セラピー全体を通して我々は，毎日一日の終わりに「毎日のACT」評価フォーム（Daily ACT Rating）への記録をクライエントに求めている。この評価フォームは，第7章の終わりに載せている。この評価フォームには，今日一日を振り返って，（a）不安に対してどの程度気をもみ苦悩したか，（b）不安に関する感情や思考を追いやるためにどの程度の労力をつぎ込んだか，（c）どの程度，活気のある，有意義な生き方ができたか，（d）どの程度自分の価値や人生の目標に沿った活動に取り組めたかという質問項目からなり，クライエントは各領域について「0点（全くあてはまらない）」から「10点（完全にあてはまる）」までのシンプルな評価尺度で評定をおこなう。

ACT の主な構成要素とプロセスのアセスメント

　次に，ACT の主要な構成要素となるプロセスとそのプロセスの各領域において，セラピストがアセスメントしておくべきことを概説する。

「創造的絶望」のアセスメント

　ここでの目標は，不安に関連した困難に対処し，それを解決しようとするクライエントの試みと，そのような試みがどの程度有効であったかということをアセスメントすることにある。ここでのアセスメント対象は，絶望の感情ではなく，それまでの解決法についての有効性である。このアセスメントは重要なものであり，終始おこなっていく必要がある。このアセスメントでは，不安をコントロールするためにクライエントがそれまでしてきたことと，そしてそのような方略がどの程度有効であったかに焦点があてられる。これまで有効でなかった活動にクライエントがこれからも取り組むよう，さらにセラピーの時間をそこに割いていきたいと考えるセラピストはいないだろう。加えて，このときセラピストにとっては，クライエントにおけるそういったこれまでの方略を，クライエントの価値や彼らが望む生き方についての幅広い問題に関連づけることが重要である。たとえば，セラピストは，そのような方略のそれぞれが，どのようにして満足した豊かで価値に沿った人生を生きるうえでの妨げとなっているかをクライエントに尋ねてみてもよい。不安に関する思考や感情をもたないようにするために，クライエントは一体何をあきらめてきたのだろう。おそらく，尋ねるべき最も重要な質問は，「それらの対処法の短期的な代償，長期的な代償とは一体何でしたか？　それらの対処法は，あなたをあなたの価値へとどれくらい近づけてくれましたか？　それとも遠ざけてしまいましたか？」という質問である。思いやりをもっておこなうクライエントへのそのような質問は，後におこなう価値に関する取り組みのための種まきの機能をもっている。

「コントロールと回避」対「アクセプタンスとウィリングネス」のアセスメント

　ここでの目標は，クライエントが用いてきた回避とコントロールの試み

を同定することである。これまで述べてきたようにそれらのほとんどは，体験の回避におけるひとつの方略として理解することができ，多くは望まない思考や感情，そしてそれらを生じさせる状況を対象になされている。そのような方略は，人が，ありのままの世界と接触するのを遠ざける機能をもち，特にそれらが私的出来事に対し頑なに，そして柔軟性のない形で適用されると，苦悩，コントロール，回避，価値にそぐわない行動，を生じさせることになる。体験の回避は，特性（trait）であるようにも見えるものの，ある特定の形で自分自身や世界とつながりをもつための先行傾向（predisposition）であると考えるのがベストである。つまり，それは，人がすることであって，人がもっているものではないからである。

　この素因については，"Acceptance and Action Questionnaire (AAQ[100])"（付録A）を使って包括的にアセスメントすることができる。AAQのオリジナル版は9項目からなる1因子構造である。BondとBunce[18]による改訂版は16項目からなり，ウィリングネス尺度と活動性尺度という2つの下位尺度を含んでいる。前者のウィリングネス尺度は，望まない思考や感情を受け容れるウィリングネスをアセスメントする7項目からなる（3*，4，5，7，8*，9*，11*；数字は項目番号，「*」は逆転項目を意味する）。後者の活動性尺度は，個人が自らの価値や目標に沿った形で活動しているかどうかを評価する9項目からなる（1，2*，6*，10，12，13，14*，15*，16）。これらのうちオリジナル版AAQの9項目は，それぞれ1，2*，5，7，9*，11*，17*，18，19*である。本書では，読者がどのバージョンでアセスメントをおこなうかを選択できるよう，これらの全項目を付録Aに載せている。得点が高いことは，ウィリングネス，アクセプタンス，活動性の高さを意味している。これまでの調査研究からは，AAQが優れた心理測定的な特性を備えており[18, 100]，いくつかの否定的な感情状態や不安に関連した病理の尺度得点と相関することが示されている[71, 100]。AAQはアクセプタンスとウィリングネスの測定尺度として有効であると考えられるが，まだ比較的新しい尺度であり，現在，新たなバージョン（AAQ-2）[訳注]が開発されているところである。

訳注：日本語版として次のものがある。木下奈緒子，山本哲也，嶋田洋徳（2008）「日本語版 Acceptance and Action Questionnaire-II 作成の試み」，日本健康心理学会第21回大会発表論文集，46．

プロセスとアウトカムを測定するうえでのその他の有用な尺度としては"White Bear Suppression Inventory（WBSI[195]）"（付録B）がある。WBSIは，個人が望まない思考や感情を抑制し（すなわち，受け容れず），それらと苦闘する傾向を測定する。この尺度は，体験の回避のネガティブな影響を実証する目的で，研究場面から臨床場面まで幅広く用いられている[132]。強迫性障害[179]や特定の恐怖症などのさまざまな不安障害をもつ個人を対象とした臨床研究からは，WBSI得点がセラピー効果の測定に敏感であることが明らかにされている。WBSI得点は，全項目の合計によって算出される（得点の基準と解釈についての詳細は，文献195を参照）。

　また，15項目からなる"Mindfulness Attention Awareness Scale (MAAS)[23]"（付録C）は，認知，感情，身体，対人，および全領域のマインドフルネスを評価する尺度である。6件法のリッカート・スケールを用い，回答者は，各項目の記述をどの程度頻繁に体験しているかを評定する。全項目の合計点を算出することでMAAS得点が得られ，得点の高さはマインドフルネスの高さを意味する。BrownとRyan[23]によって実施された多くの研究は次のことを明らかにしている。すなわち，(a) MAASは優れた心理測定的な特性をもち，(b) その尺度得点は，マインドフルネスを実践する人とそうでない人を弁別する。そして，(c) MAASの高得点は，自らへの気づき（self-awareness）の高さと関連しており，(d) 臨床的介入を受けたがん患者においては，介入後の長期的なマインドフルネスの高まりと，辛い気分やストレス反応の低下に関連があることが確認されている。

コントロールの代替策としてのウィリングネスについてのアセスメント

　アセスメントによって，クライエントにおける不安のコントロールや不安からの回避のパターンが同定できれば，読者は，クライエントにおけるウィリングネスを養い，クライエントをACTにおけるより体験的な側面へといざなう準備を整えたことになる。ウィリングネスとは，コントロールや回避に代わって能動的な行動を促すことである。絶望と同じように，ウィリングネスも感情ではない。それは，望んだり，耐えたり，あるいは我慢したりすることとは異なるのである。ウィリングネスは，人生に対する姿勢であり，かつ活動である。それは何かをおこなうということなので

ある。クライエントが価値を置き，真に大切にすることへ向けて何らかの活動をおこなうということである。そして，ウィリングネスとは回避とは逆のものであり，人生をありのままに体験することに寛容になり，それを表現することである。すなわち，進んで（ウィリングに），何かを体験し，変えられるものを変える姿勢をとるためには，変えられないものを受け容れ（アクセプトし）なければならないということである。これこそがまさにACTなのである。

　クライエントにおけるウィリングネスをアセスメントすることは，クライエントにおけるアクセプタンスと価値に沿った活動を促進するためのプロセスの一部である。ある意味で，前のセクションで解説した3つの質問紙は，そのいずれもがウィリングネスをアセスメントするためのものだといえるだろう。それらの尺度はまたトリートメント前後での効果や変化を測定するのにも有用である。さらに「毎日のACT」評価フォームは，継続的なウィリングネスのアセスメントにも用いることができる。読者はまた，このフォームを基に担当するクライエントにおける，セッション外での出来事，彼らが考え，感じたこと，および彼らがウィリングに実行する事柄を評価することができる。そのプロセスにおいて読者は，クライエントが**クリーンな不快（clean discomfort）**と**ダーティーな不快（dirty discomfort）**を区別するのを手助けすることになるだろう。前者は，純粋に人間が生きる結果として生じるもの（例：親が亡くなるという，悲しくも必然的な出来事）であるのに対し，後者は生きるうえで生じる健全な心理的苦痛に対して，それらをコントロールしたり，避けたりしようという試みによって生じる苦痛である。そういったアセスメントは，いくらかACTに特有のものであり，メタファー，マインドフルネス，およびその他の体験的なエクスポージャーのようなエクササイズをおこなっていくなかで何度も実施される。

脱フュージョンのアセスメント

　ACTのこの側面についてのアセスメントは，本書ですでに解説した**言語のダーク・サイド**の内容に基づいている。人間における苦悩の大部分は認知的フュージョン，すなわち，私たちの私的な体験についての言語内容が融合もしくは結合するプロセスと関連している。認知的フュージョンが起こると，思考はもはや単なる思考ではなく，言葉は単なる音ではなくな

る。むしろ，私たちは言葉に対し，あたかもその言葉が指し示す実際の出来事に反応するかのごとく反応するのである。脱フュージョンとは，そのような言葉や思考とそれらが指し示す実際の出来事とを切り離す，あるいは分離することである。脱フュージョンの目的は，クライエントにおける言語評価的なプロセスをあたかもその言葉が指し示す実際の体験と同じであるかのように扱う傾向を緩めることにある。ここで目指しているのは，クライエントが実際の出来事と，彼らのマインドが実際の事柄であるとささやくものとの間に，距離を生じさせるための支援をすることである。**で**もの代わりに**同時に**を使って出来事を表現するという方法も，この脱フュージョンのプロセスの一部である。クライエントにおける，こういった言葉の使い方については直接的にアセスメントすることができるだろう。たとえば，クライエントは「キャンプに行きたいけれど，ヘビが怖い」と言うかもしれない。より的確な言い方をするならばこれは「キャンプに行きたい。同時に，ヘビが怖い」であろう。

　同じく，脱フュージョンとは，実際の体験に対し評価がフュージョンするのを切り崩そうとするものである。たとえば，トリートメントの初期では，心拍の亢進とめまいといったクライエントの体験は，クライエントの「死ぬかもしれない」や「心臓発作を起こすだろう」などの言葉とフュージョンを起こすかもしれない。それらの思考は，心拍の亢進，めまい，およびその他の身体感覚の体験に対しての言語的な評価なのである。脱フュージョンが功を奏すれば，クライエントは自らの体験に対する評価的な言葉に対し，以前とは違った反応を示すようになるだろう。したがって，クライエントは，「私は心臓がどきどきするのを感じていて，心臓発作で死ぬかもしれないという考えをもっている」のように言うかもしれない。同様に「私は飛行機に乗るのが怖い」のような発言も，「私は飛行機に乗ることが怖いという感情をもっている」のように脱フュージョンされることになるだろう。セラピーにおけるこの要素は，単に1つの思考を別の思考ないし発言に差し替えるというものではない。それが目指すものはむしろ，クライエントが観察者として自らの思考や感情にアプローチし，「**文脈（観察者）としての自己 (self-as-context/observer)**」の観点と「**内容としての自己 (self-as-content)**」の観点のそれぞれから，思考や感情がどのように体験されるかを記述できるよう支援することにある。その意味では，脱フュージョンの技法はマインドフルネスの技法でもあるといえる。

それらの技法いずれもが，良し悪しの判断をせずに体験に注意しながら，クライエントが体験している事柄についての気づきを得ることを支援する機能をもっている。

　時に，CBTのセラピストが，ACTにおける脱フュージョンを認知再構成の一形態であると誤解することがある。どちらも体験に対するクライエントの評価を弱め，評価と実際の体験とを切り離すことを狙いとしていることから，表面的には確かに似ているようにも見える。しかしながら，ACTにおける脱フュージョンは，認知再構成の技法と比べ，より徹底したものである。たとえば，脱フュージョンは，パニック障害の人における「次のパニック発作が起きたときには死んでしまうだろう」という誤った信念，ないし予期の修正を目的とはしていない。脱フュージョンは，評価の内容を変えるものではないのだ。代わりに，脱フュージョンでは，クライエントが評価的な思考をありのままに認識し，体験できるようになることを狙いとしている。すなわち，思考とは，思考以上でも思考以下でもないのである。それが正しいか，あるいは間違っているかということは重要ではない。重要なのは，それが，私たちにとって単に観察することのできるひとつの思考であるということである。その思考について，評価したり，修正したり，取り組む必要はない。それは自然と現れては消えるものなのである。私たちは，ただそれを抱え，**同時に**，私たちにとって重要なことをおこなっていくのである。

　認知的フュージョンは，微妙で捉えがたく，また極めて広範に及ぶ潜在的なプロセスである。現にそれは過剰に学習され，高頻度で生じるようなものであるため，容易にはこの習慣を中止させたり，変化させたりすることはできない。そこで，脱フュージョンの測定法を開発すべく多くの試みがなされてきた。実際，トリートメントのプロセスを測定する際の最も優れた測定法のいくつかは，脱フュージョンに関するものである。それらの多くは，何らかの対象に特化したものであるか（文献5を参照），あるいは1つの領域内で標準化されたものである。後者の一例としては"Stigmatizing Attitudes Believability Scale (SAB；Nevada Practice Improvement Collaborative)"という，物質乱用者に対するセラピーにおいて，セラピストがもつクライエントに対しての偏見的思考の信憑性を測定する尺度がある。これはまた，禁煙プログラムの受講者における回避と脱フュージョンを評価するのにも使われている[75]。また"Automatic

Thoughts Questionnaire-B (ATQ[116])"[訳注]という尺度については，"Thought-Action Fusion Scale (TAF[177])"のような，各項目についてそれらの信憑性を評価するという方法を用いることで，ACTにおける脱フュージョンの評価に使用することができる。

　すでに述べた通り，本書には読者の担当するクライエントにおける認知的フュージョンや脱フュージョンをアセスメントするのに役立つ複数の方法が掲載されている。さらに読者は，トリートメントを進めていくなかで，他の新しい脱フュージョンの尺度を作成したいと思うことがあるかもしれない。その際には，読者は比較的簡単にそれを実現させることができるだろう。すなわち，読者が対応している特定の領域において，クライエントのもつ困難な思考のリストを作り，単に各項目についてクライエントに**信憑性（believability）**の評価をさせるのである。たとえば「私が望む人生を手に入れるには，不安と恐怖をマネジメントする必要がある」という思考について，「全く信憑性がない」（1点）から「完全に信憑性がある」（10点）までの10件法のリッカート・スケールを用いることで，クライエントがその思考をどの程度信じているかを評価することができる。脱フュージョンが効いてくるにつれ，クライエントは，自らの思考や評価的な発言をより軽くとらえるようになり，それらを信じ，それらにしたがって行動する傾向は弱まっていく。

価値とコミットされた活動についてのアセスメント

　クライエントにおける価値は究極的に，不安障害に対するACTのアプローチの真の目的であり，ACTのアプローチにおいて指針となる枠組みである。そのため，我々は，価値のアセスメントをセラピーについてのすべての章で中核に据えた。価値をアセスメントする目的は，クライエントが価値と人生の目標を同定し，そのうえで，それらの価値の方向へと進み，不安に関する思考や感情に直面してもその前進へのコミットメントを続けられるよう手助けすることにある。そのためのアセスメント方法は，比較的構造化されており，単刀直入なものである。トリートメントのプロセスを通して読者は，クライエントが自らの価値を明確にし，そして，クライ

訳注：日本版としては次のものがある。坂本真士，田中江里子，丹野義彦，大野裕(2004)「Beckの抑うつモデルの検討—DASとATQを用いて—」, 25, 14-23.

エントが価値に沿った人生の一部となる小さな目標の一つ一つの達成に向け動き出せるよう支援する。本章には，これに関してセラピストである読者の一助となるべく，トリートメントの章にいくつかの測定尺度を載せている。

　読み進めていくとわかるように，本書ではクライエントの価値を不安に関連した状況だけに限定してはいない。価値はそれよりもずっと幅広いものであり，そこには私たちがよく QOL が高いと感じるときに意識するような領域が含まれている（家族，人間関係，仕事，社会的活動，遊び，教育，精神性，良き市民であること，そして，健康やウェルビーイング）。セラピストとしてのここでの課題は，価値ある最期や価値ある方向性を達成するうえでの障壁（バリア）について，クライエントの発言をアセスメントしながら，クライエントの価値を明確にすることである[198]。不安をもつクライエントにとってはほとんどの場合，障壁となるのは不安に関する思考や感情の存在，そして，それらをマネジメントし，コントロールするためのクライエント自身の方略にある。第11章では，クライエントがそれらの内的な障壁と苦闘するのではなくそれらと共に前進するのを支援するための，セラピストが用いることのできる多くのマインドフルネスとその他の脱フュージョンの技法について解説する。それらの技法は，過去の解決策が有効でなかったこと，人生の方向性というものはクライエントの選択次第であること，そして，人生とは究極的にはその人が何に時間を費やしたかによって決まってくることを明らかにする役割をもっている。

　価値の作業においてセラピストは，クライエントに対し，彼らの人生が何を表すものであってほしいか，彼らが最も大切にしていることは何かを尋ねる。そして，彼らに，向かいたい方向がどちらにあるのかを尋ねるのである。クライエントは果たしてどこへ向かおうとしているのだろうか。Dahl[45]が指摘するように「感情として価値を置くこと」と「活動として価値を置くこと」を区別することは重要である。なぜならクライエントのほとんどは，価値を置くことに関するそれら2つの側面を切り離すことなく，ただ単に価値を置くということは，自分の人生の特定の側面や領域についてどう感じるかであると思い込んでいるためである。たとえば，クライエントが仕事やキャリアに価値を置いているという場合には，そのクライエントは仕事を実際にしている必要がある。仕事をしていなかったり，仕事に対しベストを尽くしていないような場合には，その人がキャリアに

ついてどう感じていようとも，仕事やキャリアに対し価値を置いてはいないということになる。

　価値は，静的で限りのあるものではない。また，価値とは，私たちが達成したり，やり終えたりできる目標でもなければ，到達できる終着点でもない。価値とは方向性であり，実行され続けなくてはならない[101]。たとえば「愛情に満ちた人である」ないし「良き親である」ということは，継続的な行為であり，人生の途中で完結できるようなものではない。クライエントの価値を明確化するという作業はまた，そのクライエントにとって重要な，価値と関連した目標のリストの作成にも役立つプロセスである。しかしながら，そういった目標というものは，それ自体は価値とは異なる。「良き親である」という価値について再び考えてみよう。これは完了できるものではなく，達成したらチェックマークをつけられるといった具体的な目標とは異なっている。とはいえ，目標を設定することは，このプロセスにおいて重要である。なぜなら価値に沿った活動を最後に表すのは，そのような目標の累積的な効果であるからである。それらの目標のうち，ほんのいくつかのものだけが，現実にセラピーの焦点として扱われる。実際クライエントは，トリートメントの終結までには目標をあまり達成できないかもしれない。しかし，それはそれでかまわないのである。なぜならクライエントの旅はセラピーの終了とともに終わるわけではないからである。価値に沿った人生は一生涯続いていく。このプロセスが展開していくにつれ，クライエントは自らの不安がささやくことをするのでなく，価値に向かった目標に沿った道を歩み始めるのである。クライエントにとってそれができている限り，セラピーは正しい方向に進んでいるということができる。クライエントがコミットメントをおこない，それを守っているという状態も同じことを意味している。ここでの課題は，クライエントが価値に向かった目標に沿って自身の手足を動かすことを選択し，防御することなくウィリングにそれを実行できるかどうかにある。選択をすることは，それ自体が理にかなったものなのだ。以前の回避のアジェンダは，彼らが行きたいところへと彼らを連れて行ってはくれないだろう。第3章の体験の回避のループを思い出していただきたい。コミットメントは，何かをおこなうことであり，通常，クライエントが何かを実行したか否かによってアセスメントされる。

　繰り返しになるが，本書では第7章から第11章におけるトリートメン

トについての章において，いくつかの測定尺度やワークシートを掲載している。「価値ある方向性」ワークシートは，読者と読者のクライエントが適切な価値と目標を明確化するのを支援するよう作成されている。不安障害をもつ人にとって，価値に向けて前進することは，不安に対してのエクスポージャー的な活動や行動の活性化を必要とする。したがって，本書では，価値に関連したクライエントの活動をアセスメントするために3つの用紙を作成した。「あじわい感覚」および「あじわいイメージ」記録フォーム，「価値に沿った活動・あじわい」記録フォーム，「目標達成」記録フォームである。これらのフォームは特に，クライエントにおける自らの目標に向けての前進，目標に向けた活動の際の体験，およびその過程で遭遇した障害をアセスメントするためのものである。

「価値ある方向性」ワークシート　我々は，Hayes, Strosahl, Wilsonの文献[101]に収められたいくつかの価値のアセスメント・フォームを要約，簡略化し「価値ある方向性」ワークシートを作成した。このワークシートは，本書の第9章の終わりに収められている。このアセスメント・ツールは，特にクライエントにとって重要な人生の領域や，それらの領域におけるクライエントの体験の質や深さを同定するのに有用である。加えて，クライエントは，自らにとって重要な領域においてどのように過ごしていきたいかということについて，自らの意思を表明する言葉を考え出す。そして，クライエントは価値を置く方向性を追求するうえで障害となりうるものを同定するよう求められる。重要なことは「価値ある方向性」ワークシートには，過去1週間についての目標に向けた活動の量的な尺度が加わっていることである。クライエントに過去1週間において，どの程度頻繁に重要な領域において前進するよう活動したかを尋ねることによって，この得点が与えられる。特にこの尺度は，トリートメントの前後で効果を測定するのに極めて有用であり，トリートメントの進展に伴って価値に沿った活動の顕著な増加が認められることが期待される。

「あじわい感覚」および「あじわいイメージ」記録フォーム　クライエントには，恐怖や不安を引き起こす可能性のある活動をおこなった後に「あじわい感覚」および「あじわいイメージ」記録フォームを記入するよう求める。クライエントは「あじわい感覚」および「あじわいイメージ」

記録フォーム（第10章）を使って，自らが体験した感覚の強度，体験に対しどの程度ウィリングであったか，その体験に対しどの程度もがいたか，またどの程度それを避けようとしたかを記録する。いずれの項目も，0点（最小）から10点（最大）までのスケールによって評価される。

「価値に沿った活動・あじわい」記録フォーム　我々はまたクライエントに「価値に沿った活動・あじわい」記録フォーム（第11章）を使って，セッション内でのクライエントのコミットメントをもとに，目標に向けた活動を毎日記録するよう求める。クライエントは，コミットした活動に取り組んだかどうか，それぞれの活動にどの程度の時間をかけられたか，どの程度の不安を体験したか，不安を含む体験に対しどの程度ウィリングであったか，またそれぞれの活動の始めと終わりではその時の体験に対しどの程度もがいたかを記録する。この場合も，すべての項目について0点（最小）から10点（最大）までの評価スケールが用いられる。

「目標達成」記録フォーム　クライエントが定めたそれぞれの目標に関しては「目標達成」記録フォーム（第11章）を使って，彼らの前進と達成を記録することができる。この記録フォームでは，クライエントは自らの目標を定め，それにコミットメントをおこなった日付を記録する。また，クライエントは，その目標を達成するのに必要な活動，その活動をすることにコミットメントをおこなった日付，そして，その活動をやり終えた実際の日付も記録する。

❦ 本章のまとめ

よく知られているように，人間にとって「今，ここ」に生きることは難しく，人間の苦しみのほとんどの部分は，まさにこの問題に直接的に起因している。本章では，「今，ここ」の体験とのありのままの接触を促す方法としてアクセプタンスとマインドフルネスを紹介した。この姿勢は，クライエントが通常，不安に関する思考や感情に対処する際おこなうコントロールや回避のアジェンダに反するものである。アクセプタンスとはまさに選択であり，自らの人生を歩むことである。それは人生から逃げることではない。また，全身全霊で生きることを目指し，身構えずに人生を送る

ことであり，望まない不快な思考や感情との不必要で非生産的な苦闘に，時間を費やさないことの選択である。

　またアクセプタンスは体験への扉を開いてくれるものである。言語的・評価的なセルフ・トークはクライエントを直接的な体験との接触から引き離すが，アクセプタンスはそうしたセルフ・トークによる支配を緩めるため，クライエントを自らの手足を使って真に重要なことができるよう解放してくれるのである。たとえ，それが不安や心配，不快な思考，そして過去を伴うことを意味するとしてもである。幼い子どもは，ものごとに対するそういった体験的な理解に対し，心を開くことが上手である。彼らは，初めてのアイスクリームの味，初めての夕焼け，遊ぶこと，そして直接的な痛みに対してさえ開かれている。彼らの体験が評価的なプロセスによって汚染されるようになるのは後になってからのことである。特に認知的フュージョンと体験の回避を代表とするようなプロセスは，人間と世界との接触を損なわせ，さまざまな形で人間の苦悩の基盤を築く。不安に関連した問題とはこのプロセスの生み出した結果であり，アクセプタンスとマインドフルネスの方略が，気分の改善というステップなしに，より良い人生への扉を開けてくれるのはそのためなのである。

第 III 部

不安に対する ACT のトリートメント

和 6 章

トリートメントの中核的要素と
セラピストのコア・スキル

　私たちの健康に対する捉え方は，従来の「病気でないこと」というものとは異なってきつつある。むしろ，健康とは，次のものを維持するプロセスだと捉えられるようになってきた。すなわち，人生が把握可能で，処理可能で，意義あるものであるという感覚の維持，また，変化に直面しても機能する自分本来のコンピテンシーの維持，そして，自らと環境との関係性の維持に関わるプロセス，これこそが健康であるとして理解されるようになってきている。

——アーロン・アントノフスキー[訳注]

　ここまでの章では，ここから先のトリートメントの章に進むにあたっての土台づくりをおこなってきた。そういった土台は，読者が不安障害に苦しむ人たちと ACT の実践という旅を始めるうえで重要になってくるものである。おそらくは間違いなく，ここまでで扱ったテーマのいくらかは，読者にとって難解かつ直観に反するものであっただろう。それ故にセラピストである読者には，ここまでの章で解説した精神病理学や心理療法に関する実証的な前提について，改めて見直すというコミットメントが必要だろう。それら再検討すべき前提条件のひとつには，上記の引用文で強調さ

訳注：Aaron Antonovsky；健康生成論（サルートジェネシス）とその中核概念 SOC（Sense of Coherence；首尾一貫性）を提唱したユダヤ系アメリカ人の医療社会学・健康社会学者（アーロン・アントノフスキー〔著〕，山崎喜比古，吉井清子〔監訳〕，〔2001〕『健康の謎を解く—ストレス対処と健康保持のメカニズム』，有信堂，「訳者まえがき」〔山崎喜比古〕）。

れるような，心理学的な健康について，あるいはもっと広くいえば，より良く生きることに関するものが含まれている。

　Hayesら[101]は，個々のセラピストが，ACTアプローチの基礎にある概念的・理論的なテーマにしっかりと向き合うことの重要性を強く主張しており，我々もこの考えに同感である。実際に，ここまでの章で我々が述べたことが，読者にとって直感的にわかりきった話だ，という印象を与えたとしたら，むしろもう一度戻って読み直し，その概念的・応用的な示唆をしっかりと確認していただきたい。そして，それを読者自身の体験や読者がこれまでに出会ったクライエントとの体験に関連づけることをお勧めしたい。読者がそうした理解のプロセスにコミットすることがまずは重要なのであって，必ずしもその内容をすぐに理解する必要はない。読者のそうしたプロセスを促すべく，本章では，不安やその他の感情的問題に苦しむ人々に対するACTのアプローチの中核的な構成要素について，その概要を解説することにする。そのうえで我々は，Strosahlら[185]によって詳細に解説されているACTにおける優れた実践の基礎，**セラピストのスキルとコンピテンシー**についても解説する。これから解説するそうしたセラピストのコンピテンシーというものは，セラピストにおけるACT的に首尾一貫した行動のプロセスについて記述したものであって，ある意味で理想像を描いたものである。したがって，これから解説するセラピストのコンピテンシーというものは，セラピストが目指すべき，またはより近づくべき振る舞いであって，絶対的な意味でそれを実現したり，到達したりすべきといったものではない。それは，優れた書き手になるプロセスにも似ているだろう。優れた書き手の多くは，自分の書いたものに決して満足しない。むしろ，彼らはそれを読み返しては恥ずかしく思い，次はもっとうまく書こうと努力するものである。人生をより良く生きることや，より良いセラピストを目指すプロセスにもこれと似たことがいえるだろう。どちらも一生涯をかけてのプロセスなのである。

ACTアプローチの全体像

　Abraham Maslowは，心理療法を価値の探索であると定義した。ACTにおいてもMaslowによるこの定義を引き継いでいる。ACTにお

いて，価値ある生き方の妨げとなる行為は，「障害」ないし「障壁」として概念化され，臨床的な注意を必要とするまさに「問題」として捉えられる。多くのそういった障壁は，これまでにも述べてきたように，望まない私的な体験を避けようというクライエントの行動と関係している。そういった行動は，いとも簡単にクライエントの人生を摩耗させてしまうのである。それに対し ACT は**十分に機能する人間の発達**を促すものであり，Alfred D'Souza もこれと同様の認識にたどり着いているので以下に引用しよう。

> 長い間，私には，人生が今にも始まりそうに思えていた。真の人生が始まりそうだったのである。しかし，常にそこにはいくつかの障害も存在していた。その障害とは，つまり，まず初めに乗り越えておくべきこと，未完了の作業，勤めあげなければならない期間，支払っておくべき負債などである。そして，ようやく人生が始まったのである。最後になって私にはわかり始めた。障害だと思っていたものが実は，私の人生そのものであったことを。

ACT において我々は，これまで有用でなかったことをクライエントが今後も継続するようなことを望んではいない。また彼らにこれ以上，有用でないようなやり方で行動してもらいたいとも思わない。ACT はクライエントに，彼らの歴史，思考，感情，記憶が，彼らが完全で豊かな人生を送るうえでの障害ではない，ということに気づけるよう手助けをおこなう。クライエントの抱えるそれらの体験は，むしろ，現実的な意味では，より良く生きることの一部なのである。価値ある人生を送るうえでの真の障害とは，心理的な体験を避けようとする際の行動であることが多い。そういった行動は，生きるうえでの障害となり，必要のなかったはずの苦悩をもたらす。不安障害に対する ACT のアプローチでは，クライエントにおけるそうした行動へのこだわりを和らげ，彼らが自らにとって最も重要なことをするための余地を作り出すよう支援する。クライエントにとって，不安に関連した思考や感情と格闘することが不必要になってくると，不安や恐怖はもはや彼らにとって，生きるうえでの障害ではなくなってくる。最終的な我々の願いは，クライエントの人生が，恐怖や不安をコントロールしたり，避けたり，そこから逃げたりするためのものではなく，彼らが価

値を置くことや彼らにとって意義あることをもっとおこなうためのものになっていくことである。

不安障害に対するACTの焦点

　我々は，人が生きるうえで遭遇する多くの障壁が，人間の言語由来の産物であることに早くから注目してきた。私たち人間は，評価し，判断し，思索し，計画する。そういった人間の営みは，自分自身や他者の振る舞い，そして私たちの生きる世界に対しても向けられる。人間における体験の多くは，言語象徴的なプロセスで充満していて，非言語的な人間の体験についてはむしろイメージするのが難しいくらいである。たとえば人間は，自らの過去の振る舞いや過去に起きた出来事で自分にはどうしようもなかったこと（例：トラウマ，学校での悪い成績，劣った親業）を基に，今現在の自分自身をまさに言語的な形で打ちのめすようなことがある。また人間は言語のもつ力によって，望まないような感情的・心理的な体験（例：不安，恐怖，苦痛な思考や記憶）にもがき，まだ起きてもいないような将来の出来事について悲しみ落ち込む。これらは皆，言語的に引き出された自分自身がおこなった解釈なのである。そうした解釈のみに頼って行動し，ありのままの純粋な体験に基づいて行動しないということは，人間として自然なことでもある。しかしそれは，同時にトラップでもありうるのだ。つまり，それがいくら人間にとっての自然な傾向であっても，それが過剰になってくれば自ずと，人の生活や人生において多くの問題を生じさせることになるだろう。

　実際，不安を抱えるクライエントは，不快な心理的・感情的体験をもたないようにしようとして数多くの戦闘を繰り広げ，これにのめり込む。彼らは結果的に，自分自身にとっての多くの時間をこの戦闘に費やしてしまうのである。さらにこの戦闘は，抜け出せないようなトラップであり，勝ちようのない闘いでもある。これこそが我々がいうところの**言語のダーク・サイド（暗黒の側面）**なのである。さらにいえば，これこそが，評価的な言語と体験とのフュージョンなのである。こういった戦闘は，自らがおこなった評価に対し自らで反応してしまうという人間のもつ全般的な傾向として捉えることができるだろう。この傾向には，否定的に評価された体験をもたないようにしようという明らかな（あるいは微妙なわかりにく

い形での）逃避や回避が伴うことが多い。不安障害に苦しむクライエントが柔軟性に欠け，頑なにこういった行動をおこなうと，しばしばその行動が彼らの人生や彼らにとって最も重要な活動をするうえでの障害となってしまう。つまり，不安をもつクライエントは，世界についての彼ら自身がおこなった評価と彼らの私的体験とに対して，字義的で柔軟性に欠けるような反応の仕方をしてしまうわけである。ACTに基づくトリートメントの技法では，こうしたクライエントのもつ傾向を切り崩すことを目指している。

　わかりきった話ではあるが，多大な時間や努力を不安に関連した感情や思考を避けたり，それらを最小化することに捧げながら，同時に，全身全霊で人生を送ることはできない。それにもかかわらず，不安を抱える多くのクライエントは，そういった自らの行動を，問題に対する賢明で，論理的な解決策であると考え（例：症状の軽減＝健康の回復＝ずっと幸せに暮らせる），心理療法にもそれと似たものを求めている。ACTの観点からすれば，クライエントのそういった解決策は，たとえそれがいかに合理的で賢明な方法であったとしても，それ自体が問題であり，不安に関連した苦悩を永続化させ，さらにその苦悩をより幅広い苦悩へと変える機能をもっている。そういった理由から，不安障害のトリートメントにおけるACTアプローチでは，心理的な柔軟性，体験的なアクセプタンス，そして究極的にはクライエントの価値と目標に向けた前進を促進することを目指している。

ACTアプローチでは「より良い人生」を目指す

　ACTとは，その中核において，苦しみを抱えた人間がより良く生きることを支援するためのものである。ACTのいう「より良く生きること」とは，すなわち，より十分に，深く，そして有意義に生きることを意味する。それは，クライエントが大切にする目標や価値のために，彼らが自らの手足や声，そして頭を使えるようになることを支援するということである。言い換えれば，クライエントが，真に大切にすることとつながり，彼らにとって重要な活動に取り組むのを手助けすることである。ACTにおけるトリートメントとは，不安に関する思考や感情を除去するためのものではなく，不安をコントロールするための新たな，あるいはより洗練され

た方法をクライエントに教えることではない。そういった方略は，不安に対するCBTの多くがもつ共通した特徴である。それらの方略が意味を成すのは，次のような観点から不安を捉えた場合に限られている。すなわち，(a) 不安は問題である，(b) 不安は人間の苦悩とその他の生活上の問題の原因である，(c) 人生を送っていくうえでは不安をコントロールするか低減させなければならない，という観点である。不安のトリートメントに関わるアクセプタンスとマインドフルネスのアプローチは，これらとは異なった以下のような観点によって支えられている。

- 大抵の場合，不安とはそれ自体，適応的な反応である。また，それに問題があったとしても，単にその人にとって迷惑な存在というくらいで，いずれにしても不安とは，人が十分に機能する人間であるうえでの一部分である。
- 不安は，まさに生きることの一部である。
- 価値ある人生を送るには，それに伴う人間的な体験の全体性をウィリングに（進んで）取り込もうとしていく必要がある。

これらのスタンスが意味することは，人は，人生に意味と目的をもって生きるうえで，それに先立って不安をマネジメントしようともがく必要はないということである。むしろ，人は，不安をもちながらでも，豊かで意義ある人生を送ることが可能なのである。そのため，不安に対してのACTのアプローチは，不安をもつクライエントが自ら選択した価値に沿って生きられるよう支援することを念頭に置きながら，彼らが十分に機能する人間へと成長するのを促すものである。これこそがACTのアプローチにおけるすべての焦点なのである。困難や苦境に直面しながらも，人生を全うすることは，多くの人々によって究極的には，それがより良い人生だと考えられている。しかしながら，そうするためには，クライエントが有用でない使い古した方略を手放し，単に気分の改善のためではなく，むしろ，より良く生きるための努力をすることこそが必要である。第Ⅲ部で解説するセラピストのための技法は，クライエントにおけるそういった行動を効果的に促すよう計画されている。さらに，それらの技法は，クライエントが彼らにとって重要な活動のために，自らの貴重な時間をそこに注ぎ毎日を過ごせるよう支援するためのものである。

ACT は新たな「技法の道具袋（bag of tricks）」ではない

　手品師は，手品道具の入った袋に手を入れ，新たな奇術を引き出す能力があることで知られる。しかし，その奇術を起こしうるのは，その手品道具そのものの力によってではない。むしろ，それを起こしうるのは，手品師による適切な道具の操作，という道具を使う側のもつスキルによってである。どんな手品道具でも，その使い手のスキルが欠けていれば，それだけで奇術は起こせなくなってしまう。同様のことが，本書で解説しているような心理社会的なトリートメントの技法についてもあてはまる。

　すでに述べてきたように，ACT は，しっかりとした哲学的・概念的・実証的な基盤を備えたものであり，人間の苦悩の低減と人間の成長や価値の促進を目指したひとつのアプローチである。ACT はまたひとつの関連し合うトリートメント技術でもある。ACT のもつトリートメント技術がマニュアルやガイドブックという形で世に登場し始めたのは，つい最近になってからのことである[100, 101]。本書では，第 7 章から第 11 章にかけて，セラピストである読者が，効果的にクライエントと関わっていくためのそうした技術の詳細について解説する。

　一方で，トリートメントをマニュアル化した形で示すことには危険も伴う。そのひとつは，マニュアルの使用者が，扱おうとするトリートメントにおけるアプローチや論拠を見失い，テクニックの使用にばかりのめり込み，料理本的にそのマニュアルを扱うようになってしまうことである。我々は，2 つの理由から読者にもそのトラップ（技法焦点型のアプローチ）にはまってしまわないよう注意していただきたいと考えている。第一に，技法焦点型のアプローチは，心理療法とセラピストとを単にテクニックとその使用者へと格下げしてしまう傾向があるからである。つまり，セラピストは単なる技術者以上の何者でもなくなってしまうのだ。しかしながら，我々研究者や実践家は，心理療法が効果的であるためには，単にテクニックを適用すればよいというのではなく，セラピストの有能さこそが鍵であることを徐々に学びつつある。したがって，読者が，標的としたいプロセスとそれを実行するための基礎的な論拠をしっかりと理解できてさえいれば，読者は，本書で解説する介入技法をずっと有効に使いこなすこ

とができるだろう。技法焦点型のアプローチにはまらないようにしていただきたい第二の理由は，そういったアプローチは，セラピストがルール[訳注]に対し過剰にしたがう状態を助長してしまうからである。ルールは，心理療法の文脈において必ずしも悪いものではない。しかし，ルールによってマネジメントされた行動は，「今，ここ」の随伴性に対する鈍感さをもたらす傾向にある。「今，ここ」の随伴性とルールとが相反する際には，特にこれが顕著になるのだ。このことは，数え切れないほど多くの研究からすでに明らかにされている。これをセラピーの文脈にあてはめると，このことは，セラピストがテクニックを用いることばかりに注目し，目の前のクライエント固有のニーズやセッション中に生じた，ある一瞬の臨床的な動きに対し，柔軟性を欠き鈍感になりうることを意味している。

　いかなる場合であっても，ある技法が有用か否かは，それを有用な形で用いることができるか否かに大きく依存している。それには，使い手が適切な実行スキルを備えているかということに加え，その使い手がその技法を効果的に適用するうえでの仕組みを徹底的に理解できているか（すなわち，特定の介入技法を用いることによって何を達成したいのか），が関わっている。本書では，トリートメントに関するここからの章全体を通して，各技法とその手続きについて解説をおこなっていく。同時に，それにとどまらず，各技法を使用するうえでの概念的な論拠についてもかなりのページを割いて解説をおこなっていく。ぜひ読者には，本書で解説している介入技法について，その論拠を理解するだけの十分な時間をとっていただきたい。そして，そのうえで，目の前のクライエントの抱える固有の心配事やニーズに合わせたテーラー・メイドでの介入をおこなっていただきたい。そのようにクライエントに個別化したアプローチは，いずれにしても良き実践だといえる。そのようにして ACT のアプローチを用いれば，読者は，目の前の不安を抱えるクライエントに対し，有効に，そして有意義に関わっていくことができるだろう。**ACTは技法の道具袋ではない**。このこと

訳注：ここでの「ルール（rule）」の語は，「随伴性を記述した言語刺激」（武藤崇〔編〕，〔2011〕『ACT ハンドブック』，星和書店，p.54）という専門用語である。すなわちセラピストは単にマニュアルに沿ってルール支配的（rule-governed）にセラピーをおこなうのではなく，目の前のクライエントの状況に応じて，随伴性形成的（contingency-shaped）にセラピーをおこなう必要があるということである。参考：（前掲書）『ACT ハンドブック』第4章　ACT の基礎理論：ルール支配行動．

をいつも心に留めておいていただきたい。

トリートメントの中核的要素とセラピストの方略

　ACT における中核的なトリートメント要素について解説するにあたっては，第1章で示したような ACT の頭文字からなる3つの機能的な要素を使って解説するのがよいだろう。3つの要素とはすでに紹介した <u>A</u>ccept（受け容れる），<u>C</u>hoose Direction（方向性を選択する），<u>T</u>ake Action（行動を起こす）のことである。次のセクションでは，ACT の主要な目標と構成要素について，この"ACT"の頭文字を用いて概説する。セラピーを実施するにあたっては，セラピストは ACT での中核的なプロセスを理解していることはもちろん，体験的エクササイズ，メタファー，逆説的な方略，行動的な課題設定，そして，家での実践といったさまざまな介入を選択し実行するだけの十分な技術的な知識ももっておかなくてはならない。したがって，次のセクションでは，それぞれの中核的な要素について解説した後，セラピストが発展させるべき，ACT を有効に実行するうえでのいくつかのコンピテンシーとスキルについても解説する。そこではまた，ACT における基本的な介入方略のひとつとして，セラピストのスタンスといったものについても触れる。セラピストのスタンスといったものもまた，ACT における3つの主要なトリートメント要素と関連しあう存在である。また，セラピストのスタンスはごくわかりやすいものであるため，ACT のコアとなる3つのテーマの下に簡単に表として掲載しておく。より詳細については，随時，トリートメントの各章（第7章から第11章）のなかで解説をおこなったり，例をあげるなどすることとする。

Accept：もっているもの，変えられないものを**アクセプト**する

　アクセプタンスとは，能動的なプロセスであったことを思い出していただきたい。それは受け身的なあきらめでもなければ，降伏でもない。むしろ，アクセプタンスとは，変えることが可能であり変えるべき人生の側面と，変える必要のない，あるいは変えることのできない側面とを認識しな

がら，自分自身の全体性を受け容れ，自らと向き合う（接触する）ことである。不安をもつクライエントには，苦闘とコントロールというアジェンダ（文脈）があまりにも染みついてしまっている。アクセプタンスは，苦闘とコントロールというアジェンダのなかで失われていたクライエントの価値ある人生を，それとは異なった新たなアジェンダを作り出すことによって，クライエントがそれを取り戻すことを可能とする。アクセプタンスは，クライエントがこれまでにしてきたような振る舞いとは異なった振る舞いをするだけの新たな余地を作り出してくれるのである。人生に意味と目的をもって生きていくうえで，クライエントは望まない私的体験を変える必要はない。クライエントは，これまでのようにもがくのをやめることで，人生における根本的な変化を生じさせ，変えうるものに対しての新たな焦点をあてることが可能になるのである。クライエントが今，自らがいる場所を受け容れるならば，もはや彼らにとって心理的な体験に抗う必要性はない。アクセプタンスとは，進行中のプロセスであり，以下の方略を通してACTにおいて育まれ発展していく。

「絶望から始めよう（創造的絶望）」

　ACTにおいては「絶望から始めよう（創造的絶望；creative hopelessness）」というプロセスがその早い段階でクライエントに対し促される。そのプロセスの目的は，セラピストとクライエントが，クライエントのそれまでの解決策が（短期的に，そして長期的に）どの程度効果的であったか，またそれらはわずかでも役立つもの（有用）であったのかを念頭に置きながら，クライエントのこれまでの解決策を検討することにある。思い出していただきたい。これが意味することは，クライエントが絶望的に感じることではない。むしろ，「創造的絶望」は，不安に関連した問題に対するクライエントにおけるそれまでの対処方略や解決策のもつ不機能性に，彼らが触れられるよう手助けするものである。このプロセスは，クライエントにとって創造的かつ彼らの力を引き出してくれるようなものである。なぜならば，創造的絶望は，クライエントがこれまでとは違った有用な行動をとるための余地を創出すると同時に，彼らが自らの大切にするものと一致した行動をとるための余地も創出するからである。

　ここでの全般的な目的は，かつての解決策が実際には問題そのものであ

ることを明らかにしながら，問題に対しての一見合理的で社会的にも受け容れられるような解決策（例：「不安をそれほど感じなくなれば，パートナーとのより親密な関係がもてるだろう」）のもつ支配力を緩め，それを切り崩すことにある。そのプロセスにおいてセラピストは，クライエントが望むもの，クライエントが試みてきたこと，そしてそれらの試みがどの程度効果的であったかということを検討していく。セラピストは，それが明確なものであれ一見わかりにくい微妙なものであれ，クライエントにおける非ウィリングネス，もがき，そして不安に関する思考や感情のコントロールといった方略に対し，マインドフルに対応する必要がある。また，セラピストにあってはクライエントのそのような行動が彼らのQOL，価値，そして目標に対しどういった影響を与えてきたかについて，彼らに注意を向けるよう促すことが大切である。

　以下の短いやりとりは，「絶望から始めよう」に関するものである。ここでの焦点は，クライエントに対し，これまでクライエントが社交不安をマネジメントしようとおこなってきたクライエント自身の振る舞いについて振り返るよう促すことにある。

セラピスト：あなたは長らく，社交場面での不安感に悩まされてきたというわけですね。それを克服しようとして何か試みてきたことがおありですか？

クライエント：そうですねぇ，随分色々と試してきました。何からお話ししたらいいか，ちょっと迷いますね。

セラピスト：普段から試していることはどうでしょうか。たとえば，先週，試みたことをいくつかお教えいただけますか？

クライエント：普段から，とりあえず，できるだけ人を避けるようにしています。たとえば，先週は深夜2時にスーパーに食品を買いに行きました。あとは，かかってくる電話はすべて誰からのものかを確かめてから出るようにしています。電話に出たときに，不意をつかれて何を言ったらよいかわからないようなことがないようにです。とても取り乱しますから。

セラピスト：そのやり方は，どれくらい役立つものなんでしょうか？

クライエント：あまり役には立ちませんね。常に人を避けたり，人から逃

げるとなると，何かにつけて面倒になりますから。自分が変人のように感じるんです[涙ぐみながら]。勉強，仕事，生活全般にも影響が出ています。もう25歳にもなるのに，家族以外の人とは親密な関係をもてていないんです。

セラピスト：では，一日の大部分が，人という迷路を通り抜けるために費やされてしまっている……そういったところでしょうか？

クライエント：誰かと居ても気まずくなって，自分でばかなことを言って，それで自分自身で神経質になってしまって，気が動転してしまうんです。ただ気分が良くなりたいだけなんです。

セラピスト：私の理解が正しければ，あなたは不安に対処するためにいくつかの合理的な方法を試してみたということですね。では，そういった方法はどの程度役立つものだったんでしょう，あなたの体験ならなんと教えてくれるでしょうか。そのやり方は，あなたが望む人生を送るうえで役に立っていますか？

クライエント：このやり方がうまくいくこともあるんですが，不安がまたすぐに戻ってくるんです。不安をコントロールすることさえできれば，もっと普通になれると思うんです。

セラピスト：それが，あなたがセラピーに求めることですか？ 不安をコントロールする方法，もっと普通で，他の人と同じようになるための方法が知りたいということですね。

クライエント：そうです。ほかの皆のように，普通になりたいんです。

セラピスト：では，私の理解が正しければ，「まず，あなたはご自身の不安をなんとかしようとして，たくさんの方法を試してきた。しかし，そのほとんどがあまり役には立たないものだった」ということですね。そして，あなたのマインド（頭脳）は，色々なことをあなたにささやいているようです。「人から見られている」とか，「何か恥ずかしいことをしてしまうかもしれない」とか，「私は変人だ」とか，「人生はめちゃくちゃで，誰も私のことを思ってくれない」とか。それをなんとかしようとあなたが最善の努力をしたにもかかわらず，そんな考えや心配事が，あなたにずっとつきまとっているんですね。そしてあなたはここで私と一緒にいても，まだみじめな気分でいます。私があなたに考えてみてほしいと思うのは「あな

たが試してきた合理的な対処法が，あなたの期待するような効果を示すことはないかもしれない」ということなんです。あなたのマインド（頭脳）は，もちろん，「これは効果的だ」とささやいてはいますが，あなたの体験の方は，何を告げているのでしょう。つまり，今までにあなたが不安をなんとかしようとしてきたすべてのやり方について，そういったやり方は有用なのでしょうか。それは，あなたが望むような人生の生き方でしょうか？

クライエント：それは違います。だから，ここに来たんです。すごく行き詰まっているんです。

　こうしたクライエントにおいては，次の２つのものが彼らのなかで優勢になっている。１つ目は評価的な言語であり，２つ目は評価的な言語に関連する表向きは合理的だが結局はクライエントを行き詰まらせ惨めにさせるクライエント自身の行動である。「絶望から始めよう」は，そういった評価的な言語とそれに関連する行動との優位性を切り崩すよう計画された継続的なプロセスである。「絶望から始めよう」が適切に進められれば，クライエントは，それまでの変化のアジェンダを捨て，新しいやり方を試すだけのウィリングネスを高めることができる。また，クライエントにおけるこれまでの試みは有用ではなく今後も有用ではありえない，ということをクライエントに体感してもらうことができるのである。このプロセスを体験することによって，クライエントには，進むべき新たな方向性と新たな活動に取り組むためのウィリングネスが生じる。ここでの新たな方向性とウィリングネスこそが，絶望のもつ**創造的**な側面なのである。また，クライエントが自らの行動について認知的な用語や感情的な用語を用いて正当化するという傾向[訳注]についても，トリートメントの初期から最後まで一貫して取り扱っていく。同様に，不安に関する望まない思考や感情をコントロールしたり抑制しようとしたり，あるいは除去しようとしたりするようなクライエントの試みに関しても一貫して扱っていく。クライエン

訳注：「自信がなかったからそうしました」「不安過ぎてできませんでした」といった理由づけをおこなうこと。

トは，自らが行動してしまうことや逆に行動できないことについて，さまざまな理由をつけるだろう。クライエントのそうした理由づけに対し，セラピストはメタファーや逆説的な発言によって，その理由のもつ信憑性に揺さぶりをかけることができるだろう。

「理由づけ（reason giving）」と「字義的な思考（literal thinking）」とを切り崩す

　不安をもつクライエントの多くには，認知的な用語や感情的な用語を用いて自らの行動を正当化する傾向があることはすでに述べた。「パニックになるかもしれないので，飛行機に乗れない」や「気まずい思いをするかもしれないので，友達と出かけられない」などは，まさに，望まない私的出来事を**行動できないこと**の原因として訴える理由づけの典型的な例である。そういったクライエントの口にするもっともらしい理由というものは，大抵の場合，望まない思考，感情，身体感覚，記憶を自らの行動の理由としてあげている。そして，そういった私的出来事を原因だとする理由づけは，家族や友人，教師，上司，そして，さらには社会全体によって認められ受け容れられている。当然のことながら，不安をもつクライエントの多くが，自らの考えだした理由を自分自身でも信じ込んでおり，自分自身それにしたがって行動せざるをえないかのように考えている。このことから考えれば，不安をもつクライエントが，自らの行動の理由である「望ましくない原因」をコントロールしたり，除去したりしようとすることは，全くもって妥当な振る舞いだといえるだろう。だからこそ「飛行機に乗れるようになるには，まずはパニックをコントロールできるようにならなければいけない」というような発想になるわけである。ACT のアプローチが切り崩そうとしているのは，まさに人々がもつこうした全般的なシステムなのである。

　クライエントにおけるこの全般的なシステムを切り崩すためには**言葉のもつ字義的な意味**と**自己**および**実際の行動**とのつながりを弱める必要がある。そのための脱フュージョンの方略として，メタファー，物語，および逆説的な発言（例：「変化を起こす唯一の方法は，まずそれを受け容れることです」）があげられる。メタファーとは，物語であり，それ以上の何ものでもない。そういった物語というものは字義的な意味では捉えようが

ないため，これによりクライエントは，直接触れるのは恐ろしいような体験的な側面に対しても体験的に接触することが可能になる。このようにして，メタファーは，クライエントに対し，不安との新たな関わり方と出合うための扉を開きながら，**クライエント自身**と**不安に対する彼らのアプローチの仕方**との間に距離を広げる役割を果たすのである。メタファーは，人の感情に対し働きかけるような表現方法であるため，実際，直接的で合理的・論理的な表現方法で話をするよりも，人の顕在的な行動に対し，いっそうの影響を与えることが複数の研究から示唆されている[103, 171]。同様に我々は，就学前の子どもに対するリラクセーションの教示において，比喩的な教示と字義的な教示とを比較する研究をおこなっている。その結果，子どもたちは明らかに字義的な教示よりも比喩的な教示を好むことが示された[110]。人間はこれまで，人が人として**すべきこと**や**すべきでないこと**を人々に伝える際，単に字義的な言葉によってそれを伝承してきたわけではない。時代や文化を超え，人々は，おとぎ話や昔話という比喩的な物語を通して，倫理観や価値観（「モラルについての物語」）というものを人々に伝えてきたのである。この研究結果は，そうしたことを反映しているのかもしれない。

　トリートメントにおいて脱フュージョンを生じさせる目的は，クライエントを混乱させることではない。むしろ，その意図は，言語と，体験や実際の行動とのフュージョンを緩めることにある。特に，クライエントが意味や目的をもって人生を送るうえで，変えることのできない，そして変える必要のない思考や感情が関わってくるとき，この脱フュージョンが重要な意味をもつ。ある意味で，脱フュージョンの目指すところは，マインドによる「こうである」あるいは「こうすべきである」といったささやきのもつ影響力を減じることにあるのだ。また，それに代わって，クライエントが自らにとって重要な活動をおこないながら，マインドのささやきをただそれとして，ありのままに，全身全霊で体験することを可能にすることに脱フュージョンの目的はある。「クライエント自身＝障害」なわけではないのである。また，「不安＝悪」もしくは「不安＝原因」というわけでもない。人は，いかなる心理的・感情的な内容についてであっても，それらと共に居ながらも，豊かで有意義な人生を送ることができるのである。

アクセプタンスをもって不安を体験する

　思いやりと寛容さ，そしてアクセプタンスの姿勢をもち不安を体験すること，それは，おそらく不安を抱えるクライエントが心理社会的な介入法に対して，最も期待していなかったことであろう。しかし，その姿勢こそが，不安に対するACTのアプローチがクライエントに確立を促そうとしている姿勢なのである。すでに述べているように，アクセプタンスは，不安をもつクライエントがセラピーを始める頃まで馴染んできたような**苦闘やコントロールのアジェンダ**とは正反対のものである。アクセプタンスの本質は**防御することなく全身全霊で自らの心理的な体験（良い部分，悪い部分，そして不快な部分）に対し，ありのままにアプローチする**ということにある。これは，クライエントの悠々としつつも勇敢な姿勢を表している。クライエントにおけるアクセプタンスを促すことの目標は，聖人のような立派なクライエントを育むことではない。むしろ，自らの体験の世界と真正面から向き合えるような十分に機能する人間を育むことにある。アクセプタンスとは，特にその体験が変えられない，もしくは変える必要のないものであるときに，その体験を変えようとすることなく，それをあるがままに，そのままに体験することを意味する。いくらか逆説的ではあるが，アクセプタンスの姿勢は，クライエントが現在いる場所で，ありのままの自分自身でいることを可能にする。それ故，アクセプタンスの姿勢は，クライエントにおける思考や感情をどうにかしようとする傾向を脱フュージョンしてくれるのである。

　ここでは特に，アクセプタンスを養い育むことは継続的な学習のプロセスであり，多くの体験的な実践とコミットメントを必要とするということを心に留めておいていただきたい。またマインドフルネスの技法のなかには体験的なエクスポージャーのようなエクササイズも含まれている。体験的なエクスポージャーは，クライエントが，アクセプタンスやウィリングネスという姿勢をもって，自らの不安に関する思考や感情に寄り添い，より幅広いアクセプタンスの姿勢を育むことを目指したものである。続くトリートメントのセクションでは，そういった技法について解説していく。本書で強調してきているように，不安に対するアクセプタンスそれ自体は，トリートメントの目標ではない。それはむしろ，クライエントが価値ある目標に沿って生きていけるよう支えるための，クライエントを解き放つ

めの手段なのである。

表1は，クライエントにおけるさらなるアクセプタンスとウィリングネスを育むための，セラピストの方略とセラピストがすべき行動を列挙したものである。この表は，Strosahlら[185]による包括的なリストを基にして作成したものである。表にある各スキルは，創造的絶望を促すためのもの，体験に対するコントロールを弱めるためのもの，そして，体験を通して言語に対する脱フュージョンを促すためのものである。つまり，これらのスキルは，判断することなく「今，この瞬間」と接触することに焦点をあてるような**観察者としての自己**をクライエントの中で育むためのものであるといえる。

表1

アクセプタンスとウィリングネスを育むためのセラピストの方略

コントロールのアジェンダを切り崩す

- クライエントが，感情をコントロールしようとしている自分自身に気づき，そして，直接的な体験へと自らの意識を広げられるよう支援する。
- クライエントが感情に対するコントロール方略のもつ逆説的な効果に直接的に触れられるよう支援する。
- セッション中にクライエントがおこなっている感情に対するコントロールの試みを感知し，クライエントにも自らそれに気づけるよう促す。
- 体験の回避やコントロールの試みによってもたらされる代償について，クライエントが自ら評価できるよう**有効性（workability）**の概念を用いて支援する。
- クライエントが有用でない対処方略を用いていることが問題なのであって，クライエント自身が問題なのではないことを彼らに伝える。
- クライエントに対し，試しに感情をコントロールしようとするも・が・きをやめてみることを勧め，その代替策としてのウィリングネスを促す。
- ウィリングネスのレベルと苦悩の程度との関係性について，クライ

エントが検討できるよう支援する。
- 価値ある人生目標に向かううえで，ウィリングネスをもたずにいることの代償について，クライエントが体験的に向き合えるよう支援する。
- 困難な状況下でもクライエントが，ウィリングネス，すなわち活動の実行にたずさわれるよう，エクササイズやメタファーを用いて支援する。
- クライエントがウィリングネスをもつうえでの感情的・認知的・行動的・身体的な障壁を同定する。
- クライエントがウィリングネスの実践（活動）をおこなうための，段階的なステップもしくはエクササイズを設定する。
- トリートメントの関係性のなかで，クライエントに対しセラピスト自身がウィリングネスのモデルを示す。

認知的フュージョンを切り崩す

- クライエントが「評価」から「体験そのもの」を脱フュージョンし，「今，この瞬間」に注意を向けられるよう支援する。
- クライエントのマインドが有用とささやいているものとクライエントの体験が有用（もしくは有用でない）と告げているものとを積極的に対比させる。
- 言語ツール（例：「(やりたい) でも…」といった言葉の使用をやめる），メタファー，および体験的エクササイズを用いて，クライエントにおける「実際の体験」と「概念化された体験」との分離を生じさせる。
- 種々のエクササイズ，メタファー，および行動的な課題設定を用いて，トラップとなりクライエントを行き詰まらせてしまうような，言語のもつ「隠された」特性を明るみに出す。
- 体験に対しての字義的な意味や評価に対してのクライエントのもつ「愛着（attachment）」が，ウィリングネスの持続を困難にしていることを伝える。
- クライエントが彼ら自身のもつ「物語」を明らかにできるよう支援し，また，その物語での因果関係がもつ恣意的な性質に対し接触で

きるよう支援する。
- クライエントが自らの物語のもつ評価的，および理由づけ（言い訳）的な性質（例：「何も重要ではありません」）に向き合えるよう支援する。
- セッション中のクライエントの「頭でっかちな状態（mindiness）」とフュージョン（例：知性化，評価づけ，判断，理由づけ）とを感知し，そのような心理戦の存在にクライエント自身でも気づくことができるよう促す。

「観察者としての自己」の感覚を養う：「今，この瞬間」との接触を促す

- 内容を評価することなく，ただ気づきをもってものごとを捉えるよう，クライエントに伝える。
- クライエントが「自分自身に対する評価」と「評価している側の自己」とを分けられるよう支援する（例：「それを考え出してくれたマインドに『ありがとう』を言いましょう」，思考を「思考」と呼ぶ，思考や感覚に「名前」をつける）。
- クライエントが「文脈としての自己（「観察者としての自己」）」と接触することができるよう，メタファーやマインドフルネス・エクササイズを用いて支援する。
- ウィリングネスという姿勢によって，クライエントがそれらの体験を実験的に「もち」，「観察」できるよう支援する。
- クライエントが過去や未来へと押し流されてしまっているときに，それを感知し，クライエントに対して，「今，この瞬間」に戻ってくることのモデルを示す。

Choose：価値ある人生の方向性を選択する

ここまでで解説してきた「言語的な評価のトラップ」は，クライエントにおける体験の回避や逃避と相まって，彼らにおける重要な人生の方向性

を選択し，その方向性にしたがうという彼らの潜在的なコンピテンシーを覆い隠してしまう傾向をもつ。ACT のアプローチでは，そういったクライエントにはめられた目隠しをはぎ取り，すでにクライエントが実践できていることを彼らに対し明らかにする。すなわちそれは，人生の方向性を定義するということである[46, 198]。実際に，クライエントから，過去についての懸念，望ましくない感情的・認知的な内容についての不安，望まない身体感覚についての苦痛，などをはぎ取ったとしよう。そのとき，最後に残されるのは，うまくいっていない人生を抱えた一人の人間である。ACT が抱えている非常に大きな目標は，クライエントの意識や労力を，無益で高い代償のつく目標（例：不快な思考や感情を弱める）から引き戻し，本当の意味で，クライエントが自らの人生の象徴であってほしいと願う実際の活動へと向け直せるよう促すことにある。我々がトリートメント・アプローチとして述べている一つ一つのことは，それらすべてが根本的には，クライエントが自らの願う人生のあり方を明確にし，その方向へとクライエントが進むことを支援するためのものである。したがって我々は，価値によって選択された活動に対して妨げとなるような行動を，クライエントが生きるうえでの障壁であるとみなし，それをトリートメントの標的とするわけである。クライエントにとってのそうしたトラップは，彼らを人生の横道へと逸らし，やがて彼らがセラピーにやって来なければならないようなきっかけを作り出した。さらに，トリートメントが始まってからも，クライエントはそうしたトラップによって容易に**苦闘**と**コントロール**というかつてのアジェンダに引き戻され囚われてしまう。そのため，トリートメントにおいては，全体を通してアセスメントを継続し，それを標的として扱っていく必要があるのである。

　表2は，クライエントが価値ある方向性とそれに関連した人生目標を選択し，定義するのを手助けするための，セラピストの方略とセラピストがなすべき行動とをリストにしたものである（文献185も参照）。各技法の詳細については，第9章と第10章で解説をおこなう。

表2

価値ある方向性を選択し，定義するためのセラピストの方略
● 価値に関するワークシートや関連するエクササイズ（例：「価値あ

る方向性」や「価値のコンパス」のワークシート）によって，クライエントが価値ある人生の方向性を明確にできるよう支援する。
- クライエントが価値ある人生の方向性へとコミットメントをおこなえるよう促し，セラピー自体も「その価値」に向けた活動の一部となるよう支援する。
- クライエントが「価値」と「目標」を区別できるよう，これらの相違を伝える。
- セラピーに関連するセラピスト自身の価値を面接のなかでクライエントに伝え，価値に沿うことの重要性をモデルとして示す。
- クライエントの価値を尊重し，もしセラピストがそれを支持できない場合には，他機関等へのリファーなど代替策を検討する。

Take Action：行動を起こす

　価値ある方向性を選択することは，人生を良く生きるうえでの第一歩である。また，この選択は重要かつ必要なステップではあるが，それだけで十分というわけではない。価値とは，単にその人が口で何かを発言することではない。究極的には，**自分の人生が何を象徴するものであってほしいか**についての，その人自身の**実際の行動**によって定義される。たとえば，ある人が，「愛情に満ちたパートナーであること」に価値を置いていたとしよう。この場合，我々はその人がパートナーに対し，実際に「愛情に満ちたパートナーとしての振る舞い」をすることを期待する。パートナーに対し，時々「愛しているよ」と言ってみるのもそういった行動のひとつではあるが，それだけで十分なわけではない。私たちは，自らの手足を使った実際の行動によって，相手への愛情を示していかなくてはならないのである。人間のとる非常に多くの実際の行動が，そういった表現へとつながりうるだろう[訳注]。価値は，極めて現実的な意味で**私たちが何をすること**

訳注）欧米的な文脈からすれば，言葉による愛情表現はありきたりで不十分かもしれないが，日本的な文脈からすれば十分な愛情表現とみなせるかもしれない。少なくとも言葉で表現することも「実際の行動」だといえる。

に時間を費やしているかによって定義される。おそらくこれは，わかりきった理屈ではあるだろうが，実際にこれを実行に移すのは簡単なことではないだろう。

　たとえば，アルコール依存をもつ人は，アルコールを入手し，摂取することに毎日多大な時間と労力（そしてお金）を費やしている。ある意味，アルコール依存をもつ人は，飲酒とそれに伴う高揚に価値を置いているということができる。彼らの生活はそういった自らの行為によって消耗し，当然ながら，彼らの生活は典型的にそれによる被害を受けることになる。不安を抱える多くのクライエントがはまり込んでいる苦闘やコントロール，そして回避というトラップは，多くの点でアルコール依存をもつ人のそれにも似ている。不安をもつ人の人生は，不安や恐怖，そして，それに関連した身体感覚や思考を中心に展開し，特にそれらをもたないようにしようとすることが人生の中心に置かれている。**不安をもつ多くのクライエントが実際におこなっている行動から考えると，彼らは「不安をもたない」という価値に定義された人生にしたがい面接室にやって来ているといえる。**ちなみにここでは，不安をもつクライエントがそのような価値にしたがって行動すること自体は，責められるべきではないことに留意しておく必要がある。問題なのは，大抵の場合，彼らの人生におけるもっと大切なことがそうした結果によって損なわれてしまっているということである。「ジェーンはパニック発作を起こさないようにすることに20年の人生を費やし，そして，その闘いに勝つことなく亡くなりました」のような，墓碑銘(ぼひめい)を願うクライエントはいないだろう。本書で解説するアプローチは，クライエントが自らの心（hearts）とマインド（minds）を，彼ら自身にとっての重要な事柄へ向けて，しっかりと方向づけることができるよう計画されている。そういった理由から我々セラピストは，まず初めにクライエントの価値もしくはクライエントが人生をどのように生きたいかということを，彼ら自身が明確にできるよう支援するのである。そして次に我々は，より重要な目標として，彼らが価値についての言葉を実際の行動に移行させるよう支援するのである。

　すでに説明したように，価値に導かれたほとんどの行動は，全か無か的なものではない（すなわち「それを達成するか，しないか」ではない）。むしろ，価値ある人生を送ることとは，大切に思う事柄と一致した，たくさんの小さな行動を起こすことにコミットしていくことである。その価値

の内容（例：良い親であること，環境を守ること）がどんなものであるかは問題ではないのだ。大切なのは，クライエントが，価値ある人生とは明確なゴールのないプロセスであるということを認識しながら，自らが価値を置く方向へと進むための実際の活動に取り組めるかどうか，ということにある。したがって，価値に沿って生きるということは，毎日の小さな活動を必要としている。不安障害をもつクライエントにとっては，ほぼ必然的に，価値に沿って生きるということはこれまで不安と結びついているがために避けてきたような活動に取り組むことを意味する。そういった活動はやがて，多くの人々から見てより良い人生と捉えられるような，活き活きとした人生を築くことにつながるだろう。特に，これまで我々がクライエントと取り組んできた体験からは次のようなことがいえる。セラピーが進むにつれ，次第に不安はクライエントにとってそれほど重要な問題ではなくなっていく。それは，ひとつには価値によって導かれた日常生活でのエクスポージャー・エクササイズの結果，不安の頻度や強度が弱められるからであり，もうひとつには，クライエントが目標を志すようになることで，相対的に不安に関する重要性が低められるからである。

　価値ある人生をクライエントが歩むうえで，ちょっとした活動に対するクライエントのコミットメントも，それ自体が価値であることに気を留めておきたい。そうしたコミットメントはクライエント自身への思いやりと敬意，そして彼らが願う生き方を歩むうえでの勇気をも意味している。そういったクライエントの活動を促すため，セラピストはトリートメントの後期でコーチングや思いやりのある励まし，出来る限りのユーモアとともに，**行動活性化**という重要なアプローチを実施する。また，セラピストにおいては価値に**良い悪い**はないことも覚えておこう。それらは活動によって定義されるものであり，一人ひとりのクライエントにとって固有のものなのである。

　表3は，セラピストの方略とセラピストがなすべき行動をリストにしたものである。特にこれは，クライエントが，価値ある人生目標に向けての活動を実行するパターンを築き，挫折や逆境に直面した場合にも，そのような活動を維持するのを支援するためのものである（文献185も参照のこと）。

表3

価値に沿った活動パターンを築かせるためのセラピストの方略
• クライエントが同定した人生の価値を基にして活動計画の立案を支援する。
• クライエントが少しずつ前進しながら，価値に沿った活動の質について考えられるよう励ます。
• クライエントが障壁とともに前進し，コミットし続けられるよう励ます。
• 価値に沿った活動を妨げる潜在的な要因を明らかにするため，エクササイズをおこなったり通常とは異なる言葉の使い方をあえておこなう。
• コミットメントへのつまずきや問題への逆戻りが生じた際に，次の活動へと再度コミット（recommitting）できるようクライエントに準備を促す。

ACTセラピストの基本スタンスにおけるコア・コンピテンシー[訳注]

　前のセクションにおいては，セラピストがACTを有効に実行するために高めておくべきコンピテンシーとスキルとを示した。続くセクションでは，ACTに沿ったトリートメント・スタンスを特徴づけるセラピストの基本的なコンピテンシーと振る舞いについて解説する（文献185も参照）。ACTは，多くの従来のトリートメントと同様にセラピストにおける**温かみ**（warmth）や**純粋性**（genuineness）を重視しているが，同時に，**思いやり**（compassion）の重要性も強調している。思いやりのスタンスは，優れたACTの実践において特に重要な要素であり，このことは，ACTの観点から人間の苦悩の根本を捉えた際に，自ずと引き出されるものであ

訳注：コア・コンピテンシーについては『ACTをまなぶ』（前掲書）も参照。

る。我々が，言語によるトラップや体験の回避のパターンにクライエントがはまり込む姿を見るとき，我々自身や，我々に苦痛をもたらすトラップをも同時に捉えている。セラピストもクライエントも同じ船に乗った存在なのである。ACTのセラピストにおける基本的なスタンスのなかには，ACTのアプローチが自然と生じるだけの心理的**余地**をもった状態であること，また，クライエントに再び取り戻してもらいたい心理的柔軟性についてのモデルとなることなどが含まれる。

　以下は，Steven Hayes, Kirk Strosahl, Kelly Wilson が，我々もその一員である ACT のセラピスト・トレーナーのグループでの話し合いからまとめた **ACTのトリートメント・スタンスにおけるコア・コンピテンシー（中核的な能力）** である（これらのコンピテンシーの詳細な説明は文献185を参照）。まだ開発中のものではあるが，以下にあげた特徴は ACTのトリートメント・スタンスの本質と，ACTにおけるセラピーをおこなうとはどういうことなのか，ということについて，その多くを捉えている。これらのコンピテンシーとスタンスは，核（コア）となるトリートメント・プロセス，ACT自体についての効果的な実行，およびセラピーにおけるすべての段階とすべての側面とに関連している。セラピストは容易に，非ACT的なセラピストのスタンスへと後退してしまうものなので，読者にはぜひ，ここからの内容をいずれ戻って読み直す努力をしていただきたい。また，以下にあるようなテーマについて，読者には十分な時間を割いて取り組んでいただきたい。これらについて考え，適用し，そして試してみていただきたいのである。

❀ 思いやりをもつ

　セラピストは，自らもクライエントと同じ船に乗った一人の乗員であることを意識し，クライエントに話をする際，同じ立場から，自らの弱さも抱えつつ純粋な気持ちで同じ目線から話をする。それにより，結果的にクライエントの苦悩に対して思いやりをもち，人間らしい姿勢をとれるようにする。そして，クライエントに対し批判や判断をおこなったり，一段上からものを言ってしまったりしないよう気をつける。

これは非常に重要なポイントであり，その重要性について強調し過ぎることはない。本書で概説しているトリートメントの手順は，ともすれば，思いやりと気遣いをもって同じ目線から実施するよりも，支配的でコントロールするような一段上の立場から実施してしまいがちになるものである。たとえばセラピストは，メタファーをクライエントがきちんと「理解したかどうか」をテストするような形で使用してしまいがちであるが，こういったやり方は有効ではない。クライエントにセラピストから回答を迫られていると感じさせたり，一つ格下の立場にいると感じさせてしまうだろう。もしセラピストが，クライエントからの多くの抵抗を感じることがあれば，おそらくそのとき，セラピストはこの最も基本的なルールをなんらかの形で破っていると考えることができる。ACTは，セラピストによる分析が正しいことをクライエントに納得させるためのものではない。また，一連の信念（「不安はコントロールされなければならない」）を別の信念（「不安をコントロールすることは有効でなく，ものごとを悪化させるだけである」）に取り換えることでもない。ACTとは，対等な人間同士でおこなわれる営みなのである。

❊ 創造的で，柔軟な形で技法を適用する

セラピストは，クライエントの言葉やそのときのクライエントの体験に合わせて介入方法を調整し，「決まりきった（canned）」介入の仕方は避ける。セラピストは，特定の介入技法の使用やその実施順序をクライエントのニーズや体験に沿って適用する。またセラピストは，どの瞬間であってもその場のニーズに応じてクライエントへの伝達手段を変えるだけの準備をしておく。たとえば，新たなメタファー，体験的エクササイズ，および行動的な課題設定は，それぞれのクライエントの体験や内容を基に創作したものであってよいだろう。

上記のポイントは，すでに本書で強調してきたことではあるが，セラピーにおける柔軟性について，そして，クライエントの個別性に沿ってのテーラー・メイドによる介入技法の調整を意味している。たとえば，メタフ

ァーは，マインドを字義どおりに受け取らないようにするためのひとつの物語であり，それ以上でも以下でもない。つまり，メタファーとは，決まりきった形で使われるべきものではないのである。代わって，メタファーを使用する際は，クライエントの反応やその場の必要性に応じて，話を膨らませたり変更させたりと，適当な形に調整して使用すべきである。実際，クライエントはよく，それを拡張したり，あるいはそれに変更を加えたりしながら，メタファーについてコメントするものである。このことは，クライエントが積極的にセラピーに参加している証拠でもある。セラピストとしての読者の仕事は，そのようなクライエントからのコメントや修正を受け，メタファーをクライエントが指し示すイメージへと近づけていくことなのである。間違っても，クライエントによる変更を正したり，セラピスト自身のオリジナル・バージョンや読者が本書で読んだメタファーの表現をクライエントに押しつけてしまったり，というようなトラップには陥らないように留意していただきたい。クライエント自身がおこなった変更は，おそらくは彼ら自身の体験を反映してのものであって，セラピスト側が作り出すいかなる表現よりも貴重であり，かつセラピーの観点からも強力な力をもっている。

❋ アクセプタンスとウィリングネスのモデルを示す

セラピストは，相反した困難な思考や感情，そして記憶を解消させることなく抱えておくという，体験に対するアクセプタンスとウィリングネスのモデルを示す。

多くのトリートメントは，伝統的に，内的な葛藤の解消を目標に据えている。ACTではこれらとは異なった立場をとる。人間が，相反する複数の思考をもったり，また困難な思考を体験するというのは至って自然なことである。私たち人間は，何らかの形での葛藤解決を自然と追求する傾向にあるが，それはACTの観点からすれば不必要な振る舞いであるといえる。すでに述べたように，我々は，クライエントにおける体験に対する寛容さ，そして体験することに対してのウィリングネスを促そうとしている。したがって，セラピストはセッションのなかで，自らがクライエントに対

し求めることに関して，そのモデルを自らの身をもって示すべきなのである。それは，セラピストとしてクライエントのために，彼らの抱える明らかな葛藤を解消してあげたいという誘惑に抵抗しながらも，クライエントに対し相反する思考や困難な思考をそのまま体験するよう促すということでもある。実際に，人間におけるそういった体験は，まったくもって正常な体験である。困難な思考について，解釈したり，修正したり，あるいは解決したりする必要はない。我々の仕事は，クライエントがそれらをありのままに体験するのを手助けすることなのである。

> ❈ **クライエントの体験に焦点をあてる**
> 　セラピストは，クライエントにおける「体験についての彼らの意見」を「体験そのもの」の代わりにしてしまうことなく，常に，彼らの体験が示しているものに焦点を戻すようにする。

　意見（opinions）とは，**体験的に知る**ということの妨げとなりうるような言語的で評価的な行動である。このことは，クライエントを自らのアジェンダの有効性に向き合わせようとする**創造的絶望**を促す際には特に重要になってくる。我々はクライエントに対し，自らの体験にありのままに，それを編集することなく，全身全霊で向き合ってほしいと期待している。我々は，より体験的で直接的な随伴性に根差したクライエントの行動を促しながら，ルールに支配されない心理的柔軟性に富む行動を育んでいくことを目指している。クライエントは，すでに自らの体験について，またそれらの体験が生じた際に自分自身がすべきことについて，十分なほどたくさんの意見をもっている。我々はここにきて，それに対するさらなる意見をつけ加える必要はないのである。

> ❈ **議論や説得をおこなったり，クライエントを納得させようとすることを避ける**
> 　セラピストは，クライエントと議論したり，彼らに対しレクチャーをしたり，強制したり，納得させようとしたりしないよう心

> がける。セラピストは，自分がクライエントの意見を変えさせよ
> うとしてしまっていることに気づいたら，その時点でそれをやめ
> る必要がある。議論や説得といったやり方では，ACT と違うこと
> をおこなうことになってしまう。

　すでに述べたように，ACT は誰が正しく，誰が間違っているかについてのものでもなければ，セラピストによる分析が優れていることをクライエントに納得させるようなものでもない。ACT は，あるルール（「不安はコントロールしなければならない」）をまた別のルール（「不安であっても，自分のしたいことをすることができる」）に置き換えることでもない。ACT は，より徹底的で，より根本的な変化を目指している。ACT では，特に言語やルールによる優勢が，その個人にとって有用でないときに，それを問題として捉える。ACT とは，セラピストがそれをどう捉えるかといったものではなく，クライエントにとって何が役立ち，何が役立たないかといった有効性に基づいたものである。それは，セラピストの思考や信念を含め，誰かしらの**思考（マインド）を買う**ことではない。ACT セラピストが「私の言うことを鵜呑みにしないでください」や「私のマインドの話を聞かないでください」など，一見奇妙な発言をおこなうのはそのためである。我々は，クライエントが自分自身の体験に注意を払ってほしいと思っているが，それはすべての解決策がまさにそこにあるからである。そのため，セラピスト自身が自らクライエントに対し，レクチャーや説得のための議論をおこなってしまっていることに気づいたら，そのときセラピストは間違った方向へ進んでいることになる。クライエントに対し，**ACT を売り込もう**とする必要は全くない。そうなってしまわないよう気をつけていただきたい。むしろ，クライエントの体験と過去の解決策に焦点を戻し，それらの解決策がどの程度有効であったかを彼らが体験できるよう促すことが大切である。また，クライエントが現在考えている特定の解決策が，彼らを自らの人生目標に近づけてくれるものなのか，あるいはそれらからさらに引き離してしまう可能性が高いものなのかを，純粋に彼らに尋ねてみるのがよいだろう。

> ❈「認知的な洞察」を促そうと説明したりしない
> 　基本的に，セラピストはクライエントの洞察を促そうとしてパラドックスやメタファーの「意味」について，説明を加えるべきではない。

　これについてもすでに述べたように，パラドックスやメタファーを使用する目的は，クライエントの行動に対する，頑なで柔軟性のない言語的な制御を緩めることにある。説明をおこなうことは，言語的な制御を緩めるのとは逆の効果をもたらす可能性がある。我々が期待するのは，パラドックスやメタファーの使用によって，クライエントが自らの体験に対しこれまでとは違った接触の仕方をできるようになることにある。その際，メタファーについての詳細な説明をおこなう必要はない。セラピストは，そのメタファーに対するクライエントの反応や，そのメタファーがもつ彼らへのメッセージについて，ただクライエントと話し合うだけで十分なのである。クライエントがメタファーの要点を摑み始めたら，セラピストは彼らがそれを言葉にできるよう手助けすればいいだけである。クライエントのQOLは，自らを含め誰かのマインドのささやきにしたがわないときにこそ向上し始めるものなのだ。クライエントはこのことを発見すると，結果的に，洞察や新たな視点を得たり，マインドとの距離感を摑むようになる可能性はある。しかし，そのような洞察も，期待される意義ある変化を生じさせるための必要条件ではないのである。

> ❈ セラピストとしての自己開示をおこなう
> 　セラピストは，それがセラピーで扱っているテーマの実例になりそうなときには，個人的な事柄についての開示もウィリングにおこなう。

　このポイントは，体験を重ねたセラピストにとってはよく知られていることであろう。自己開示を思慮深くおこなうことは，セラピストもまた人

間であり，当然，苦しみ，もがくことがあることをクライエントに伝える働きがある。ちなみに，これには，セッション内でのクライエントの言動に対してのセラピスト自身の体験の開示も含まれる。たとえば読者もセッション内におけるクライエントの言動に対して，特定の思考や感情を体験することがあるかもしれない。その文脈によっては，クライエントに対し，セラピストが体験したものをそのまま伝えること（例；「あなたがたった今おっしゃったことに対して，悲しい気持ちになっています」）が適切な場合もあるだろう。そのような開示は，セラピスト自身が，自らや自らの体験，そして個人的な過去についても，誠実で寛容な姿勢でいるというモデルを示すことになる。結果的には，クライエントとの密接なセラピー的な協同関係を育んでくれる可能性があるだろう。

❋「臨床関連行動」に焦点をあてる

ACT に関連するプロセスの変化や存在をセッション内のその瞬間に認識する。そして，それが適切であると判断すれば，クライエントとの関係性を通して，直接的にそのプロセスを標的として扱う。

言うまでもなく，クライエントは，面接室の外の世界での彼らの問題のために，セラピストに会いにやって来る。逆に，普通，彼らは面接室内での問題のために，セラピーを求めてやって来るようなことはない。それ故に，大抵のセラピストは，セッション内で生じているクライエントの**臨床関連行動 (clinically relevant behavior)**[訳注]や「今，ここ」で起こっているプロセスの変化や存在を見落とし，面接室の外でクライエントが抱えている問題にばかり焦点をあてがちである。しかし，セッション内でクライ

訳注：「臨床関連行動 (clinically relevant behavior；CRB)」には，問題行動と目標行動（あるいは標的行動）の両方が含まれる。特に，それらは，セッション中に生じるクライエントの問題 (CRB 1)，セッション中に生じるクライエントの改善 (CRB 2)，自らの行動に対するクライエントの解釈 (CRB 3) に分けられる。詳細は，R・J・コーレンバーグ，M・サイ（著），大河内浩人（訳），(2007)『機能分析心理療法—徹底的行動主義の果て，精神分析と行動療法の架け橋』（金剛出版）を参照されたい。

エントの臨床関連行動が生じたら，セラピストはそれに気づき，そこに焦点をあてる必要がある。このことは読者がセラピストとして促進したいと思っている，クライエントにおける臨床関連のプロセスについてもいえることである。こういったアプローチの仕方は，**機能分析心理療法**（Functional Analytic Psychotherapy；FAP）[131]における特徴であり，ACTのセラピストは一般的に，セッション内で生じる臨床関連行動を標的とするために，このFAPを用いている。フュージョン，評価，回避，逃避，および理由づけなどは，不安をもつクライエントと取り組むときにセッション内で生じる可能性の高い一般的な臨床関連行動である。そのような臨床関連行動やプロセスを方向づけ，それらに影響を与えるには，それらがセッション内で生じた際，直接的に，穏やかに，その場で扱うのがベストである（技法のより詳細な説明に関しては，文献131を参照）[訳注]。

トリートメント・プログラムの概観

　次の章でトリートメント・プログラムについて解説する前に，本プログラムの目標と主な要素について，セッションごとの概観を示しておこう。

　我々が本書でまとめている不安障害に対するACTのトリートメント・プログラムは，各1時間の12セッションから構成される。本プログラムの12セッションでは各部分でとりあえずの時間配分が定めてあるが，必ずしもその時間通りにプログラムを進める必要はない。セッション数も時間配分も，いずれもひとつの指針であると理解していただきたい。クライエントによっては，早めにプログラムを進行させられる場合もあれば，読者とクライエントが期待する目標を達成するには，もっと多くのセッションと時間とを要する場合もあるだろう。プログラムに時間をかけること自体はとりたてて悪いことではない。むしろ，トリートメントを焦って進めないよう気をつけるべきである。人間とは歴史をもつ生き物である。セッションにおいて取り組むプロセスには，そこに至るまでに長い歴史があり，

訳注：日本語では，R・J・コーレンバーグ，M・サイ（著），大河内浩人（訳），(2007)『機能分析心理療法―徹底的行動主義の果て，精神分析と行動療法の架け橋』（金剛出版）がある。

即座に変化させたり，あるいは表面的にだけ変化させるわけにはいかないものである。また人間は，新たなものをつけ加えて学習することに関しては比較的簡単におこなえるかもしれない。反対に，一旦確立してしまった自律神経系の機能を取り消すようなことは，ロボトミー手術[訳注]を除いては簡単ではないだろう[199]。新たな学習がなされ，強化され，それが定着するには時間を要するのだ。

　第1セッションでは，不安そのもののもつ本質と役割について，そして，何が不安を障害に変えうるかについての一般的な理解をクライエントから得ることを目指している。このセッションではまた，ACTのトリートメントのもつ能動的で，体験的で，参加型という性質と，さらにこのトリートメントが不安の軽減に焦点をあてる代わりに，クライエントが豊かで有意義な人生を送れるようになることを重要視することをクライエントに伝える。

　第2，第3セッションでは，不安に対処するためにクライエントが過去に用いた方略を再考し，検討する。また，クライエントに次の2点についての体験を促す。第一に，これまでおこなってきた回避とコントロールの試みの無効さと無益さについて，第二に，クライエントが自らの不安や人生自体に対して，今までとは違うことをおこなわない限りは，今までと何も変わらないということについてである。これらの体験を通して，クライエントにおける不安のコントロールというアジェンダを切り崩し，ACT特有のトリートメントへの動機づけ（**創造的絶望**）を生じさせることが第2，第3セッションでの目的である。また第3セッションでは，不安のマネジメントの代替策として，**価値に沿った活動**の概念の導入もおこなう。

　第4，第5セッションでは，不安に関連した反応をありのままに，そして十分に観察することをクライエントが学ぶため，その方法としてのアクセプタンスとマインドフルネスに焦点をあてる。たとえクライエントが不安を体験するときであっても，彼らがより多くの反応の選択肢をもっておけるようにしておくことがそこでの目標である。すなわち，クライエントの現在の狭い反応パターン（例：逃避，回避，抑制）から選択肢を拡張さ

訳注：lobotomy；前部前頭葉切截術とも訳される前頭葉を切除する手術。米国で最初に実施され，精神疾患の治療に有効だとして日本を含む世界各地で頻繁に実施されるようになった。しかし，その後になってその問題が指摘され，現在では日本を含めその実施は禁忌とされている。

せることで，彼らがより柔軟に反応できるよう促すのである。また，クライエントに対し，彼らの人生や生活においてコントロール可能なことと不可能なこととの区別を教える。第4，第5セッションでは，不安のマネジメントに対する代替策として，価値に沿って生きるという発想を育み，強調し続ける。代替策となるこのアジェンダは，価値ある方向性の選択，そして，考えられる障壁の同定のみならず，具体的な目標を設定することによって，クライエントが自らの人生で本当に重要なことに焦点をあてられるよう支援する機能をもっている。要約すると，第1セッションから第5セッションまででは，それ以降のセッションでの基礎となるような，クライエントにおけるいっそう柔軟なアクセプタンス志向の文脈を創造できるよう計画されている。そして，クライエントは，日常的で自然な環境下で価値に沿った活動に取り組みながら，マインドフルな「観察者としての視点」によって不安と共にあること，また不安と共に進むことを学ぶ。

第6，第7セッションでは，セッション内での体験的なエクスポージャー・エクササイズ，脱フュージョン，価値に沿った活動，および価値ある人生の方向に沿って進むことへのコミットメントを導入する。セッション内でのエクスポージャー・エクササイズは，不安関連の反応が生じる状態においても，クライエントがマインドフルな観察，アクセプタンス，および脱フュージョンの実践がおこなえるようになるよう計画されている。それらは，最初はセラピストによるガイドのもと，安全な環境下でおこなわれる。脱フュージョンの技法の標的は，クライエントのもつ否定的な評価（例：自分自身，自分の反応，思考，過去について）の内容や妥当性ではなく，純粋に，評価するというプロセス自体である。すなわち，それらの技法は，体験に対して自らおこなった評価についてではなく，自らの体験そのものに対して反応することをクライエントに教えるものである。自らが選択した現実生活での活動に取り組むことで，クライエントは自らの価値に沿って生きることができる。セッション内でのエクササイズの目標は，不安に関連した反応が現れた際に，クライエントが，こうした自らが選択した現実生活の活動に取り組むという，不安に対するクライエントの新しい姿勢を促進することにある。ちなみに，不安の低減というものはプログラムの目標として定められてはいない。それでも，セッション内外でのエクササイズによる副産物として不安の低減が起こる可能性は高い。

第8セッション以降では，クライエントが前進すること，そして，価値

に沿った活動を実行することに焦点をあてている。第8セッション以降では，クライエントが自らにとって最も重要なことをおこなうのを支援するために**行動活性化**（behavioral activation）を用いる。その際の焦点は，特に，クライエントが価値に沿ってのコミットメントをおこない，そして，それを維持すること，また，価値ある活動に対する障壁があっても，それと共に前進することにあてられる。我々のトリートメント・プログラムは，Segal ら[174][訳注]によって開発されたうつ病に対する**マインドフルネス認知療法**（mindfulness-based cognitive therapy）とはいくつかの重要な点で異なっている。しかしながら，この ACT のプログラムで教えられる中核的なスキルのひとつは，彼らのプログラムで教えられるものと極めてよく似ている。それは，自己永続的で，自己破壊的な感情的，認知的，そして行動的な回避という**いつものパターン**から，人がいかにして抜け出し，そのパターンの外側に留まり続けるかについてのものである。以下にSegal ら[174]の言葉を引用しよう。

> 手放す（letting go）ということは，いつものパターンによって引き起こされる嫌悪的な状態から自らを解放することで，決まり切った習慣を捨て去ることを意味する。ここでの習慣とは，不幸から逃れたり，それを避けたり，あるいは幸せを摑もうとする絶え間ない試みのことであり，それこそが負の循環を維持するものである。このプログラムの狙いはそこからの自由を得ることであって，幸福やリラックス状態を得ることではない。しかし，結果的に幸福やリラックス状態といった副産物が得られる場合には，それらを歓迎することも悪くはないだろう（文献 174 の p.91）。

⚜ 本章のまとめ：中核的プロセス・アプローチとしての ACT

ACT の各要素は，トリートメントのための臨床的な中核的プロセスやその標的との間に，はっきりとしたつながりをもっている。このことをも

訳注：邦訳として，Z・V・シーガル，J・D・ティーズデール，J・M・G・ウィリアムズ（著），越川房子（監訳），(2007)『マインドフルネス認知療法―うつを予防する新しいアプローチ』（北大路書房）がある。

って，我々には，再度ここで強調しておきたいことがある。ACTには，聞こえの良いメタファーやチャイニーズ・フィンガー・トラップを使ってのやりとりなど，魅惑的なテクニックがたくさんあるように感じられるかもしれない。しかし，ACTは，そうした小道具の詰まった袋ではない。ACTがトリートメントの標的として選択しているのは，不安障害やより一般的な意味での心理的苦痛の根底にある機能不全のプロセスである。その意味で，ACTはテクニックを詰め込んだだけの袋とは根本的に異なっているのだ。ACTの焦点は，症状の軽減やコントロールといった狭く限定的なものではなく，むしろ，ACTの焦点は，人生を拡張するようなもっと広いものである。すなわち，ACTの焦点は次のものにあてられる。(a) 体験の回避，すなわち不安の軽減やコントロールを目指したクライエントの試み，を弱めること，(b) 言語的・評価的な行動のもつ優位性を弱めること，(c) 心理的・体験的な柔軟性を促進すること，(e) クライエントを自らの価値に向けて前進させるような彼ら自身の活動を促進することである。ACTのセラピストたちは，しばしば「ACTのトリートメントは，不安症状を扱ったものではありません。ACTとは，クライエントが自分自身でこうあってほしいと望むようなもの，つまり，人生を扱ったものなのです」と驚くほどあっさりと発言する。こうした発言の背景には，つまりここで述べたようなACTのもつ幅広い焦点があるのである。

第7章

心理教育とトリートメントの導入
第1セッション

　人生とは聖なる旅路。それは変化，成長，発見，動き，変容，可能性というヴィジョンの絶え間ない広がり，あなたの魂を広げていくこと，深くそしてはっきりと学ぶこと，自分自身の直感に耳を傾けること，その道のすべての一歩において勇敢な挑戦をすることである。あなたはその道の途中にいる……まさに今いるべき場所に……そして，あなたはここから前に進むことしかできない。あなたの人生の物語を素晴らしい勝利の，癒しの，勇気の，美の，知恵の，力の，尊厳の，そして愛の物語に仕上げていきながら。

　　　　　　　　　　　　　　　――キャロライン・アダムス[訳注]

[訳注]：Caroline Joy Adams；芸術家，作家，そして彼女自身の人生における精神の探究者である。カウンセリング心理学で修士号をもっている（carolinejoyadams.com より）。

第1セッションの目標とテーマ

　第1セッションの目標は次の4つである。(1) クライエントとの間にラポールを築くこと，(2) クライエントに不安の本質と機能についての基本的な知識を提供すること，(3) このトリートメントにおける能動的で，体験的で，参加型という性質をクライエントに伝えること。そして，おそらくこの段階ではまだクライエントは不安の軽減と症状のコントロールに焦点をあてているが，(4) そういったクライエントの目標に対し敏感でありながらも，トリートメントにおける主要な目標である「価値に導かれた活動を現実生活のなかでおこなう」というテーマを配慮的に導入すること，である。

　この最初のセッションは，これから起きるであろうことについて，その下準備をするよう計画されている。多くの部分は，ラポールを築くこと，そして広く恐怖や不安そして心理療法にまつわるクライエントの誤解（例：不安は悪いものである，トリートメントは症状を治療するためのものである）を解くことにあてられる。不安や恐怖は，多くの状況において適応的であり，それらを恐れる必要はない。それらは，人間的な体験を成す全体の一部である。そして，私たちがそれらを避けたり，そこから逃げたりしようと行動するときに初めて，その体験は恐ろしいモンスターとなり，つまりは障害へと変わる。これに続くトリートメントでは，クライエントが，豊かで意義ある人生に向かって，防御することなく全身全霊で人生を送れるようになることを目標としている。

　セラピーの位置づけは，不安を体験し反応する際の，より柔軟で新しい方法を実践し学習するための機会をクライエントに提供することにある。ここでの基本的な発想は，クライエントに対し，彼らがしたいと望むことをするうえで，不安をこれ以上，障害にさせておかない方法を学習できるよう促すことにある。そのため，セラピストは全面的に，クライエントが本当に大切にしていること，およびクライエントが人生において最も関心を置いていることに沿って，トリートメントの実施にコミットしていく。つまり，クライエントが有意義な変化を起こし人生を向上させるために，アクセプトすべきものをアクセプトし，変えられるものを変えられるよう支援するのである。

第1セッションの概要

1. 導入 (5分)
2. 問題についての最初の話し合い (5分)
   - 「苦痛と生活上の困難」評価フォーム
3. 通常の恐怖や不安における本質と機能 (15分)
   - 恐怖と不安とは何か？
   - 不安の役割とは何か？──それに利点があるのだろうか？
   - 不安や恐怖は危険か？
   - 不安と恐怖の問題はどの程度蔓延しているのか？
4. 不安はクライエントの人生においてどのようにして問題となったのか？ (10分)
5. トリートメントの焦点と目標およびセラピストのコミットメント (10分)
6. 直接的な体験を通しての新たなスキルの習得 (5分)
7. センタリング・エクササイズ (5分)
8. 「いき・る」エクササイズについての心理教育 (5分)
   - 体験をモニタリングするための2つのフォーム

次回までの「いき・る」エクササイズ（家での実践）
- ライフ・フォームを使って不安と恐れに関連した体験を継続的にモニターしてくること
- 「毎日のACT」評価フォームに記入してくること

セッションで用いる用具および配布資料
- 「苦痛と生活上の困難」評価フォーム
- ライフ・フォーム
- 「毎日のACT」評価フォーム

1 導入 　　　　　　　　　　　　　　　　　　　5分

　少し時間をとって，以下の課題それぞれについて，クライエントに全般的な導入と手順の説明をおこなう。

- 面接を進めるなかで，その初期に生じる不快感は自然なものであり，通常，クライエントが面接のプロセスに馴染むにつれ弱まっていく。
- クライエントが自他に対して危険をもたらすような際には，セラピストは然るべき報告義務を負うが，すべての情報について「強い信頼に基づく秘密保持」[訳注1]がなされる。また，スーパービジョンやトレーニングの目的でセッションを録音，および録画するかどうかをクライエントに知らせる。
- クライエントに対し，24時間対応の緊急の電話番号を教えておく[訳注2]。

2 問題についての最初の話し合い 　　　　　　5分

　この段階でセラピストは，クライエントが最初にコンタクトをとってきた際の記録，ないしはインテーク用紙から情報を収集し，そこから得られた情報について言及しながら，クライエントが来室に至った主訴を尋ねる。また恐怖や不安に関連してクライエントが現在最も苦痛を感じ，それにより生活上の困難をきたしており，少なくともここ1カ月の特に気がかりなことについて尋ねる。クライエントが体験した恐怖，パニック発作，予期不安，将来についての心配に関するここ最近のエピソードについて尋ね，また，そのエピソードに関連してクライエントがとった回避行動や逃避行

訳注1：" confidential "の語を金沢に倣い「強い信頼に基づく秘密保持（confidentiality）」と訳出した。これについての考察は，金沢吉展（著），（2006）『臨床心理学の倫理をまなぶ』，東京大学出版会，p.136 を参照されたい。
訳注2：ちなみに，訳者ら（三田村，武藤）がセラピーをおこなう施設は24時間対応でないため，基本的に必要があった場合には施設の開室時間内に連絡をもらうようにしている。当然のことながら読者にあっても，基本的にセラピーをおこなう環境内での対応をおこなうことになるだろう。

動を尋ねる。この際，症状についての長い説明やクライエントにおけるこれまでのさまざまな障害の歴史について話させることは避ける。

各々の不安障害（社交不安障害，心的外傷後ストレス障害，パニック障害／広場恐怖症，全般性不安障害，特定の恐怖症，強迫性障害）について，クライエントと話し合う。このとき，DSMにある専門用語を用いるよりも，もっと一般的な言葉を使ってクライエントと話し合うようにする。以下にある「苦痛と生活上の困難」評価フォームを使って，クライエントがそれぞれによってどれほど苦痛を感じているか，それぞれが彼らの生活機能をどの程度妨げているかに焦点をあてる。クライエントに自らのもつ苦痛や生活上の困難についてフォームを使って評価してもらうわけだが，その際，不安に関わる一連の問題について次のような点について振り返るよう促す。クライエントは，(a) 一日のうちどの程度の時間それに気をとられているか，(b) 生活上どの程度不安に関わる問題に影響されているか，(c) 不安のためにやりたいことがどの程度妨げられているか，そして，(d) 不安のそれぞれの領域について急性の不安と恐怖をどの程度頻繁に体験しているか，である。また，クライエントに評定をおこなってもらう際には，クライエントにフォームを渡して書かせるのではなく，セラピスト側が得点に丸を付けていくようにするのがよいだろう。

「苦痛と生活上の困難」評価フォーム

0	1	2	3	4	5	6	7	8
全く		やや		それなりに		とても		極めて

領域	苦痛（0〜8）	生活上の困難（0〜8）
社交不安障害	_____	_____
心的外傷後ストレス障害	_____	_____
パニック障害／広場恐怖症	_____	_____
全般性不安障害	_____	_____
強迫観念と衝動	_____	_____
特定の恐怖症	_____	_____

3 通常の恐怖や不安における本質と機能　（15分）

　第1セッションの目的は，クライエントが通常の不安における本質と機能，および通常の不安を何が「障害」に変えるのかについての理解を促すことにある。セラピストはクライエントに対し，セラピーにおけるこの初期の段階は，かなり**教育的**なものであることを説明しておく。つまり，セラピストが話をしたり，説明をすることが多く，セラピストの進行にしたがってクライエントから意見や情報を求めることになるということである。以下では，第1セッションで扱っておくべき情報を単にまとめているが，各々の詳細に関しては第2章を参照されたい。

　まず，クライエントにとって，恐怖や何かを恐れるということがどのようなものであるかをクライエント自身に説明してもらうことから始める。このとき，セラピストは恐怖や不安感情を構成すると考えられる3つの要素について，これらをクライエントの説明のなかから探していく。すなわち，(a) **生理的反応**（例：動悸，発汗，めまい，目のかすみ，息切れ，緊張），(b) **認知的反応**（あるいは，クライエントが恐怖を感じるときに考えていること），および (c) **行動的反応**（すなわち，恐怖や不安が生じている最中や直後にクライエントがおこなうこと）の3つを探していく。不安におけるこの**3つの反応モード**の詳細については，文献52を参照されたい。

恐怖と不安とは何か？

　ここまでの章でも解説してきたように，恐怖を特徴づけるのは，自律神経系における交感神経の急激な亢進である。これには広範囲にわたる強い生理的感覚（例：発汗の高まり，速い心臓の鼓動，息切れ，めまい）が伴い，また，知覚されたあるいは現実の脅威や危険に関する環境的・身体的な兆候に対する**闘争か逃走か**の強烈な行動傾向を伴う[8]。恐怖とは，現実の，あるいは想像上の危険ないし脅威に対する反応として生じる**現在志向**の気分状態である。多くの場合，恐怖は，私たちに行動を起こすよう動機づけ，衝き動かしてくれる，完全に適応的な存在である。恐怖が現実志向であるのとは対照的に，不安は**未来志向**の気分状態である。不安は，予期

不安，心配，交感神経系の活動亢進と持続（例：筋肉の緊張の高まり，胸苦しさ）に付随して生じる。典型的に，私たちは，それが近くても遠くても，将来に起こりうることについて不安になるのである。

クライエントに対し恐怖と不安との違いについてまとめ，説明する際，クライエント自身が語った恐怖と不安の体験を基にすると効果的である。クライエントの経験した恐怖の体験を例にとり，それを不安の体験だったらどうかと話し合ったり，その逆だったらと話し合ってみる。たとえば，パニック発作は，恐怖の体験を説明する際の好例であり，将来の発作についての心配は，不安の体験についての好例である。トラウマ的な記憶の想起という体験は，恐怖に近い反応と考えられるが，その記憶が再浮上する可能性についての心配は，不安に近い反応である。家が火事になる可能性についての心配は，不安であるが，まさに焼け落ちていく家の中にいるときに体験するのは恐怖である。森の中で熊と遭遇した際，生じる反応は恐怖であるが，後日，森で熊に遭遇する可能性について心配することは，不安である。

不安の役割とは何か？──それに利点があるのだろうか？

不安の問題をもつクライエントのほとんどは，不安のもつ役割について思いを巡らすのは難しく，まして，「それにどんな利点がありうるか？」と聞かれたところで答えようもないだろう。結局のところ，「不安は嫌悪的な存在であり，嫌悪的な出来事は苦痛をもたらすものである」。不安に由来するクライエント自身の苦痛や苦悩は，彼らにそのように告げている。そのため，彼らは「どうして不安が何かの役に立つんでしょうか？」と，もっともらしい質問で返してくるかもしれない。

不安と恐怖における実際的な利点について，いくらか時間をとってクライエントと検討してみよう。クライエントに対し，これまでの人生において，クライエント自身でも誰か近しい人でもよいので，**恐怖の利点**を体験した人たちを思い浮かべられるか聞いてみよう。つまり，恐怖や不安によって，命を助けられたり，危険から身を守ったり，問題に巻き込まれないで済んだりしたという例があるかどうかをクライエントに尋ねてみよう。大抵のクライエントは，そういった人たちの例を少なくとも１つくらいは思い浮かべられるだろう。もし思い浮かばなければ，セラピスト自身の知

る例を1つか2つあげてもいい。ここであげる例は，健康や安全が脅かされそうなとき，恐怖がその人に対し防御的，もしくは攻撃的な行動をとらせたことを示すような例である。この作業は，現実の脅威に対して恐怖や不安をもって反応することが人間の適切な行動を可能にすることを，クライエントに発見してもらうのに役立つだろう。恐怖や不安の傾向はいずれもが，私たち個々人の観点からみても，私たち人間という種の観点からみても非常に役立っている。恐怖から引き出されるような行動なくして，私たち人間はおそらく今日まで生き延びてはこられなかったことだろう。

また，適度な不安と心配のもつ有益な効果については，古くから知られている[202]。これらの感情は，私たちが，現実の脅威や潜在的な脅威に対し反応するうえでの動機づけとして役立ち，また，私たちが毎日の生活をきちんとマネジメントしていく（例：健康，仕事，将来の仕事や計画）うえでの動機づけにもなっている。この意味で恐怖や不安は，動機づけであるといえる。また恐怖や不安における3つの構成要素（身体感覚，思考，行動）についても，それらは異常でもなければ，障害でもない。私たちは常に感じ，考え，何かをしているのである。これら人間体験の3側面なくして私たちが生きることは想像しがたいだろう。

不安や恐怖は危険か？

不安や恐怖が危険かどうかという一般的な疑問に答えるにあたって，恐怖や不安における適応上の利点についての議論に戻ってみたい。セラピストとしては「不安や恐怖は安全である」と単に答えて次に進みたいという強い誘惑もあるかもしれないが，ここでは先を急がない方が得策である。ほとんどのクライエントが不安や恐怖を何らかの形で危険と考えていることを思い出してみよう。つまり，不安や恐怖のような感情は何も障害ではないことを繰り返し話し合うことが重要なのである。恐怖も不安も全くもって適応的であり，それ自体は危険でもなんでもない。私たちは誰でも，大きな不安，恐怖，そして悲しみを体験するだけの人間的な可能性を自らのなかにもっている。私たちは，同時に，楽しみ，活力に満ち，私たち自身や私たちの住む世界の平和を体験するだけの可能性ももっているのである。

不安や恐怖が危険になりうるのは，私たちがそれを体験したがらない，

非ウィリングネスな姿勢でいるときである。つまり，私たちの生きる目的が**十分に機能する人間**としての特定の側面を回避することにあてられてしまったとき，初めて危険になるのである。そのため，不安や恐怖の危険性とは，それらをもっているか，あるいはもち過ぎているかという問題ではない。不安や恐怖が危険になるのは，私たちが自分の人生をそのような感情に支配させてしまうときである。人生を感情に支配させてしまったならば，私たちはもう自分の人生を生きることができない。私たちは，自らの人生における本当に大切なことについて妥協してしまうことになる。そして，「自分自身が何者であるか」また「自分の目的が何であるか」について，不安や恐怖にそれらを決められてしまい，それを甘んじて受け容れることになるのである。

不安と恐怖の問題はどの程度蔓延しているのか？

　不安障害をもつ多くのクライエントは，自らの問題について孤独を感じている。そのため，セラピストは，不安障害が最も有病率の高い心理的な障害であり，人生のある時点では一般人口の25％もの人がこれを抱えていることを彼らに伝えるべきだろう[50, 129]。同様に，私たちは普通そうした障害を引き起こすプロセス（すなわち，不快な感情に対処するための回避や逃避，およびコントロールの傾向）を，人生のごく早い時期から学習していることもクライエントに説明しておこう。たとえば，私たちは子どものとき，赤く熱せられているコンロに触るのを，「それが熱いから」という理由で避けることを学んだ。私たちは，痛い目に遭ってこのことを学んだかもしれないし，自分の親や養育者から触ればどうなるかを聞いて学んだかもしれない。

　私たちは身体や心の痛み，または苦しみを，自分や他者のその振る舞いについての合理的な理由として使うよう社会から教え込まれている。たとえば，体調が悪いがために仕事や学校を休むことは社会的に許容されている。これと同じように，私たちは熱いコンロを避けるのとまさに同様の問題解決の方法を，不快や苦痛に関連した思考，記憶，感情に対しても使うことを社会から学んでいるのである。こういったやり方は，熱いコンロやその他の現実的な危害や苦痛の原因に対処するためには賢い方法であるものの，これを感情に対して使ってみてもあまりうまくいくものではない。

熱いコンロに触れないよう避けるのと同じやり方では，不安や恐怖といった感情を避けることはできないのである。ここでクライエントには，熱いコンロから手を離したり，触れないようにしたりするのと同じようなやり方で，クライエントが自分自身の感情から逃げたり，避けたりすることができそうかを尋ねてみよう。クライエントが望めば，望んだとおりに自分自身の感じ方を変えることができそうかもクライエントに尋ねてみよう。また，クライエントには，クライエントの感情というものが，クライエントがどこにいこうと一緒についてきていることに気がついていたかも尋ねてみよう。「不安や心配，そしてどこか不安定な感じというものは，私たちの一部なのであって，そこから逃げたり，避けたりすることはできないということなのではないでしょうか」とクライエントの体験をまとめてみてもいい。逃げようとすることはできる。しかし，自分自身から逃れることはできないのである。

4 不安はクライエントの人生においてどのようにして問題となったのか？ 10分

　この段階で，セラピストは元来健全だったはずの不安が問題あるいは障害になぜ変わってしまうのかという大きな疑問をクライエントに対して投げかける。このとき，それがなぜかをセラピストからクライエントに説明するのではなく，クライエントに，クライエント自身の生活において不安や恐怖がどのようにして問題となっていったのかを話してもらう。また，クライエントには，不安に関連した回避がいかにクライエントの生活において問題となったのか，またいかにそのような回避がクライエントの生活における（彼らが活動するための）余地を奪ってしまっているかについて，特に目立った例を1つ振り返ってあげてもらう。セラピストは，本書の第3章から第5章で我々が概説したモデルに沿って次のことをおこなう。すなわち，第一に，不安や恐怖を感じないように不安に関連した考えや動揺してしまうような考えをもたないように何かを回避しているパターンが，クライエント自身にないかを振り返ってみるよう促す。そして第二に，不安や恐怖を感じた際，そうした考えや感情に対処しようと，考えや感情が生じた後に続けておこなっている行動についても振り返ってもらうよう促

す。
　以下は，クライエントがおこなっている不安を体験しないようにという回避および自分自身からの回避が，クライエントの生活にどういった影響を与えているかについての，面接場面での短いやりとりの例である。

セラピスト：最近，強い不安を感じた出来事についてお話しいただけますか？

クライエント：そうですね。先日，友人から新しく公開された映画を見に行こうと誘ってもらったんです。ものすごく行きたかったんですが，たくさんの人と暗い映画館の中に自分がいることを考えたらすごく不安になってしまいまして。

セラピスト：なるほど，あなたは映画が好きで，映画を見ることはあなたにとって大切なことなんですね。

クライエント：いやー，そうなんです。私，映画マニアなんですよ。

セラピスト：今のお話しぶりだと，あなたは結局映画を見に出かけなかったという感じがしましたが，どうだったんですか？

クライエント：はい，友人には，ちょっと気分が優れないからと言いました。風邪かもしれないって。本当に具合が悪かったわけではなかったんですが，友人はそれを信じてくれました。

セラピスト：それでは，映画を見る予定だった日はどのように過ごされたんですか？

クライエント：一人で家に居たんですが，なんだか自分自身のことが惨めになって。なんで自分が他の普通の人たちみたいになれないんだろうと感じました。

セラピスト：そうですか。では，あなたは実際には具合が悪かったわけでもないのに，本当にその日，気分が悪い状態で過ごすはめになったということですね。

クライエント：［沈黙］はい，こういうことは私にとっては普通のことです。

　上記のような話し合いの間，大抵の場合，クライエントは，自分の最大

の問題は不安が多過ぎることや，不安のせいで無力にさせられていることだと何度か口にする。しかし，このときセラピストは，その問題（あるいは，他の問題についても）についてクライエントと議論すべきではない。むしろ，セラピストにとっても，クライエントがあまりに多くの恐怖や不安を抱えているがために，生産的な活動がままならないことについては共感することができるだろう。極度の恐怖が生じていれば，動物でさえ十分な行動はとれないものだ。しかし，人間と動物の間には，言葉にまつわる重要な違いがある。他の動物とは異なり，人間は，感情をもたないようにしようと試みることで，かえって感情との葛藤に囚われてしまうことがある。そのため人間においては，言葉をもたない動物が体験することのない，一連のさらなる問題を引き起こしうるのである。

　この苦痛に対する**もがき（もしくは苦闘）**には，多大な労力を要する。そして，不安や恐怖を最小限に抑えようとする，もしくは防ごうとすることに向けられた労力は，決して，価値ある人生に向けた活動へと注ぎ込むことはできない。よって人間の場合，不安や恐怖といった感情をもたらしうる，人々，場所，活動，およびその状況までをも避けてしまうということになる。そういった感情を最小限に抑えるため，服薬したり，薬に依存することさえあるかもしれない。人間はまた，不快な感情状態にあるときには，その状況から逃げる傾向がある。クライエントはまさに，不安や恐怖，すなわち望まない身体感覚，思考，過去の記憶，将来についての心配をもたないことに焦点をあてた人生を送っているのである。そこで我々セラピストは，健全な不安や恐怖がいかにして障害となる不安や恐怖に変化するかについて彼らと話をするわけである。

　一方で，さまざまな場面でパニック発作や激しい不安を日常的に体験しながらも，パニック障害やその他の不安障害にならない人たちはたくさんいる。トリートメントにおけるこの導入段階は，この事実をクライエントに知らせる良い機会でもある。複数の研究によれば，クライエントと同様の問題を抱えながらも障害を発症しない人々は，自らの不安に対し，**もがい**たりはしないことが明らかになっている。彼らはまた，不安を避けたり，除去したりするために，生活の活力や余地の大部分を費やしてしまったり，それをエスカレートさせたりもしない。彼らが学んでいるのは，不安をそのままに自分の生活を送り，自分にとって本当に重要な活動をし続けるということである。

セラピストはこの話について，問題の中身をこれ以上深く掘り下げる必要はない。この話し合いでは純粋に，不安や恐怖に対処するため**クライエントが何をしているか？**ということ，そして，その結果クライエントが，**クライエント自身の人生において真に大切に思うことに沿った生き方をしていないのではないか？**という2点のみに焦点をあてるべきである。第2，第3セッションでは，わかりにくい微妙なやり方での回避および逃避の行動パターンを含めて，クライエントにおける不安をコントロールしようとする試みが，効果的であったかどうか，またそれらの振る舞いがクライエントの人生にどういった影響を及ぼしたかということについて，クライエントに例をあげてもらいながらさらに詳細に検討していくことになる。第1セッションにおけるクライエントは，「不安は対処され，症状は除去されるべきである。そして，即効性のある解決策，ないし治癒法が存在するはずだ」というアジェンダをもっているだろう。そこで，クライエントがこれまでのアジェンダを手放すことによって不安に対処するためのこれまでとは異なった方法を探求するよう，第1セッションではそのための足場を築いていく。

5 トリートメントの焦点と目標およびセラピストのコミットメント　(10分)

このセッションのなかで何度かクライエントは，セラピストに対し「私の不安はなくなるのでしょうか？　そうでなければ，せめて不安を減らしたり，コントロールできるよう助けてください」と一貫して訴えてくるだろう。ここでセラピストが気をつけるべきは「我々の目標は，不安の軽減や症状のコントロールではありません」などの発言をくれぐれもしてしまわないことである。このような発言は，クライエントからすれば，ほぼ確実に的外れな発言だろうし，ACTの観点とも一致しない。この段階では，クライエントの目標はおそらくはまだ，不安の軽減と症状のコントロールにあるため，セラピストは単に不安のコントロールが「私たち」の目標でない，とはいえないのである。セラピストの側としては，不安をコントロールしようという試みがクライエントの人生においていかに逆効果であるかに気づいてもらおうと，この第1セッションにおいてその準備をしてい

るわけではある。その際セラピストは，クライエントに対し彼ら自身がこのことを十分に身をもって体験できうるようそのための機会を作ることが大切である。セッションの初期では，「セラピストが目的としていないこと」を単にクライエントに伝えてしまうと，クライエントを遠ざけドロップアウトを引き起こしかねないのである。

「不安のコントロールとその軽減」自体はACTでの標的とはなっていないものの，実際にはACTのトリートメントの結果，これは非常によく起こる現象である。セラピストには，この不安のコントロールと軽減という目標をセッションから除外してしまうのではなく，もっと別のやり方がある。つまり，セラピストは，クライエントとのセラピーを，彼らが不安を体験した際に，彼らがより柔軟に新たな方法で振る舞えるようになるための，学びと練習の機会，として組み立てるのである。基本的な発想は，クライエントが自らのしたいことをするうえで，もはや不安にそれを邪魔させておかないための方法をセラピーで学ぶということである。人が新たなスキルを練習して学ぶ例（例：楽器の演奏，スポーツ）をもとに，クライエントに対し，新たなスキルの学習は議論したり考えたりすることからではなく，自ら身をもって体験することからのみ生じるということを伝えよう。したがって，セラピストは，クライエントのマインドが彼らにささやくものに向けてではなく，彼らの恐怖，不安，不安の体験におけるありのままのプロセスへとクライエントを導いていくのである。第1セッションにおいては，クライエントからセラピストへのトリートメント目標に関する疑問の投げかけやそれに関連したセラピストとクライエントの話し合いがなされることが多い。それらは，セラピストである読者が，トリートメントに関する自らの価値をクライエントに伝え，そしてクライエントにコミットメントをするうえでの絶好の機会である。たとえばそのときのセラピストの言葉としては，「ジェーンさん，私は，この面接を，あなたが本当に大切であると思っていることや，あなたの人生にとって最も重要なことのための作業にしたいと思っています。あなたが受け容れる必要のあることを受け容れ，変えられるものを変えるためのお手伝いをします。あなたにとって一番大切なこと，人生を向上させ有意義な変化をもたらすためならどんなお手伝いでもしたいと思います」などがあるだろう。

クライエントには，セッション内でエクササイズをおこなうこととは別に，彼らがセッションとセッションの間に家やその他の場所で，実際の活

動やエクササイズに取り組むこともトリートメントの主要な要素になっていることを説明しておく必要がある。セッション内でのエクササイズは純粋に，セッション以外のところ，すなわちクライエント自身の日常生活という本当に肝心なところで，クライエントの人生を豊かにし向上させるための準備をクライエントがするために組み込まれている。これらのエクササイズは，クライエントがこれまでしてきたこととは違うことをするための機会を提供するものなのである。すなわち，恐怖や不安を感じた際の自らの心と身体の反応に対し徐々に向き合っていき，自分自身の反応に対しての新たな反応の方法を学ぶのである。ちなみに，我々は「ホームワーク（宿題）」という言葉を使わない。それはこの言葉のもつ否定的な意味合いを避けるためである（すなわち，それをしなくてはならないということは，通常，誰かが，生徒ないしクライエントにそれをするように要求しているということだからである）。むしろ本書では，こういったクライエントがセッション外でする課題を，敢えて，**「いき・る」エクササイズ**[訳注]と呼ぶ。クライエントには，こうしたエクササイズは，気まぐれで組まれたようなものではなく，クライエント自身にとっての本当に重要な目標へと近づいていけるよう入念に計画されたものであることを伝えておこう。同時に，そのようなエクササイズをおこなうかどうかを選択する**責任（responsibility）**は，完全にクライエント側にある。それらがクライエントによって自由に選択されたものであり，彼らが大切に思うことと一致していると認識される場合に，この「いき・る」エクササイズは実行される可能性が高くなる。

　またクライエントには，セッションは極めて体験的なものであり，セッションが成功するかどうかは，彼らの取り組み方にかかっていることを伝えておこう。この点に関して，特に，心理療法に馴染みがなかったり，受け身的な役割に徹し「セラピストに治してもらう」というような解決策を

訳注：原文では，「人生を向上させる体験的なエクササイズ（experiential life enhancement exercises）」であるが，よりすっきりとした言葉で，日本人にも馴染みそうな名称として「『いき・る』エクササイズ」と置き換えた。「いき・る」とは，日本語では「粋，活き，意気，逝き」という語に関係するあらゆる人間の活動（精神活動も含む）を意味し，英語では"Living with Acceptance and Commitment"を意味する。「いき・る」エクササイズには，こういった意味でクライエントが「いき・る」ことを支援するというメッセージを込めている。参考：武藤崇（2012）「ACTは「いき・る」力を援助する」，臨床心理学，12 (1)，53-56．

求めているクライエントには，いくらか丁寧な説明が必要かもしれない。薬に頼るというのも，同様の受け身的な解決策の一例といえる。薬は正しく服用されるときには，その意図されたとおりに私たちの身体に作用する。服薬の場合，薬を摂取するという動作以外には，望んだ効果を生じさせるのにほとんど努力は要しない。

　しかし，最大限の豊かで有意義な人生を生み出すことのできる薬などは存在しない。ACTの目指すものは，クライエントが恐怖や不安，心配を含めた自分自身との関わり方を変えていくことにあり，それは，より良く生きるということでもある。そこにたどり着くには，コミットメントと努力が必要であり，まさにトリートメントへのコミットメントは必要不可欠である。クライエントにとっては扱いがたい問題も出てくるだろう。より良くなっていくまでには，クライエント自身が若干悪くなったのではと感じることもあるかもしれない。結局のところ，各々のクライエントはおそらく，心の底では，ものごとがうまくいっていないことをわかってはいる。そうでなければ，クライエントはセラピストと一緒に面接室には居ないだろう。ここでセラピストがクライエントに対し尋ねていることは，クライエントがトリートメントにチャンスを与え，**治癒されるとか症状を除去するというアジェンダの保留**という選択をするかどうかについてである。セラピストはクライエントに何かを頼んでいるわけではない。クライエントは人生が彼らに与えたそのユニークなカードを使って，嫌がることなくウィリングに，ただプレーすればよいだけなのである[142]。

6　直接的な体験を通しての新たなスキルの習得　　5分

　こういった話は，クライエントにとって初めのうちは特に理解するのが難しいと考えられるため，いくつかの例をあげると伝えやすいだろう。簡単な例として「自転車の乗り方を覚える」という例がある。私たちのほとんどは，自転車の乗り方を学んできたことだろう。では厳密にはどのようにして私たちは自転車の乗り方を覚えたのだろうか？　誰かが自転車の乗り方を説明してくれるのを耳で聞いて覚えたのだろうか？　それとも，ビデオを見たり，あるいは本を読んだりして覚えたのだろうか？　私たちのほとんどはいずれにもあてはまらないだろう。むしろ，自転車の乗り方を

覚えるには，直接，自転車にまたがって実践的にこれを体験する必要があったはずだ。上手に乗るには，何時間も練習する必要があっただろう。さらに，その過程では，転んではすりむき，ぶつかってはあざをつくることをもろともしないようなウィリングネスが必要であっただろう。そして私たちは，転んでは，すぐに乗り直し，何度も挑戦してきたはずである。このような直接的な体験を通して学ぶ以外に，自転車の乗り方を覚える術はない。また，経験を積んだ人でさえ，時には転び，再び乗ることを繰り返す。程度の差はあれ，この原理に沿った例は他にいくらでもある（例：野球でボールを打つ，泳ぐ，車を運転する，良い親や教師，従業員，ないし友人になることを学ぶ）。こういった例においては，直接的な体験に代わる学習の方法などは存在しないのだ。

　単に言葉だけでは，この世界との直接的な体験を代用することはできない。たとえば，鳥のさえずりを聞き，顔に当たる穏やかな潮風のかおりを感じながら，吹きさらしの海岸に立ち，美しい夕暮れを見ることについて考えてみよう。これを言葉で聞くことも素晴らしいが，実際にその瞬間にその海岸に立っている体験とでは比べものにならない。我々セラピストももちろん，たとえそれがセッションの最中であっても，自らの感じるありのままの直接体験と共に，完全に「今，ここ」にいることが大切である。「今，ここ」にあるということは，現代の私たちの多くが送っている速いペースでの生活リズムを考えると難しいことではある。たとえば，読書をしたり，テレビを見たりしながら，食事をすること，その日に何を着るかや，何をやらなければならないかを考えながら朝のシャワーを浴びること，携帯電話で話しながら運転すること，などについて考えてみよう。もしその目的が食べること，リラックスしてシャワーを浴びること，あるいは運転を体験することそのものにあるならば，他には何もせずその活動だけをおこなうべきである。さもなければ，それぞれの活動のもつ意味は半減されてしまう。なぜならその人は，余計な出来事を交えてしまい，今起きている出来事と共に，十分現在に留まってはいないからである。

　各セッションを始める際，マインドフルネス，あるいはアクセプタンスのエクササイズをおこないたいことをクライエントに伝えよう。これらのエクササイズの目的は，新たな体験に対してのクライエント側の準備をいっそう整え，クライエントが体験していることにうまく注意を払えるよう手助けすることにある。

7 センタリング・エクササイズ (5分)

　このちょっとしたエクササイズは，クライエントが今現在どこに居て，また，なぜそこに居るのかということに焦点をあてるのに役立つ。このエクササイズは，やり終えるまでに約5分を要する。その他のエクササイズや活動と同じように，始める前に，それをする意思がクライエントにあるかどうかを尋ねよう。また，このエクササイズで教示を読むときは，ゆっくりと穏やかに読みあげることを心がけよう。

1. 椅子に座ったまま，楽な姿勢をとってください。足は床につけて，背筋を伸ばして座り，腕や足は組まずに，手を膝の上に置いてください。静かに目を閉じましょう。*[10秒の間]* 軽く2回呼吸しましょう。吸って，吐いて，そして，吸って，吐いて。息を吸ったり，*[間]* 吐いたり，*[間]* あなた自身の呼吸の音や感覚に注意を向けましょう。

2. 今度は，あなたが今，この部屋の中にいることに注意を向けてください。部屋の中で聞こえてくる音に注意を向けましょう。*[10秒の間]* あなたがどのようにして椅子に座っているかに注意を向けてください。*[10秒の間]* あなたの身体が椅子に触れている部分に集中してみましょう。*[10秒の間]* その部分はどのような感じがしますか？　そこに座っているのはどのような感じですか？ *[10秒の間]* 次に，椅子と触れているあなたの身体自体に注意を向けましょう。*[10秒の間]* あなたの手が足に触れている部分に集中してみてください。あなたの足や手の触れているところはどんな感じがしますか？ *[10秒の間]* 身体の他の部分では，どのような感覚があるでしょうか？　身体の中で何かを感じたら，それらに注意を向け，それらの存在を認めましょう。*[10秒の間]* また，身体の中のそういった感覚が，あなたが何もしなくても，瞬間，瞬間で変化したり，移り変わっていく様子に注意を向けましょう。それらを変えようとはしないでください。*[10秒の間]*

3. 今度は，あなたの意識をこの部屋に漂わせてください。この部屋であなたと私が取り組もうとしていることを意識してください。私たちがここにいる理由を意識することができるでしょうか。*[10秒の間]* この言葉が，何か奇妙に聞こえる気がすれば，その奇妙な感じに注意を向け，この部屋の中に意識を戻しましょう。あなたと私がここにいることで向かっていっている価値を意識してみましょう。*[10秒の間]* あなたが恐れているものと一緒にいることができそうか自分自身の様子をみてみましょう。疑う気持ち，とまどい，恐怖，そして心配に注意を向けましょう。*[10秒の間]* ただそれらの感情に気づき，存在を認め，それらの感情のためにあなたの心に余地（スペース）を作ることができるでしょうか。*[10秒の間]* 感情を追いやったり，感情をどうこうしようとする必要はありません。*[10秒の間]* 今度は少しの間，「あなたが大切にしていること」や「あなたがこれから挑戦したいと思っていること」を意識してみましょう。あなたはなぜここに居るのでしょうか？　どこに向かいたいのでしょうか？　何を成し遂げたいのでしょうか？ *[10秒の間]*

4. では，準備ができたら，これらの考えを手放し，だんだんと注意を広げていきましょう。あなたの周りの音を取り込んでいきます。*[10秒の間]* この意識を「今，この瞬間」と今日一日の残された時間とに広げるようにしながら，ゆっくりと目を開けてください。

8 「いき・る」エクササイズについての心理教育　　5分

　この第1セッションと次の第2セッションの間に，クライエントに何らかの形でのセルフモニタリング（自分自身に対する観察）を始めてもらうことが有用である。セルフモニタリング課題は，セラピストとクライエントの両者にとっていくつかの機能を果たす。セラピストにとっては，セラピーでの進歩の状況をアセスメントするのを可能にし，面接室の外の世界におけるクライエントの日常生活を覗くための「窓」を提供してくれる。セルフモニタリングによって得られたデータは，クライエントのために，量的（例：表，頻度，方法を通して）・質的にまとめることができる。ク

ライエントの観点からすると，セルフモニタリングは，クライエント自身における体験の回避や何かをやらないでいるといったパターンを自分自身に対しより明確化することができる。我々セラピストは，クライエントに対し，毎回面接室にやってきてセッションに参加してほしいと期待するように，同じく，クライエントに自らの日々の生活に参加し取り組んでほしいと期待している。クライエントが自らの価値に沿った生き方や人生の体験を目指す際，「やるべき活動ができない」というクライエントにとってのいつものパターンが立ちはだかる。しかし，セルフモニタリングと体験的エクササイズは，クライエントが面接室の外で，この自分自身のお決まりのパターンに気づきそれに触れることにより，彼らが日々の生活に参加し取り組んでいけるよう促すのである。そのため，第1セッションを終えるにあたっては，セルフモニタリングと「いき・る」エクササイズについてのきちんとした心理教育をおこなっておくことが大切である。なお，このセッションの終わりに紹介しているフォーム（用紙）はどちらもトリートメント全体を通して用いられるものである。

体験をモニタリングするための2つのフォーム

ライフ・フォーム（「人生をより深く味わうための」フォーム：Living in Full Experience：LIFE）

「人生をより深く味わうための」フォームというワークシート（以下，「ライフ・フォーム」）では，クライエントにおけるいくつかの項目をモニターし，振り返ることができるようになっている。項目には，(a) 不安や恐怖が顔を出すような文脈，(b) それらに関連づけられた体験（思考，身体感覚，行動），(c) それらの体験に対するクライエントのウィリングネス，そして，(d) 時にそれらに対するクライエントの反応がいかにしてクライエント自身の価値や目標への道を妨げ危うくしてしまっているか，が含まれる。「LIFE（ライフ）」という頭文字にも意味がある。このネーミングには，このエクササイズを真に大切なこと，つまり一人ひとりにとっての人生を生きるということ，のためにおこなってもらいたいという我々の願いが込められている。クライエントには，望まない思考，感覚，感情が生じたときはいつでも，その少し後で，このフォームに記入するよう伝えておく。複数の日常的なエピソードを記録することができるように

十分な数のコピーも渡しておくようにしよう。またクライエントに対しては，セラピストから，この記録を次回セッション以降，各セッションのはじめに一緒に見ていきたいと相談しておく。その際にクライエントに実施の意思を確認しておくことで，その際のクライエントの選択を，彼らのセラピーに対するコミットメントの一部とみなすことにする。

「毎日の ACT」評価フォーム

「毎日の ACT」評価フォームも一日の終わりに毎日記入するようクライエントに促す。これは0点（全くそうでない）から10点（極めてそうである）までの評価尺度で，質問項目には，(a) クライエントがその日一日，不安に関してどの程度気をもみ苦しんだか，(b) 不安に関連する感情や思考を追い出そうとどの程度の労力をつぎ込んだか，(c) その日一日，どの程度活き活きとした有意義な生き方ができたか，そして，(d) どの程度自らの価値や人生の目標に沿った行動に取り組んだか，が含まれる。この評価尺度については，トリートメントのための手段というよりも，トリートメントによる変化のプロセスとアウトカムを測定する目的でセッション全体を通してクライエントに実施を促す。またこのフォームについては， Hayesら[101]による「短縮版毎日のウィリングネス日記（shorter Daily Willingness Diary）」を基にしながら不安障害をもつクライエント用に作成した。

ライフ・フォーム
「いき・る」エクササイズ1

日付：＿＿＿＿＿＿＿＿＿＿＿＿＿　　時間：＿＿＿＿＿＿＿

今あなたが体験している感覚に丸をしてください。

めまい ・	現実感のなさ ・	喉のつまり ・	息切れ ・	
発汗 ・	吐き気 ・	動悸 ・	ほてり ・	
冷え ・	首や筋肉の緊張 ・	視力の低下 ・	胸の苦しさ ・	
自分自身でないような感覚 ・	うずきやしびれ ・	震えや身震い		

この時，あなたが感じる感情に最も近いものを1つ選び丸をしてください。

　　　　恐怖　・　不安　・　落ち込み　・　その他＿＿＿＿＿＿＿

今度は，その感情や感覚をどの程度強く感じたか，番号に丸をしてください。

```
0      1      2      3      4      5      6      7      8
軽度                          中程度                          強度
```

今度は，それらの感情や感覚に対して，何か反応するのではなく（それらに対処したり，除去したり，抑制したり，それらから逃げたりする），それらの感情や感覚をもっておくことについてどのくらいウィリング（意欲的な態度）でいられたか，番号に丸をしてください。

```
0      1      2      3      4      5      6      7      8
とても                        中程度に                        全く
意欲的                        意欲的                        意欲的でない
```

それらの感覚が生じたとき，あなたが**どこにいたか**を書いてください。
＿＿＿＿＿＿＿＿＿＿＿＿＿＿＿＿＿＿＿＿＿＿＿＿＿＿＿＿＿＿＿＿

何をしているときに，それらの感覚が生じたかを書いてください。
＿＿＿＿＿＿＿＿＿＿＿＿＿＿＿＿＿＿＿＿＿＿＿＿＿＿＿＿＿＿＿＿

それらの感覚や感情について，**あなたのマインド（頭脳）があなたに何と言っていたか**を書いてください。
＿＿＿＿＿＿＿＿＿＿＿＿＿＿＿＿＿＿＿＿＿＿＿＿＿＿＿＿＿＿＿＿

それらの感覚や感情に対して，**あなたが何かしたことがあれば**書いてください。
＿＿＿＿＿＿＿＿＿＿＿＿＿＿＿＿＿＿＿＿＿＿＿＿＿＿＿＿＿＿＿＿

ひとつ前の質問で「何かしていた」場合，あなたのその振る舞いは，あなたが価値を置くことや，大切に思うことをするうえで何らかの障害になりましたか？　もしなったなら，それがどういった障害であるかを書いてください。

「毎日のACT」評価フォーム
「いき・る」エクササイズ2

一日の終わりに毎日，以下の尺度を使って，次の4つの質問それぞれを評価してください。それぞれの質問の評価は，0点（全くそうでない）から10点（極めてそうである）まであります。

```
 0    1    2    3    4    5    6    7    8    9    10
全く                                              極めて
そうでない                                        そうである
```

苦悩：今日一日は全体的にみて，不安ついてどの程度気をもんだり苦痛を感じたりしましたか？＿＿＿＿＿＿＿＿

苦痛を低減させようという苦闘：不安に関連した感情や思考を締め出そうと（それらを抑制したり，気を逸らしたり，自分自身を安心させたり，他の人に再確認を求めるなど），どの程度の労力をつぎ込みましたか？＿＿＿＿＿＿＿＿

活力：毎日が今日のような日であったら，あなたの人生はどれくらい有意義なものだといえるでしょうか？＿＿＿＿＿＿＿＿

価値に沿った活動：今日はどの程度，あなた自身の価値や人生の目標に沿った活動（行動）に取り組みましたか？＿＿＿＿＿＿＿＿

曜日	苦悩 0〜10	苦闘 0〜10	活力 0〜10	活動 0〜10

第8章

トリートメントのための
アクセプタンスの環境を作る
第2セッション，第3セッション

　それは，サーフィンをしているようなもの……同じ1つの波が，痛みの源にもなりうれば，流れるような優美さと力の源にもなりうる。すべては，君のかかわり方次第だ。

——トレイ・アナスタシオ[訳注]

訳注：Trey Anastasio；2004年に解散した米国ロックバンド「フィッシュ（Phish）」のヴォーカル兼ギタリスト。

第2セッション
これまでおこなってきたコントロールの試みの有効性とその代償

第2セッションの目標とテーマ

　第2セッションでは，人間が苦悩することの自然さについて，クライエントの理解を促すことを目標とする。また，これからのトリートメントのための準備として，クライエントが「創造的絶望」を体験するよう促すことも目標とする。「創造的絶望」には，クライエントにとっての動機づけを高める機能がある。セッションの早期の段階で，セラピストは，クライエントがこれまで不安に対処し，苦痛を軽減するために用いてきたさまざまな方略について，その有効性をクライエントと共に検討する。「絶望から始めよう（創造的絶望）」エクササイズの目的は，多大な努力をしても問題は結局そのままであることについてクライエントの体験を促進することにある。これはクライエントに対し，セラピストが絶望感を体験するよう促すことを意味する。しかし，この絶望によって，クライエントが今までとは違ったことを進んでおこなうようになり，また，クライエントが望まない思考や感情をコントロールしようとする無益な努力を手放すのであれば，この絶望は一方で**創造的**（creative）だといえるのだ。変えられることを変えるということにクライエントが焦点をあて始めれば，彼らの人生における状況は改善するだろう。肝心なのは，不安を軽減したりコントロール方略をさらに増やしていったりするのではなく，そういった苦悶を手放すことにある。多くのクライエントは，手放すということが具体的にはどういう意味なのか，手放すという行動がどういうものなのかをなかなか理解できない。手放すということの具体的な意味は，不安に関連した体験にもがいたり，それを除去しようとしたりすることをやめ，そのような体験をマインドフルに観察するということを意味する。セラピストはこのことを，クライエントに対しメタファーとマインドフルネス・エクササイズを通して伝えていく。

第2セッションの概要

1. センタリング・エクササイズ 〔5分〕
2. 今回までの「いき・る」エクササイズについての確認 〔5分〕
   - 「毎日のACT」評価フォームの確認
3. 回避のパターンとその代償についての確認 〔25分〕
   - 回避のパターンとその有効性
   - 回避の代償
   - 「絶望から始めよう（創造的絶望）」
4. 不安に対処するのではなく，それを観察する 〔20分〕
   - 「考えと感情に対するアクセプタンス」エクササイズ
5. 次回までの「いき・る」エクササイズについての解説

次回までの「いき・る」エクササイズ（家での実践）
- 「考えと感情に対するアクセプタンス」エクササイズを実践し，（毎日20分以上）記録フォームに記入してくること
- ライフ・フォームを使って不安と恐怖に関連した体験を継続的にモニタリングしてくること
- 「今週，不安のために何をあきらめただろう？」記録フォームを完成させてくること
- 「毎日のACT」評価フォームに記入してくること

セッションで用いる用具および配布資料
- 「考えと感情に対するアクセプタンス」エクササイズについての教示 ×2枚
- 「考えと感情に対するアクセプタンス」記録フォーム
- ライフ・フォーム
- 「今週，不安のために何をあきらめただろう？」記録フォーム
- 「毎日のACT」評価フォーム

1 センタリング・エクササイズ　　（5分）

第1セッションの最後でおこなったセンタリング・エクササイズで第2セッションを開始する。

2 今回までの「いき・る」エクササイズについての確認　　（5分）

まず，ライフ・フォームを簡単に確認し，不安に関連したクライエントの体験や，クライエントが不快な感覚と感情に対処するためにおこなった行動について話し合う。また，そのような対処をおこなった代償（すなわち，その行動自体が，クライエントが価値を置くもの，ないし大切にしているものの妨げとなってしまったかどうか）について話し合う。さらに，望まない内的な出来事を体験することにクライエントがどれくらいウィリングであるかについて話し合う。最後に，「毎日のACT」評価フォームの確認をおこなったうえ，前回のセッションに関して質問があるかを尋ね，あれば簡潔に回答する。

3 回避のパターンとその代償についての確認　　（25分）

この確認を始めるにあたっては，セラピストからクライエントに対し，クライエントが不安を体験する際，普段どう対処しているかを尋ねるという方法がある。ここでの第一の目的は，クライエントにおける体験の回避，つまり体験をコントロールしようとしているパターンに関して，認知，感情，行動のレベルから同定することである。第二の目的は，回避とコントロールによって生活を抑制してしまうことが，どういった代償を生じさせているかを同定することである。

回避のパターンとその有効性

　この話し合いの目的は，クライエント自身が**行き詰まった**と感じる際のパターンを明らかにすることにある。ここではまず，クライエントに対し，不安を除去しようとして過去に試したことのある振る舞いについて尋ねる。つまり，クライエントが実際におこなった振る舞いについていくつかの具体例を検討していくのである。たとえば，クライエントは，自らをリラックスさせる，自分の気を逸らす，違った呼吸の仕方をしてみる，薬を飲む，自分を安心させる，自らの考えや心配と議論する，人と話をする，といったことをしてきたかもしれない。またクライエントがまだ試していないような方法が他にもあげられるかもしれない。ここでの目標は，クライエントが過去に試したり，現在おこなっている可能性のある主要な方略を出来る限り多くあげてもらい，情報収集をしておくことである。

　次のステップでは，不安に対処するためにおこなってきたクライエントの方法が，実際に不安をマネジメントするうえでどれくらい効果的であったかを，クライエント自身が評価できるよう手助けすることである。回避や逃避，気を逸らすことなど，一つ一つについてそれらが役立ったのかどうかを聞いていく。この話し合いの目的は，これまでおこなってきた解決のための試みについて，その有効性を見直すことにある。そうはいっても，ここでの焦点は，クライエントのこれまでの試みが**正しかった**か**間違いだったか**ではない。むしろここでの焦点は，それらの試みがクライエントにとって**有効であったかどうか**なのである。不安を対象とした最初のACTのマニュアルにおいて，その著者ら[105]は，セラピストに対し，クライエントに次のように話すことを勧めている。

　　あなたは，論理的に考えて可能な限りすべての方法を試し，考えられるテクニックは何でも試してきたわけです。そして，それらのどれもがうまくいっていない。もし，あなたの体験において不安を取り除こうとする，あなたのまさに「理にかなった」やり方が，実際には不安に効いていないということになると，何かがおかしいということになりますね。問題を解決しようとするあなたの努力そのものが実際には問題の一部だったということはありえませんか？　ずっと解決策のように思ってきたものが，実際には解決策ではないということがあり

ます。その解決策こそが実は，問題の一部だったということがあるかもしれません。

セラピストからのこうした促しによって，クライエントはむしろ，過去に自身が試してきたやり方を自己弁護するような反応を示すかもしれない[105]。それは，このエクササイズが，問題の解決に関わるクライエントの信念を攻撃したり，何の気なしにクライエントのもつ自己という感覚を攻撃してしまうためである。その際クライエントがどのような形でセラピストに反応しようとも，セラピストはクライエントの言葉の内容に囚われないようにすべきである。つまり，クライエントに反論したり，説得したりしてしまわないことが重要である。代わってセラピストは，クライエントのおこなってきた方略がクライエントにとって効果的であったかどうか，というシンプルな疑問へと立ち戻ればいい。ちなみに，クライエントにおける，ここでの自己弁護という行動もまた，クライエントがおこなってきたこれまでの解決方略に含まれる。このようにクライエントがある特定の方略が効果的であったと，セラピストに対し弁護するようなときには，セラピストは次のように指摘するのがよいだろう。すなわち，もし，それが解決策であったのなら，なぜクライエントは今この場所にいるのだろうか？

こういったやりとりのなかで，クライエントは，自らの苦しい立場についてセラピストから非難されているかのように感じてしまうかもしれない。第6章で触れたように，セラピストは，次のような失敗には決して陥ってはならない。すなわち，クライエントを出し抜いたり，クライエントに対し特定の（セラピストの）考えを論理的に納得させようとするような失敗である。セラピストにあっては，不安への対処やコントロールのために試みたクライエントの解決策について，その短期的・長期的な効果をセラピストの先入観からではなく公平な目をもって検討する必要がある。セラピストは，クライエントにとって，思いやりをもつことのモデルになるべきである。そして，セラピストがクライエントに共感を示すためには，過去にクライエントがコントロールを試みてつぎ込んできた，すべての努力と労力とを肯定することが大切である。また，クライエントがそういった試みに取り組んできたことに理解を示すべきであろう。すでに解説したように，大抵の場合，コントロールの方略は，短期的には不安や恐怖を部分的

あるいは完全に緩和する。しかし，豊かで価値ある有意義な人生が，無数の小さな瞬間の集まりからなるプロセスであるように，たとえそれがちょっとしたことの繰り返しであったとしても，不安のマネジメントという短期的な方略への取り組みを続けることは，長期的に見ればしばしば大きな苦痛へと発展するのである。

回避の代償

　ここまでは，コントロールと回避の試みにおける有効性の評価について解説した。このセクションで紹介するセラピストとクライエントのやりとりでは，ここからさらに一歩前進することを目標とする。このやりとりでは，コントロールの試みによってクライエント自身が支払ってきた代償に焦点をあて，クライエントの生活がどのように制限されてしまっているかを同定する。その際，セラピストは，クライエントがライフ・フォームにあげた体験を基にして話を進めることができる。クライエントに尋ねるべき特に重要な質問は次のとおりである。

- 回避のパターンによってあなた自身が支払ってきた長期的な代償とはどのようなものでしょうか？
- 不安や心配をコントロールしようとする代わりに，どういったことをあきらめましたか？
- 長期的に見て，あなたの人生はどういったものになったのでしょう？　ご自身の人生のためにより多くのことが可能になったのでしょうか，それとも余計にやりたいことができなくなったのでしょうか？
- 時が経つにつれ，あなたのもつ選択肢は広がりましたか？　それとも選択肢が狭まって「生活や人生の幅」も狭まってしまいましたか？
- もし，あなたが，不安や恐れ，またそれらに関連した考え，記憶などをコントロールすることに時間とエネルギーを費やさないとしたら，あなたはご自身の時間とエネルギーをどのように使ってみたいですか？

「絶望から始めよう（創造的絶望）」

クライエントの過去におこなってきた体験の回避とコントロールの試みについて話し合っていくと，その古い解決策が実際にはうまくいっていなかったことがしばしば明らかになる。その話し合いによって，そういったクライエントのこれまでの試みが，クライエント個人にとっての多大な代償を伴っていることが明らかになるかもしれない。ここでの**絶望**とは，クライエントが過去に用いてきた解決策は，これまで効果的ではなく，また，これからも効果をもちえないだろうことを意味する。したがって，ここでの「絶望」とは**これからもこれらの解決策はうまくいかない**ということをクライエントが体感する状態のことである。また，ここでの「絶望」とは，不安のマネジメントという過去に用いた方略が効果的でないことを体験することであって，クライエントが何かをあきらめたり，自暴自棄になったりすることではない。したがって，セラピストは，「事態は好転する」とクライエントを安心させることで彼らを慰めたり，動機づけたりしてはならない。こうした誘惑に固く抵抗しながら，セラピストは，クライエントがこれまでの解決策に対し絶望し，その絶望を恐れることに対し，肯定的に受け止めるべきである。

セラピストの側としては，クライエントの絶望を促すことには気が進まないかもしれない。それは，セラピストはクライエントに希望を与えるべきである，という一般的なトリートメントの信念に背くように思えるからだろう。逆説的にいえば，クライエントに希望を与えるということこそが「絶望から始めよう（創造的絶望）」の役割である。しかしながら「絶望から始めよう」では，安易な保証によってではなく，実直なフィードバックによって，そのような希望をクライエントに提供するのである。セラピストにとって重要なことは，クライエント自らが自己破壊的なもがきへと陥ってしまっているということを体験できるよう，クライエントを支援することである。したがって，ここでいう「絶望」とは，これはクライエント自身にとっての失望を意味するようなものではない。さらに，こういった絶望が**創造的**でありうるのは，この絶望によって新たな変化が生じる余地が作り出されるためである[101]。セラピストが，絶望的なのは**クライエントではなく（クライエントの）過去の解決策の方**であることを強調することで，絶望は創造的なものになる。つまり，この絶望は，不安が生じた際，

これまでとは異なるアプローチをクライエントが選択するならば，そこに希望が存在することを示唆している。

　このことを例示するようなちょっとした実話がある。サリーは，ある午後，車を運転中にガソリンが残り少ないことに気づいた。そこで彼女は，最寄りのガソリンスタンドに立ち寄ってガソリンを入れ，お金を払おうとレジのある店内へと向かったのである。彼女の前を彼女と同じように店内に入ろうとする男性が歩いていた。彼は彼女よりも先にドアにたどりつきドアを押した。サリーは男性の後ろに並び，彼が中に入るまで辛抱強く待っていた。その男性はというと，何度もドアを押しながら開けようとするのだがドアを一向に開けられない。ドアが内側からロックされていると考えたのか，その男性は苛立ちながらドアを叩いてノックし始めた。一方，後ろから見ていたサリーの方には，その男性越しにドアの向こうの店内には多くの人がいるのがわかった。さらに，ドアには何か文字が書いてあるのもサリーには見えた。**引く**の文字だった。これでは，たとえ内側からロックされていなかったところで，どれだけ押してもドアは開かない。そこでサリーはその男性に近づき，何かやり方を変えてみてはどうか，つまり**押す**のではなく**引いて**みては，と親切に提案した。案の定，ドアは開き，ガソリン代を払うため2人とも中に入ることができたのだ。不安を押し出そうとすることは効果的ではなく，必要なのは単に何か違った反応をするだけのことかもしれない。創造的絶望は，まさに，そのことをクライエントが体験するのを手助けするのである。

「穴に落ちた少女」のメタファー

　このメタファーの目的は，不安に対しもがくことへの絶望感と，不安が生じた際の対処法をこれまでとは根本的に変えるべきであること，をクライエントが体験できるよう支援することにある。ここでの基本的な発想は**同じようなことをさらにやってみたところで意味がない**ということを体感してもらうことにある。このメタファーの目的は，その後の介入に向けての重要な種まきの作業にあたり，セラピーに対してクライエントがこれまでもっていた思い込みや非現実的な期待を崩す作業でもある。もっと具体的にいえば，セラピーは不安に対するもっと優れたコントロール方略を提供しない，ということをクライエントに体験させるのである。クライエン

トが過去に成功しなかった同じようなコントロールの試みについて，セラピストがさらに新しくクライエントに教え直したところで，クライエントの状況の改善は見込めない。たとえば，クライエントが自分自身を安心させようとしたり，気を逸らそうとしてうまくいかなかったのであれば，セッション中，同じような方略を用いてみたところでうまくはいかないだろう。

　幸せそうな少女が，広い野原を走り抜けていくのを想像してください。私たちはよく，人生とは，本来そんなふうに新鮮で気ままなものであると信じています。その場面を鮮明にイメージしてみましょう。しばらくすると，悲しい運命のいたずらで，走っていたその少女は誤って穴に落ちてしまいました。それは「不安」という名の穴です。穴に落ちたのはその少女のせいではなく，ただ純粋に事故だといえます。完璧だったはずの人生は，今や完璧ではなくなってしまいました。少女は，穴から這い上がろうともがきますが，穴から抜け出すことはできません。這い上がるのがダメならば，他にもっと方法があるに違いない。少女は「掘ったら抜け出せるのでは？」と考えました。手と膝をついてしゃがみ込み，掘り始めます。掘って，掘って，掘り続けます。これだけ掘ったのだから，さすがに抜け出せたのでしょうか？　少女は辺りを見回しました。まだ穴の中にいます。少女は「もっと一生懸命に掘れば，うまくいくかもしれない」と考え，さらに一生懸命に，そしてもっと力を込めて掘りました。しばらくして，少女は，再び手を止め，まわりを見回します。少女はついには出られたのでしょうか？　いいえ，少女はさらに穴の深いところにいます。かなりの重労働です。とても努力しました。その結果は一体どうだったのでしょうか？　少女の落ちた穴は，ただ深く，大きくなっただけ。少女はさらなる恐怖に怯え，希望を失ってしまいました。
　あなたの体験にもこれと似たところがありませんか？　努力が足りないことが問題なわけではないことは明らかです。穴を掘ってそこから出ることにすべてのエネルギーを費やしたその少女と同じく，あなたもすべてのことを試してきたことでしょう。気を逸らしたり，リラクセーションをしたり，ものごとをポジティブに考えようとしてみたり，また，カウンセリングに行ってみたり［そのクライエントが用いてきた他の方略を加える］

と。さまざまな方法を使って掘ってきたのではないでしょうか。でも，それだけの努力が実際には何も実っていないようです。実際には，その努力は，より大きな問題を作り出しているだけかもしれません。「掘る」というやり方のいずれもがおそらく絶望的なのではないでしょうか。手を使おうが，頭を使おうが，リラクセーションや他の人の助けを使おうが関係ないようです。あなたはまだ掘り続けていて，それによってさらに深いところに行っているのかもしれません。

クライエント：おそらく，先生は私をここから抜け出させてくれるもっといい方法を示してくれるか，教えてくれることができると思うのですが。

セラピスト：実のところ，私は穴を掘るためのより良い方法は知らないんです。もし知っていたとしましょう。あなたの体験はどんなことを語っているでしょうか？ それは助けになりますか？ 結局のところ，よりうまく掘ることになるだけで，穴のより深いところに行ってしまうことになるのではないでしょうか。

クライエント：それでは，先生は不安の穴から私が抜け出す方法はないとおっしゃるんですか？ あきらめろと？

セラピスト：私のマインド（頭脳）やあなたのマインドが言う言葉を鵜呑みにしないでください。ただあなた自身の「体験」を見つめ，「体験」が語ることに耳を傾けてください。そのマインドが，もっと上手に穴を掘る方法を探さなくてはとささやいていることは，よくわかります。あなたのマインドはきっと，「リラックスしよう」「家に居ておこう」「ポジティブな考え方をしよう」といったこともささやいているかもしれません。マインドの言うとおりに行動したことで，うまくいったことはありますか？

クライエント：場合によっては，いくらかうまくいったこともありますが，結局は全然役に立ちませんでした。だからこそ，先生が助けてくれることを期待してるんです。先生は専門家なんですから。

セラピスト：実際，私が思うには，あなた自身の体験に関しては，あな

たの方が専門家だと思うんです。あなたにとって重要な「問い」はたぶん，あなたが誰を信じるかということです。それは，あなたのマインドですか，それともあなたの体験の方ですか？　あなたが送りたいと思う人生に，あなたをもっと近づけてくれるのは，その2つの声のうちどちらだと思いますか？

クライエント：さあ，どうでしょう。私にわかっているのは，私が私の望むところからだいぶ離れてしまった，ということだけですよ。

セラピスト：あなたがどういったことを望んでいるかについては，また，じっくり話し合う時間をとりたいと思いますが，あなたが今この時点ですべき作業はたぶん，どうやって穴から抜け出すかを考えることではないと思います。結局のところ，あなたはそれをずっとやってきているわけですよね。穴掘りを続ける限り，もっと違うことをしてみるだけの余地がないわけです。穴掘りの手を止めるのは，恐ろしく大変な勇気のいることです。もし穴掘りをあきらめれば，その穴の中に永遠に留まる運命となってしまうような気もするでしょう。たぶん，あなたの一番の味方は，あなた自身のもつ痛みではないでしょうか。そして，どうやったって穴掘りはうまくいかなかった，というご自身の体験からくる知識も何よりの味方でしょう。あなたはもう十分に苦しんでこられたのではないですか。穴掘りをやめて，何かこれまでと違うことをする準備はおありですか？　敢えてその穴の中に留まることができそうでしょうか？

「自己非難」対「責任（response-ability）」

時々クライエントは，穴に落ちた少女のメタファーを聞いて，クライエントの置かれた苦しい状況について彼らが非難されるべきかどうか，とセラピストに尋ねてくることがある。穴に落ちた少女のメタファーは，彼らが穴の中にいるのは彼ら自身の過ちではないことを明確に伝えている。少女が野原を走っていただけなのと同じように，クライエントがなぜ，どの

ようにして，その穴に落ちたかということはさしあたって重要ではない。結果的にただそうなっただけのことである。穴に落ちたことも，それは人生がその人に与えた一枚のカードなのだ。むしろ少女にとって重要なのは，少女が穴の中にいるということ，そして穴掘りが効果的でなかったことを受け容れることである。自分自身を非難することが無益なのは，それが何の目的も果たさず，効果的でないからだ。自己非難はその少女を穴から抜け出させてくれるのだろうか。やる気がないことが問題なわけでもない。少女はできる限りのことをして，一生懸命に取り組んできた。誰が責められるべきかということは問題ではないのだ。セラピストはクライエントに「ご自身を非難することは，あなたが望む場所にあなたを近づけてくれるでしょうか，それとも遠ざけてしまうでしょうか？」と尋ねることもできるだろう。

　理解しておくべき重要なポイントは，（英語の）語源でいうところの**責任（response-ability）**がクライエントにはあるということだ。これはクライエントには，反応する（response）ことが可能（able）であり，そして複数の選択肢からなる任意の行動をクライエントが選択可能だということを意味する。クライエントがまず初めにすべき選択とは，穴掘りという対処法を手放すことである。クライエントに対しては，私たちに「責任」があるということを，人が生まれながらに備えた素晴らしい素質として捉えてみるよう提案してみよう。なぜなら，クライエントに責任があるということは，クライエント自身の現在の生活状況を改善するために，クライエントにはできることがあるということだからである。私たちには，身体の内側で生じる感覚，そしてマインドが生み出す思考を選択することができない。人生が私たちに与えるものを選択することもまた，しばしばできない。しかし，クライエントは自らの人生を向上させるため，自分の手足を使ってどう活動するかについては選択することが可能なのである。

　ここで前のセッションで使ったライフ・フォームについて再び取りあげるのがよいだろう。クライエントには，不安と恐怖によって自らが穴の中に落ちてしまったと感じたこれまでの体験について話をしてもらおう。そのときクライエントは何をしていたのだろうか？　そこから出ようと何らかの穴掘りの方法を1つかそれ以上試みただろうか？　それらはうまくいったのか？　その結果支払った代償とはどのようなものであったのか？　その結果として，自分自身や他者を責めることになったのだろうか？　こ

れらのことをクライエントに尋ねてみよう。

「不安というトラに餌をやる」メタファー

ここまでで，回避の試みがうまくいっていないことをクライエントに示唆していく方法を示したが，これとはまた別の方法もある。「不安というトラに餌をやる」メタファーは，コントロールの試みが生み出す最終的な代償を説得力ある形で表現している。Hayesら[105]は元々，クライエントに対し，不安を和らげようとすること（例：クライエント自身の不安が要求してくるものにクライエントが屈すること）によって，不安をコントロールすることはできないことを示すため，このメタファーをクライエントに伝えていた。このメタファーはまた，不安をコントロールしたり，避けたりしようとすることによって，クライエントの資源や生活空間の大部分が次第に蝕まれていくさまを描いている。

あなたがご自身の不安に対処するやり方は，まるでお腹を空かせた赤ちゃんトラを飼う人が，そのトラに対してすることと似ているような感じがします。そのトラはまだ赤ん坊ですが，十分，凶暴で，あなたは「嚙み付かれるかもしれない」と考え，自分が食べられないようにと冷蔵庫に肉を取りに行きます。当然，肉を与えておけばその間は，トラをおとなしく黙らせておくことができます。トラはしばらくの間，あなたを放っておいてくれるわけです。でも，それによってトラは少しだけ大きく育ってもいます。次にトラが空腹になるときには，また少し大きくなり，もっと怖い存在になっていきます。そしてあなたは冷蔵庫に行き，またトラに肉を投げ与えます。あなたはトラがこちらに来ないようにと餌をやるわけです。問題は，あなたが餌をやればやるほど，トラが大きくなり，あなたは余計にトラを恐ろしく感じるということです。やがて，小さなトラは大きなトラとなり，かつてないほどあなたを震えあがらせます。あなたは冷蔵庫に行ってはさらに肉を与え，餌をやり続けながら，いつの日かトラがどこかへ行ってくれることを期待しています。でも，トラはどこへも行ったりはしません。ただ猛々しく，さらに凶暴に，そして空腹になっていくばかりです。ある日，あなたが冷蔵庫へ行き，扉を開けると，冷蔵庫は空っぽにな

っていました。ついには，そのトラに与えるものが何も残っていません。ん，何も？？　あなたを除いてはね！！

　あなたは，自分自身を丸呑みできそうなほど強烈な不安というモンスターたちを抱えています。感情や身体の不快感，ネガティブな考えといったモンスターがあなたの前に現れたとき，あなたはそのモンスターたちは餌さえ与えておけばどこかへ行ってくれるだろうと願い続けます。あとちょっとだけ自分の人生の自由をモンスターたちに与えてやれば，彼らは，いつかはいなくなるはずと願い続けます。では，あなたの体験は実際にあなたが願ったようになったと告げていますか？　これから先，そんなふうにうまくいきそうな兆しが何かありそうですか？

　セラピストは，このメタファーをクライエント個人にあてはめて考えてみてもらうため，クライエントに対し，彼らが自分自身の人生において不安というモンスターにどのように餌をやってきたか，その例を考えてみてもらうとよい。もしクライエントがこのメタファーにあてはまるような例（例：パニック発作を避けるために一人で家にいる）をなかなか思いつかないのであれば，ここまでのセッション中のクライエントのコメントやライフ・フォームに関するクライエントとのやりとりを基にして，いくつかの例を提供してみることもできる。

4　不安に対処するのではなく，それを観察する　（20分）

　セラピストに対し，クライエントが再び，自分は何をすべきか，あるいはどのように違ったことをすべきなのかと尋ねてくることもあるかもしれない。セッションのこの段階では，セラピストはクライエントに次のように告げることが大切である。つまり，何も変えずに，それが生じた際の自分がどのように対処しているのか観察し，それがどのように作用するかに注意を向けるよう伝えるのである。これ以上の「穴掘り」をせずに不安に対処するというスキルは，直接的な体験を通してでしか習得できない。ちょうど自転車の乗り方を覚えるのがそうだったことを思い出してもらいたい。こういった理由から，自分の体験を変えようとすることに夢中になる

のではなく，自分の内側で起きていることにクライエントが気づくように促すことが大切である。以下のマインドフルネス・エクササイズは特にそういった意味で有用である。

「考えと感情に対するアクセプタンス」エクササイズ

呼吸に注意を集中するマインドフルネス・エクササイズは，伝統的な仏教の教義と実践の中核だといえる（例：文献28）。我々は，以下のエクササイズを，この不安に対するトリートメント・プログラムの目的のために，より一般的なやり方[47, 123, 174]を基に作成している。我々がこのエクササイズにおいて，呼吸に焦点をあてようとしているのは，ちょうど私たちの呼吸と同じように，思考，心配，身体感覚，感情などの内的な感覚は，常に移ろい，変化していくからである。ここでの目的は，クライエントが呼吸への注意という1つのことに焦点をあて，思考，感情，感覚が心に浮かんでは消えるのをそのままにさせておくことを練習することにある。クライエントはまた，内的な体験がどれほど嫌悪的なものに思えても，それが永遠に続くものでもなければ，身体的に危害をもたらすものでもないことを体験する。そういったことに注意が向けられれば，それが瞬間，瞬間でいかに変化し，自分が何かをしなくても，それは自然にやって来ては去っていくものであることがわかるだろう。

マインドフルネス・エクササイズを通して私たちは，自分の心にやって来るものや，自分が感じるものを選択することはできないのだということを学ぶ。クライエントに対してもそのことを伝えておこう。私たちが選択できるのは，私たちが何に対し注意を払うか，また，どのようにして内的な出来事に注意を払うかということだけである。目標とするのは，クライエントが自らのもつ思考やイメージ，そして，そのような思考やイメージに対する自らの感情的な反応に対し，あるがままに注意を向けるということである。これは自らの抱える不安は自らの敵ではないということを学ぶための具体的な方法である。対処しようとせずに，ただ身体の感覚に注意を向けることは，不安障害をもつ人にとっては特に習得が難しいスキルでもある。なぜなら，これは，彼らが不安を感じた際にこれまでおこなってきたコントロールしようというもがきとは全く逆のものだからである。だからこそ，この新たなスキルを習得するためには，毎日の定期的な実践が

必要なのである。

　セラピストはこのエクササイズを始める直前，この実践の目的が，観察することを学び，感じ方が上手になることにあることをクライエントに気づかせよう。このエクササイズの狙いは，クライエントの気分を変えたり，より良い，リラックスした気分にさせたり，あるいは落ち着かせることではない。結果的にそうなる場合もあれば，ならない場合もあるだろう。むしろ，このエクササイズの目標は，クライエントが一つ一つの呼吸に，自ら発見したあらゆる感覚に，そして心に浮かぶあらゆる考えや心配に対して，最大限の思いやりをもってそれに気づくことである。このエクササイズの途中，クライエントの注意がさまよい始めたときには，「呼吸に対し，そっと注意を向けましょう」と自然な感じで何度でもクライエントに促せばよい。クライエントのなかには，指示を理解しても，それにしたがうことが困難な人もいる。そういった人たちには，ものごとの上達には継続的な練習が大切であることを思い出してもらおう。「思考と感情に対するアクセプタンス」エクササイズは，1回やり終えるのに，15分ほどの時間がかかる。セラピストは，クライエントに対して，以下にある教示をゆっくりと，穏やかに読み聞かせるようにする。

「考えと感情に対するアクセプタンス」エクササイズ（教示）

1. まず，これから「考えと感情に対するアクセプタンス」エクササイズというものをするための許可をあなたから得たいと思いますが，これをやってみたいと思われますか？［クライエントの許可をとり，先に進む］

2. では，椅子に座り楽な姿勢をとってください。足を床につけ，腕や脚は組まずに，手を膝の上にのせ（手のひらは上にしても下にしても，心地良いほうでかまいません），背筋も伸ばしてみましょう。そっと目を閉じてください。［10秒の間］

3. 呼吸の動きと身体中の感覚に数秒間注意を向けてみましょう。［10秒の間］身体の感覚，特に身体が椅子や床に触れている感じや圧

力を意識してみましょう。*[10秒の間]*

4. 今度は，あなたの呼吸が穏やかに胸やお腹を膨らませたり，へこませたりすることに対して，ゆっくりと注意を向けましょう。浜辺の波が打ち寄せては引いていくように，あなたの呼吸は常にそこにあります。身体の中のリズムに注意を向けてみましょう。*[10秒の間]* 一つ一つの呼吸に注意を向けます。吸って，そして吐くことに集中しましょう。*[10秒の間]* 息を吸い込むとき，そして息を吐くときのお腹の変化に注意を向けましょう。*[10秒の間]* 息を吸ったり吐いたりするときの身体の感覚を感じるために，少し時間をとります。*[10秒の間]*

5. 息を吸い込むことに，何の努力もコントロールも必要ありません。ただ息に呼吸させておいてください。*[10秒の間]* 今のあなたがもっている大きな許しと受け容れる心を，今度は呼吸以外の体験に対してもできる限り広げていきましょう。変える必要のあることなど何もありません。到達すべき決まった目標もありません。あなたがしている体験を何か別の体験に変える必要もないのです。今感じている体験を，自分自身の体験として全身全霊で受け容れてあげましょう。*[15秒の間]*

6. 遅かれ早かれ，あなたの注意や意識は呼吸から離れていくでしょう。あなたの意識は，心配事や何か別の考え事，不安，イメージ，身体の感覚，もしくは何かの計画だったり，物思いなどへと逸れていったりするでしょう。人の意識とは大体いつもそんなふうに，ぼんやりとさまよっているものです。自分の意識がさまよい始めたことに気づくことができたら，そのときは，自分自身を優しく褒めてあげましょう。あなたは，自分の意識がさまよっていたことに気づき，自分の体験へと再び注意を戻しているのです！ 自分の意識がどこかに移ろっていたことを認めてあげるのもいいですね。「あぁ，考えていたんだね。感じていたんだね」と。そして，息を吸って吐く感覚へとそっと注意を戻しましょう。*[10秒の間]* 最大限の優しさと思いやりをもって自分の意識に接しましょう。意識が何度もさま

ようとき，それはあなたが忍耐と優しい好奇心をもつためのチャンスです。[15秒の間]

7. 身体の感覚や何かの感触，もしくはその他の感覚に気がついたなら，ただそれらに注意を向けましょう。そういった感覚があることを認め，ただそのままにしておきます。あなたの心にそんな余裕をもたせてみましょう。[10秒の間] 特定の感覚を捕まえてしまったり，追い払おうとしたりしないでください。[10秒の間] 心を開いて，不快，緊張，不安，そういったもののために，自分の中に彼らの居場所を作ってあげましょう。そういった感情をただそこに居させてあげるのです。[10秒の間] あなたの中に，あなた自身の全体験を歓迎してあげるだけの余地が広げられそうですか？[15秒の間]

8. 感覚が瞬間，瞬間で変化していく様子をじっと注意して見てみましょう。時々，感覚が強くなることがあります。[10秒の間] 変わらないこともあります。[10秒の間] 弱くなることもあります。強くなるか弱くなるかはどちらでもよいのです。[10秒の間] このまま落ち着いた状態で，あなたの中の不快感に向けて息を吸い込んでいきましょう。そして，今度は，その不快感のあるところから息を吐き出していきましょう。あなたの吸った息が，身体の中の不快感のある部分へと向かい，今度は，そこから返ってくるように，呼吸が動いているのをイメージしてみましょう。今は，気分を良くしようとしているのではなく，上手に感じるための練習をしていることを忘れないでください。[15秒の間]

9. 身体の中に強烈な感覚があって，呼吸に集中できていないことに気づいたら，意識を呼吸から少し離して，その感覚がある方へと移してみましょう。ゆっくりと，その不快感，そしてその奥へと注意を向けていきます。それがあなたにとってどんなに嫌なものであっても，そのまま意識をそこに留めましょう。[10秒の間] その感覚をよく味わってみます。[10秒の間] 実際に味わってみるとどんな感じがしますか？[10秒の間] この不快感についても，不快感のための場所を空け，彼をそこに置いておいてあげましょう。[10秒の

間]あなたは今,自分自身の中にあるものを,それがどんなものであっても,自分の中へと招き入れ,そして共に過ごすということをしています。[15秒の間]

10. 身体の感覚と一緒にいると,あなたは,その感覚について何か考えたり,そこからさらに色々なことを連想し始めていることに気づくかもしれません。[10秒の間]ふと気がつくと,「危険だ」とか「もっと悪くなっている」といった評価するような考えと一緒に,あなたのマインド[もしくはクライエントが付けた名前]がそこにいるかもしれません。そんなときには,そういった考えをささやいてくれたマインドに「ありがとう」と言ってみましょう。そして,あるがままの現在の体験へと注意を戻しましょう。[間]マインドがささやく言葉に惑わされるのではなく,考えは考え,身体の感覚は身体の感覚,また感情は感情として意識しながら,あるがままの体験へと注意を戻します。それ以上でもそれ以下でもありません。[15秒の間]

11. あなたが抱えている「考えや感情」と「あなた自身」とは別々の存在です。このことを体験しやすいように,考えや感情に気がついたらそれらにラベルをつけてみましょう。たとえば,心配しているのに気づいたら,「心配……心配がある」と静かに自分自身に言ってみます。自分自身について何か評価したり判断したりはせず,心配をただ観察するようにします。[10秒の間]それでも,自分自身について何か評価したり判断したりしてしまっていることに気づいたら,評価したり判断したりしてしまっているということに,ただ意識を向けます。今度は,そのことについて「評価……評価がある」と言ってみましょう。優しさと思いやりをもってその様子を観察します。[10秒の間]その他の考えや感情が現れても同じように接します。「計画」「記憶」「願望」など,何であれあなたが体験していることにただラベルをつけます。ラベルをつけたら,先へと進みます。[10秒の間]色々な考えや感情が,あなたの心や身体の中にやって来ては出ていきます。それらの考えや感情がささやく「言葉」は「あなた自身」ではありません。それらがどんなにしつこく,激

しく訴えてきたとしても，あなたは「言葉」ではないのです。*[15秒の間]*

12. そろそろこのエクササイズが終わりに近づいています。それでは，少しずつあなたの注意を広げていきましょう。今，周りに聞こえている音を取り込みながら，周りの様子にも注意を向けてみましょう。*[間]* あなたの注意を今のこの瞬間へと戻していきます。今日これから起こる瞬間へと注意を移していきながら，ゆっくりと目を開けてください。

　エクササイズを終えたら，セラピストは，このエクササイズをクライエントがどのように体験したかを尋ね，クライエントからのどんなコメントや質問，関心についてでもよいので簡単に意見交換をする。このときセラピストは，マインドフルネスとアクセプタンスについての基本的な発想の解説をそのやりとりのなかに盛り込んでもいい。セラピストとしては，クライエントに，アクセプタンスやこのエクササイズをどんな方法であっても，不安をコントロールしたり，軽減したりするためのツールとして誤用させてしまうことは避けたい。また，クライエントには次のことを思い出してもらおう。実践を積み重ねることでクライエントはマインドフルな観察者へと上達していく，そして，このエクササイズが求めるクライエントの姿勢こそが今後のセッションを進めるうえでの重要な基礎になる。そのためにも，クライエントが家で少なくとも1日1回，定期的に練習し，本章の終わりにあるフォームを使って自らの実践を日々記録し続けることが重要である。より優れた観察者となり，また自分の人生に全身全霊で関わっていくためには，こうしたエクササイズをおこなっていくというクライエントのコミットメントが必須なのである。クライエントに，こうしたことにコミットするだけの準備が整っているかを尋ねてみよう。

5 次回までの「いき・る」エクササイズについての解説

- 「考えと感情に対するアクセプタンス」エクササイズを実践し（毎日

20分以上），記録フォームに記入してくること。※セラピストは，クライエントにフォームを家に持ち帰ってもらうため，教示のコピーをクライエントに渡しておく。
- ライフ・フォームを使って，不安と恐れに関連した体験を継続的にモニタリングしてくること。
- 「今週，不安のために何をあきらめただろう？」記録フォームを完成させてくること。
- 「毎日のACT」評価フォームに記入してくること。

第2セッションでの新たなワークシート「今週，不安のために何をあきらめただろう？」記録フォームをクライエントに紹介する。このワークシートの目的は，セッションとセッションとの間に，クライエントが日々，不安のためにあきらめてしまっていることに気づいてもらうことにある。こうしたワークシートについての目的もクライエントに説明しておこう。また，このエクササイズは，クライエントが不安をマネジメントし，避けようとすることによって，何らかの代償を支払っているのだ，ということをクライエントが体験できるよう計画されている。そのような代償のなかには，クライエントにとって重要なことをする機会をあきらめてしまったということも含まれるだろうし，コントロールや回避の方略を使うことで，それさえしなければできたことが，結果的に後回しになってしまい断念したといったことも含まれるだろう。

第3セッション
「絶望から始めよう」
：新たな解決策のための余地を作り出す

第3セッションの目標とテーマ

　第3セッションの最初の目標は，コントロールの試みは解決策ではなく問題であるということを，クライエントが明確な形で理解できるように支援することにある。セラピストはクライエントに対し，過去におこなってきた回避やコントロールの試みが効果的でないということ，そして，不安に対処するやり方を変えない限りは何も変わらないことを体験できるようにする。これにより，クライエントにおける，さらなる創造的絶望を育むわけである。ここでよくクライエントに向けられるセラピストからのメッセージには「**あなたが絶望的なわけではありません。単にあなたが過去におこなってきた解決のためのやり方が絶望的なのです！**」というものがある。新たな方向へと進むための最初の一歩は，過去に用いてきた解決のためのやり方を手放すことである。この解決策を手放すことは，新たな可能性のための余地を作ってくれる。セッション内でのエクササイズを通じて，クライエントは，不安にもがくという対処法を手放す体験をするための機会と，さらに，自分自身の不本意な振る舞いが，実は自らにとってのひとつの選択でありうることを体験するための機会を得る。

　もしも，不安の軽減がこのトリートメント・プログラムで掲げられた目標でないとすれば，当然ながらクライエントは「このトリートメントの最終的な目標とは一体何なのか？」と疑問に思うであろう。こういった理由で，我々セラピストは，不安をマネジメントすることの代わりとなる目標として，価値に沿った活動の重視という目標をクライエントに紹介する。このトリートメントの意図は，クライエントが選択した価値の方向へと進み，全身全霊で人生を送ることを学ぶことにある。そして，このことによって，辛いセラピーの課題がクライエントにとっての有意義な作業へと変わるのである。

第 3 セッションの概要

1. 「考えと感情に対するアクセプタンス」エクササイズ〔15分〕
2. 今回までの「いき・る」エクササイズについての確認〔5分〕
   - 「考えと感情に対するアクセプタンス」記録フォームおよび「毎日のACT」評価フォームの確認
3. コントロールこそが問題である――その手を放すことが代替策となる〔20分〕
   - 「チャイニーズ・フィンガー・トラップ」エクササイズ
   - 「不安というモンスターとの綱引き」エクササイズ
4. 不安をマネジメントする代わりに価値に沿って活動する〔20分〕
   - ライフ・フォームおよび「今週,不安のために何をあきらめただろう?」記録フォームの確認
   - 価値ある方向性を選択する
   - 価値は辛い取り組みを有意義な取り組みへと変える
   - 人生で最も大切なことは何か?
   - 「墓碑銘」エクササイズ:私は自分の人生が何を表すものであってほしいのだろうか?
5. 次回までの「いき・る」エクササイズについての解説

次回までの「いき・る」エクササイズ(家での実践)

- 「考えと感情についてのアクセプタンス」エクササイズを実践し(毎日20分以上)記録フォームに記入してくること
- ライフ・フォームを使って不安と恐れに関連した体験を継続的にモニタリングしてくること
- 「今週,不安のために何をあきらめただろう?」ワークシートを完成させてくること
- 「毎日のACT」評価フォームに記入してくること
- 「自分自身の墓碑銘を書くエクササイズ」ワークシートを完成させてくること

セッションで用いる用具および配布資料

- 「考えと感情に対するアクセプタンス」記録フォーム
- ライフ・フォーム
- 「今週，不安のために何をあきらめただろう？」記録フォーム
- 「毎日のACT」評価フォーム
- 「自分自身の墓碑銘を書くエクササイズ」ワークシート ×2枚
- チャイニーズ・フィンガー・トラップ：セッションで使う用 ×2個，クライエントが家に持ち帰る用 ×1個
  （パーティー用品や雑貨の販売店もしくはインターネットで入手できるでしょう）^{訳注)}
- 「モンスターとの綱引き」エクササイズで使用するバスタオル

1 「考えと感情に対するアクセプタンス」エクササイズ　（15分）

　第2セッションで導入し，家での実践課題とした，「考えと感情に対するアクセプタンス」エクササイズを繰り返すことでセッションを始める。セッション中のクライエントの前進と困難とをアセスメントしながら，このエクササイズに挑戦しようとするクライエントの努力とウィリングネスを称賛する。

訳注：チャイニーズ・フィンガー・トラップは，クラフト・テープなどを使って，自分で作ることもできる。作り方は，インターネットで"指ハブ"，"Chinese finger trap"などで検索することで調べることができる。

2 今回までの「いき・る」エクササイズについての確認 （5分）

「考えと感情に対するアクセプタンス」エクササイズの毎日の実践について確認する。極度の不安から生じるものも含め，ウィリングネスやコミットメントの欠如に注意する。家での実践の必要性をここでも繰り返す。第3セッションの終盤では，不安に対処するための代替策としての価値に沿った活動をとりあげる。そこで，ライフ・フォームと「今週，不安のために何をあきらめただろう？」記録フォームの確認は第3セッションの終盤でおこなう。

3 コントロールこそが問題である ——その手を放すことが代替策となる （20分）

ここではクライエントに対し，体験の回避という対処方略の使用が問題を引き起こすことを伝える。体験の回避を含むクライエントにおける過去の問題解決の試みは，実際のところ解決策にはなっておらず，それこそが問題なのである。ここでも，このことをクライエント自らが体験できるようにすることが引き続き重要である。第2セッションでの目標は，不安を体験するのを避けるためにクライエントがおこなってきた過去のやり方が，実際には効果的でなかったことをクライエントに示すことであった。この第3セッションの目標は，第2セッションで扱ったそのテーマを拡張することにある。クライエントがかつておこなってきた不安の回避やコントロールという解決策は効果的ではなく，むしろ大きな代償をクライエントに負わせる結果となった。この第3セッションで扱うメタファーやエクササイズはクライエントがこのことを体験できるよう促すためのものである。

第2セッションと同じように，ここでも次のことが重要である。すなわち，折角クライエントが絶望を体験しているところに，セラピスト側がクライエントをそこから救出してあげたいという誘惑にかられ「事態は良くなります」と励ましたり，安心させたりしてしまわないことが重要である。ここでクライエントが体験している絶望感は，失望というような感情では

ない。それは過去の解決策が絶望的で，効果的でないのだという体験である。Hayes, Strosahl, Wilson[101]が述べているように，絶望の体験は，ビター・スイートな（ほろ苦い）体験である。それは，悲しくもまた，希望に満ちたものである。苦痛でありながら，同時に力を与えてくれるものでもある。それは，開放的で，消耗した，冷静で，謙虚で，勇敢な感覚である。自己破壊的な対処法の無意味さについて，セラピストが手を加えることなく，それをそのままストレートな形でクライエントが体験するからこそ，絶望の体験は有益かつ動機づけを高めるもの（「創造的」）になりうるのだ。クライエントのこの体験は，不安との関わり方として，根本的にこれまでとは異なった新たな方法へと可能性を広げるものである。

　セッションのこの段階ではまだ，クライエントに対し，新しいアプローチが具体的にどのようなものかを伝える必要はない。ここでのエクササイズの目的は，クライエントが次のことを体験できるようにすることにある。すなわち，そのもがきというやり方を手放すことはひとつの選択であること，そして，これからクライエントがおこなおうとすることは，たとえそれがどんなものであっても，過去にクライエントがしてきたこととは根本的に異なるものでなくてはならない，ということである。

「チャイニーズ・フィンガー・トラップ」エクササイズ

　「チャイニーズ・フィンガー・トラップ（以下，フィンガートラップ）」とは，13 cm くらいの長さで，1 cm くらいの幅の藁で織った筒である[訳注]。まず，両方の人差し指をそれぞれ藁の筒の各端から入れる。一旦入れた指を引き抜こうとすると，筒は指を捕らえ締めつけるため指に不快感が生じる。ここで指を動かすための自由と余地を再び取り戻すための唯一の方法は，まず指をさらに奥に押し込み，それから指を引き抜くことである。このエクササイズの目的は，直感に反して見えること（「不安に接近すること」）が，かつてのうまくいかなかった解決策を続けるよりも，いかに良い解決策でありうるかを体験させることにある。フィンガートラ

訳注：わが国ではほぼ同じものが「指ハブ」という名前で沖縄の文化で親しまれている。指ハブとフィンガートラップの違いは，前者では片方の端がハブの尻尾のように閉じていることにある。したがって，指ハブの尻尾の部分をほどいて開き，外側に折り込むことによって，同じものを作ることが可能である。

ップは，苦痛を弱め癒しを得るためには，むしろ苦痛に近づいてみようというメタファーである。我々は，Hayes, Strosahl, Wilson[101]が述べているメタファーを基にこのエクササイズを取り入れた。元々，彼らはこのメタファーをクライエントに言葉を使って伝えていた。我々は，我々がおこなった研究結果[51]をもとに，クライエントが自らの振る舞いの効果について身をもって体験できるよう，実際に物を使って，そのメタファーを実演してみることを提案したい。この体験的なやり方は，行動療法における行動的な志向性とも一致しており，このメタファーのもつ信憑性と有効性を高める役割をしうるだろう。実際のセッションでは，このエクササイズの後で，クライエントには家用にフィンガートラップを1つ持って帰ってもらうのがよいだろう。

　はまった指を引っ張って抜こうとするような，一見，理にかなったように見えるやり方が，実際にうまくいくとは限らない。本質的にコントロール不可能な感覚をコントロールしたり，軽減させたりしようとすることは，単に問題を深めるに過ぎないのだ。このエクササイズでは，このことをクライエントに発見してもらうことを意図している。強く抜こうとすればするほど，余計に指は締めつけられ，いっそう動かす余地は奪われ，さらなる不快感を引き起こすのである。対照的に，指を引き抜くのではなく，押し込んでみること，言うなれば，不快感に近づくといった直感に反した振る舞いこそが，もがきの苦しみを効果的に終わりへと導いてくれる。これによってクライエントは，動いたり，他のことをするための新たな余地を得るのである。

　私たちは皆，同じ船に乗った船員である。そして，クライエントが自らのもがきに向き合おうとするとき，彼らは決して一人ぼっちではない。セラピストがクライエントと共にこのエクササイズをおこなうことは，こういったメッセージをクライエントに伝えるための優れた方法でもある。

　クライエントにフィンガートラップを手渡し，セラピスト自身でもそれを使ってみる。まず，両方の人差し指をそれぞれその筒の各端に滑り込ませるようクライエントに促す。指を完全に入れたら，そのフィンガートラップから指を抜くよう促す。普通，クライエントは，そこから指を引き抜こうとする。この際指を引き抜こうとするクライエントに，何か気づいた

ことがないかを尋ねてみる。おそらくクライエントは，その筒がクライエントの指を締めつけ血行が悪くなるため，不快感を体験していると答えるだろう。「今日のセッションの間中，指が抜けないのでは」といった不安を口にするかもしれない。筒から指を引き抜こうとする動作は，最もわかりやすくて自然な解決手段であるかに思えるため，クライエントは当然の解決策がうまくいかないという困惑を体験するかもしれない。実際，単に指を引っ張り続ければ，間違いなくいつまでも動きがとれないままである。セラピストとクライエントでこのエクササイズに取り組みながら，セラピストは，その際の個々のクライエントの反応，提案，コメントに合わせてこのエクササイズを個別化することができる。以下のやりとりでは，このエクササイズの個別化を実際におこなっている。

セラピスト：指を引き抜くという方法は，フィンガートラップから解放されるためのすごく自然で，理にかなってみえる反応ですね。でも，実際，やってみるとどうでしょう？ [セラピストもフィンガートラップをつけたまま，クライエントにもう一度，自分の指を引き抜いてみるよう促す]

クライエント：ダメです。はまったままです。

セラピスト：私もそのようです。私たちの指はもっと強く締めつけられただけで，余計に指は痛いし，指を動かす余地もなくなってしまいました。

クライエント：じゃあ，ここからどうやって抜けばいいんですか？

セラピスト：たぶん，肝心なのは指が抜けるかどうかじゃないでしょう。実は，あなたが動けるようになるために，いくらかの余地を広げるという意味では，別の方法があるんです。そうは言っても，そこにたどり着くには，この指がはまった状況に対して，もっと違うやり方をしなくちゃいけません。そのやり方とはどのようなものだと思いますか？

クライエント：よくわかりません。ここから私が抜け出すための何か仕掛けがあるんでしょう。おそらく，何か違った方法で指を引く必要があるんでしょうね。

セラピスト：なるほど。では，それをやってみながら，実際どうなるか試してみましょう。

クライエント：これもだめだ。まだ，はまったままです。
セラピスト：私もです。じゃあ，こんなのはどうでしょう。いっそのこと，考えたことと違う，とりあえず，筋の通らないやり方をしてみるんです。引き抜く代わりに，指を押し込んでみるとか。今度は，これを試して，どうなるかやってみましょう。*[見本を見せるため，セラピストは少しずつ自分の指を筒の奥へと押しつける]*
クライエント：あぁ，今度は動かすことはできますが，まだ，指を出すことはできません。まだ，はまったままです。
セラピスト：私もです。私たちの指ははずせないかもしれませんが，お気づきのように，指を押し入れることで確かに指を動かすだけの空間が筒の中にできましたね。筒の中に押し込むと，前よりも指を動かすだけの余地が得られるようです。万が一，このフィンガートラップから抜け出す必要が全くなかったとしたらどうでしょう？　もしこれが，私たちに必要なだけの，体験すべきことを体験するだけの余地を作り出した，ということだとしたらどうでしょうか？
クライエント：何だかわけがわからなくて，怖い感じがします。ちょっとそれは嫌ですね。
セラピスト：嫌な感じがするというのもわかります。あなたにとっての「*[クライエントが最も恐れていることのいくつかを挿入]*」のように，あなたを怖がらせるものからあなたが逃げたいと思うのも理解できます。でも，あなたが抱えているものから離れ続ける，言うなれば，引っ張り続けたならどうなるでしょうか？　不安から離れようとすればするほど，そのトラップはよりきつく締まり，さらにはまり込んでしまいます。不安を取り除こうとすること，不安があるときにそれを弱めようとすること，不安がどこかに行ってくれたときにそれを戻ってこさせないようにすることをこれまでしてきました。こういったすべてを避けたり，コントロールしたりという対処法は，あなたの人生にどういった影響を与えているのでしょう？　あなたが本当にしたいことをするための空間が生まれたのでしょうか？　それともあなたの人生をさらに不安に占

領させてしまうことになっているのでしょうか？
クライエント：そうですね。私がしてきたことは，確かに大して役に立ってもいませんし，問題を解決してもくれません。ですから，教えてください。私は何を代わりにしたらいいんでしょうか？
セラピスト：私にもよくはわかりませんが，フィンガートラップを実際使ってみて指を引き抜こうとすること，つまり，不安から離れようとすることは結局うまくいかない，といったところでしょうか。少なくとも，何か直感に反すること，フィンガートラップでいえば，指を引き抜くよりも押し入れるということは，あなたが動くための余地を広げ，新たな選択を与えてくれています。おそらく，人生において，あなたが今いる場所からあなた自身を解放するためには，何か逆のことをしてみるというのもひとつの方法でしょう。今までと何か逆のことをしてみるとしたら，どんなことができるでしょうか？

　フィンガートラップのエクササイズは強い影響力をもっている。それが強力であるのは，このエクササイズがクライエントに直接的な体験の機会を与えてくれるからである。すなわち，それは，私たちの直感と私たちが良かれと計画した解決策が，実際に効果があるのかどうかを体験する機会を提供してくれるからである。そしてこのエクササイズは，こういった解決策が結局は少しも解決につながっていないことを体験させてくれる。実際のところは，それらのいわゆる解決策と呼ばれるものは，元々あった問題以上に大きな新たな問題を生じさせてしまいかねない。Tim Dunn は，彼の著書 "*How to Escape the Chinese Finger Trap*：*A Manual for Changing*（チャイニーズ・フィンガー・トラップからいかに逃れるか：変化のための手引き）"（現在，入手不能）において次のように述べている。

　　人生とは苦悩を含むものであって，結局のところ，この事実から逃げようとする試みは，うまくいかない運命にある。あなたはこれを悲観主義的な哲学だと思うだろうか。しかし，全くもって取りつく島がないというわけではない。なぜなら，そこには出口があるからだ。逃れようとしてはい

けない。それに向かっていくのだ。あなたを痛めつけ，恐れさせる対象をこちらから探し求めるのだ。やみくもに痛みから逃げ回り，やみくもに喜びを求めること，それこそが人生における問題を大きくさせているのだ。
（文献 84 より）

　Dunn は，希望は逃避や回避のなかには存在しないと述べている。むしろ真の希望は，私たちが，自らがもがくことによる苦悩に向き合い，思いやりと優しさをもってそれを容認するときに生じるのだ。そのときに初めて，苦悩は，私たちの幸せをそれほど締めつけなくなるだろう。クライエントは，自分自身で築いてしまったトラップの網を自らの・もがく・苦しみを容認することによって緩めることになる。そして，結果的に，その締めつけから解放され，自らの人生を存分に生きることができるのである。

「不安というモンスターとの綱引き」エクササイズ

　直感に反することをおこない自らの・もがき・を手放すという発想は，おそらく，クライエントにとってはかなり異質なものだろう。実際，クライエントはこうした発想を恐ろしく感じるかもしれない。また，クライエントは**自らの・もがき・を手放す**（let go of your struggle）という発言の意味を理解するのがしばしば難しい。そこで我々は，さらなるメタファーとして，「不安というモンスターとの綱引き」メタファーを用いることにしている。フィンガートラップのエクササイズと同様に，このメタファーでも，人々が普通におこなうようなもがきという反応とは違った反対の仕方をすることで，・もがき・を手放すことをクライエントに提案する。興味深いことに，このメタファーは，ある広場恐怖症の女性が ACT のセラピーのなかで思いつき，Steven Hayes に教えてくれたことに由来している[105]。
　セッションにおいては，綱引きのメタファーについても，口頭での簡単な紹介の後で，やはり実際にやってみることを勧めたい。クライエントにバスタオルを手渡し「不安のモンスター」であるセラピストと綱引きをするよう促す。クライエントが綱を引っ張るならば，モンスターも同じように引っ張り返す。このエクササイズを実際にやってみることでクライエントは，不安モンスターに負けないように闘い続けることがどれほどのエネルギーと集中力を要することなのかを身体的に体験することができる。ま

た，我々が知る限り，クライエントは，綱を渡されるとほぼ誰でも，それを両手で摑む。これはまさに，見るからに現実を映し出したような光景である。つまり，その光景はいかにして，不安や不安と闘うための努力がクライエントの両手をしっかりとふさぎ，他のことをするための自由をクライエントから奪ってしまっているかを映し出している。ちなみに，このエクササイズによって，セラピストとクライエントとの闘いが生じてしまうのではないか，などと心配する必要はない。我々が知る限り，クライエントはこの状況が冗談半分でもあることを十分理解しているからである。

セ ラ ピ ス ト：なんだか，あなたの状況は，不安というモンスターと綱引きをしている状況と似ていそうですね。あなたがそのモンスターを嫌うのは，それがとても巨大で強いからでしょう。あなたとモンスターの間には穴があって，あなたが知る限り，それは底なし，奈落の底です。この綱引きに負ければ，あなたはそのどん底に落ち，粉々になってしまいます。不安のモンスターが勝ってしまうのです。あなたはそうはなってほしくない。そこで抵抗します。あなたは必死に綱を引きますが，強く引けば引くほど，そのモンスターが強く引き返してきます。そして綱を引かれるたびにあなたの足は，その穴の縁へと少しずつ近づいているように思えます。では，この闘いはどうやったら終わらせられるでしょうか？
クライエント：不安のモンスターよりも強く引くことによって私が勝つか，あるいは私が疲れ果てて，引っ張り込まれ，もうダメだ！となってモンスターが勝つかでしょうね。
セ ラ ピ ス ト：あなたはモンスターになんとか勝とうと，ご自分の両手をどうされているかお気づきですか？ また足はどうでしょう。ほとんど一定の位置に縛りつけられてしまっていますよね。それをやっている間，ご自分の手足を使って何か他のことに取り組んだりはできそうですか？
クライエント：何もできません。闘いに縛りつけられています。
セ ラ ピ ス ト：視線の方もタオルやモンスターに釘(くぎ)づけですよ。あなたは，どんなことをお考えなんでしょうか？

クライエント：先生（モンスター）が次にどう出てくるだろうかと考えています。

セラピスト：じゃあ，あなたの手や足，そして心は，すべて不安との格闘に縛りつけられてしまっているということですね？

クライエント：はい，本当にそんな感じですね。不安そのものより，そっちの方がもっと恐ろしいくらいです。どうにかしようにも何も残されていないように思えてしまいます。

セラピスト：あなたは実際，最後まで不安というモンスターと闘い続けるために，全エネルギーをそこに費やすこともできます。違う方法もあるのですが，闘うことに忙しいとそれを考えつくのは難しいでしょう。実は，**ただ綱を手放すだけなんです**。なかなか思いつきにくいことなんですが，実は，何もあなたは綱引きに勝つ必要はないんです。あなたの仕事は，単に綱を手放すことなんです。ちょっと想像してみてください，闘うことを断り，綱を手放したとしたら何が起きるでしょうか？ 今，この綱を放して，どうなるか実際にやってみませんか？

クライエント：[綱を手放して] 闘いが終わり，手が自由になりました。

セラピスト：素晴らしいことじゃないですか。そして私，つまり，不安というモンスターはどこに行ったでしょう？

クライエント：まだそこにいます。私が綱を手放した瞬間，おそらくモンスターなら地面に倒れたでしょう。

セラピスト：私はまだここに存在していますが，しかし闘いは終わりました。あなたのおっしゃるとおりです。モンスターは倒れたでしょう。でもだからといって，モンスターが黙っているということはありませんよね。再び立ち上がり，あなたに対して「ほら，綱を握れ。ほら，どうしたんだ！」と叫ぶでしょう。そうしたら，あなたはどうしますか？[セラピストはクライエントの前でタオルをぶらぶらさせる]

クライエント：実際，その声を聞くはめになりそうですね。綱を手にとることもできますが，握る必要はないんですよね？

セラピスト：そうです，あなたには選択ができます。なにもわざわざ綱を摑む必要はありません。ただ覚えておいてください。私

　　　　　（モンスター）はあなたと共にまだこの部屋の中にいます。そして，まだあなたに向かって叫んでいます。私は死んだわけでも，どこかにいなくなったわけでもありません。
クライエント：いなくなってくれていたらいいのに。
セラピスト：わかりますよ。でも，あなたは私をどこかに追いやることはできないんです。それではあなたがコントロールできることとは一体何でしょうか？
クライエント：黙らせることはできませんし，唯一できることとは，モンスターに言われたことをやらないことです。
セラピスト：そうですね，それがあなたにできる選択です。モンスターが言うとおりにする必要はありません。モンスターをおとなしくさせたいのはわかりますが，黙らせることはできません。あなたはモンスターと闘う必要もなければ，何を言われようとそれにしたがう必要もありません。ところで，ご自分の手と足を見てください。今度は，自由になっているのに気づきましたか？　あなたは，あなたにとって今本当に重要な，色々なことをすることができるんです。あなたはもう不安というモンスターとの闘いに巻き込まれてはいないのですから。

4　不安をマネジメントする代わりに価値に沿って活動する　⟨20分⟩

　この段階で，クライエントは必ずや「では次はどうしたらいいのですか？」と尋ねてくるだろう。ここでセラピストは，創造的絶望について述べた際と同様に「あなたがどうすべきなのかは，私にはわかりません」や「できることは何もないんです」などと言いたくなってしまうかもしれない。しかし，ここではもっと的確なセラピストの応答の仕方があるだろう。きっと一人ひとりのセラピストには，クライエントが解放され，先へと進むためのいくつかの支援方法が頭に浮かんでいるはずである。クライエントが効果的な不安との関わり方という創造的な道を見出し進んでいくためには，ある程度の余地が必要であるが，それには，変化のための過去の努

力が効果的でないことをクライエント自らが身構えたり回避したりせずに向き合って検討する必要がある。その過去のやり方が効果的でないということをクライエントに存分に体験する機会を与えるのが，この第3セッションおよび前回の第2セッションにおけるエクササイズなのである。したがって，クライエントが先ほどのような「私は何をすべきなんでしょうか？」と尋ねてきたときセラピストはたとえば次のように答えることもできるだろう。「あなたにとっての確実にこれが有効というものに関して言えば，単純な答えは存在しません。ただ，我々セラピストの側としては，あなたが元々はまり込んでしまっていた以前のやり方を繰り返すことだけは望みません。今はむしろ，あなたが本当にしたいことについて扱っていく段階に来ているのではないでしょうか。あなたが一番大切に思うこととは一体何でしょうか？」

価値ある方向性を選択する

今度は「不安というトラに餌をやる」メタファーに話を戻し，価値の選択についての話し合いを始める。不安を弱め，マネジメントしようとすること（例：必要性に駆り立てられるかのようにさまざまな回避や逃避の行動に屈すること）は，クライエントのもつ資源や心理的な余地のかなりの部分を奪われることにつながっていた。クライエントが体験する不安に関連した思考や感情は，心のなかで成長していくモンスターのようなものである。パニック，不安，恐怖，心配，そしてマインドがささやく言葉に屈するたびに，クライエントは，気づかぬままそのモンスターに餌を与え，そのモンスターを大きく，強く育ててしまっていたのである。不安というモンスターに餌を与えることは，少なくとも長期的にみて，そのモンスターをおとなしくさせたり，友好的にさせたりはしない。クライエントに対し，「ここで主導権を握っているのはどなたでしょうか？　どなたがこれを選択しているのですか？　あなたですか，それとも不安やパニックといったモンスターの方でしょうか？」と尋ねてみよう。

不安というモンスターに餌を与えることは，価値ある人生の方向からクライエントを引き離し，価値ある人生をクライエントが生きることを保留にさせてしまっている。そこでクライエントには，第3セッションの残りの時間は，主にクライエントが人生を取り戻すための作業にあてていくこ

とを伝えておこう。これまではクライエントがコントロールできないこと（内的な体験）を重視してきたのに対して，今度はクライエントが自らの手足を使ってコントロールできることに焦点をあてていく。ここで，ACTのセラピストがクライエントに尋ねる典型的な質問は「あなたの足は，現在どのような価値の方向へとあなた自身を運んでいってくれていますか？」というものである[103]。真に主導権を握っているのはクライエントであり，人生の方向を選択する力をもっているのもクライエントである。このとき，セラピストは，足が進む方向についてその主導権を握っているのがクライエントであることを示すため，椅子から立ち上がり部屋の中を歩いてみせながら，自分の足を指差してみることもできるだろう。不安というモンスターに餌をやるために，時間やエネルギー，さらには人生までを捧げてしまう必要はない。一番重要なことは，人生を先に進めるために，自分の不安を「克服」する必要や不安に関連した症状や問題をすべて除去し終わるまで待つ必要はない，ということである。

　セラピストは，より具体的なやりとりをクライエントとするために，クライエントが家で記入してきた「今週，不安のために何をあきらめただろう？」記録フォームからいくつかの例を確認していく。そして，価値ある人生を生きることに関連させて，不安をマネジメントしようとすることの影響や代償についても話し合う。またセラピストは，前の週のライフ・フォームについても見直し，クライエントがおこなっている望まない感覚や感情をマネジメントするための行動の一つ一つに焦点をあてる。この場合も，そのようなマネジメントによって生じた代償（すなわち，その行動が，クライエントが価値を置いたり，大切にするものの妨げとなったかどうか）について確認をおこなっていく。

価値は辛い取り組みを有意義な取り組みへと変える

　クライエントはしばしば，なぜセラピストが不安障害のためのトリートメント・プログラムで価値について話をするのか不思議に感じるようである。そこで，クライエントには，次のような内容を伝えるとよい。すなわち，セラピーを始めた当初，クライエントの関心は確かに不安のマネジメントや不安を取り除くことにあった。しかし，実際セラピーを進めていくと，不安のマネジメントや除去は，結局のところクライエントの人生にお

いて効果的ではなかった。むしろ，それは，より多くの問題を作り出す一方で，実際にそれらを解決してくれることはなかったのである。それに対し，トリートメントにおいて扱うマインドフルネス・エクササイズでは，クライエントに次のことを体験してもらうことを目的としている。すなわち，クライエントには，嫌悪的な思考や感情を観察することが可能であり，**同時に**，しばしば価値ある活動を追求するうえで妨げとなるような状況にも接近していくことが可能である。こうしたエクササイズの目的は，真に大切な活動を始める際に役に立つスキルをクライエントに提供することにあるのである。

　この第3セッションの最後と，これから先の残りのセッションで，クライエントは，自分には自分の人生をめいっぱい生きるだけの価値があることを学ぶだろう。そして，セラピストである我々は，クライエントがそうした人生の方向へとつながる道を探し出し，その道を歩むための計画を立てることを支援するのである。そういったことをセラピストは，クライエントに対しても伝えておくとよい。

　セラピストとして我々は，系統的な方法をもって，クライエントが選択した価値や目標を探求し，その方向へ移行するための支援にコミットメントをおこなう。そのプロセスでクライエントは，自らにとっての最も重要なことを改めて発見するか，あるいは初めてそこで発見するかもしれない。以下の短いメタファーは，HeffnerとEifert[108]から採用したものであるが，クライエントにこのプロセスを示すうえで役立つだろう。

　　　　人生を，たくさんの扉に面した廊下を歩いて行くこと，として考えてみてください。あなた（クライエント）には，どの扉を開けて入っていくかを選択する力があります。扉のひとつには「不安」と書いてあります。あなたはその不安という扉を長いこと選んできたため，それ以外の選択を見失ってしまっていたのかもしれません。ここでのセッションと家でのエクササイズでは，探求すべきこれまでの代わりとなる方法をあなたに提供します。あなたは，思い切って進み，他の扉を開けてみることができるのです。あなたはまた，その不安の部屋の中に留まり続けることを選択することもできます。あなたはどのような選択をしたいのでしょうか？　不安の扉の中で鍵をかけたままでいるとき，それはあなたの人生にどのような影響を与えるでしょうか？

ここで，あなたへの本当に大切な質問があります。不安やパニックから解放されることと，自分の人生を取り戻すこと，これらのどちらがあなたの本当の望みなのでしょうか？　人生の廊下にあるこれまでとは違う扉を開くべきときが来ました。今こそ，勇気を奮い起こすときです。ご自身の人生について考えてみてください。不安の他に，他のどんな扉を開けることができるでしょうか？

かつてクライエントは，まるでそれが自分の職業であるかのように，自分の不安をマネジメントすることばかりにエネルギーを注いできた。そして今，クライエントには自らのエネルギーをこれまでとは違ったものに注ぐかどうかを考えるだけの余地ができたわけである。たとえば，次のようなことにエネルギーを注ぐこともできる。信頼できる友人や生徒になること，スポーツ選手になること，愛情溢れる姉（妹）や兄（弟）や親になること，あるいは，より充実したキャリアをスタートさせること，趣味を再開すること，また，自分自身の心が望むどんなことでも。このことをクライエントに伝えるため，HeffnerとEifert[108]は，次のような短いメタファーを用いている。

> あなたの命のエネルギーは「与えられしもの（gift）」なのです。あなたはそれを金づちに見立てて考えることができます。金づちを使うと何かを作ることもできれば，何かを壊すこともできます。あなたは自分の命のエネルギーを充実した人生を送るためのコミットメントに集中させることも，あるいはコントロール不可能なことをコントロールしようと無駄遣いしてしまうこともできます。どちらにしても，不安はいつもあなたと一緒にいるのです。

人生で最も大切なことは何か？

クライエントに対し，彼らが本当に大切に思うことが何であるかを尋ねることは，価値を探求したり，人生を深く味わうことについて話し合う際のひとつの方法である。クライエントにとって何が最も重要で，クライエントは何を一番大切に思っているのだろうか？　マインドが「不安をコントロールすることが最も重要だ」とささやくため，自分にとって重要なこ

とを探し出すのが難しいと答えるクライエントもいる。それはまさに，クライエントにとって本当に重要なことをするうえで，自らの不安が最大の障壁であるかのように感じられるからである。そういった場合，次のような質問をクライエントにしてみよう。つまり，もし不安というモンスターに人生を支配されることがなかったなら，どんな人生だったか考えてみたことがあるかを尋ねるのである。たとえば，クライエントの人生は，パニック発作が起こらなければ，不安をそれほど体験しなければ，あるいは心配がもっと少なければ，何が違っていたのだろうか？　もしそんな人生であったなら，クライエントはどのようなことをするのだろう，あるいはしたいだろうか？　セラピストはまた次のようにクライエントに尋ねることもできる。「もし，あなたが生きられるのが今日一日しかないとしたら，残された時間でどんなことがしたいですか？」と。

「墓碑銘（ぼひめい）」エクササイズ：私は自分の人生が何を表すものであってほしいのだろうか？

　この強力なエクササイズは，Hayes, Strosahl, Wilson[101]およびHeffnerとEifert[108]によるものから採用したものである。このエクササイズでは，クライエントが自らの価値を明確にし，自らの大切に思う事柄に接触するための手助けをする。本当に大切なことは，不安の克服だろうか，それとも，価値ある豊かな人生を送ることだろうか。セッションでは，この章の終わりにある墓碑銘のワークシートをコピーしクライエントに渡そう。

　これ（ワークシート）がいつの日かあなたの墓石になることを想像してください。墓碑銘はまだ書かれていません。そこで，あなたの人生の本質を捉えたどんな碑文がそこにあってほしいですか？　あなたをどんなふうに覚えておいてもらいたいですか？　あなたの人生が何を表すものであってほしいでしょうか？　あなたは何でありたいですか？　このフォームを家に持って帰って，この非常に重要な問いについて少し時間をとって考えてみてください。1つ，あるいはそれ以上の答えが見つかったら，この墓石にそれを書き込んでください。このエクササイズは，奇妙な，そして，

おそらくはいくらか怖い感じのするものに思えるかもしれません。この作業をやり通すまでに，なんだか気分が悪いように感じることもあるかもしれません。もし，そんな感じがしたら，その感覚もまた，あなたが，あなたの人生に象徴してほしいと思う何かに触れるためのヒントになるでしょう。

　これは「実際のところどうなるだろう」というようなことを想像しておこなうエクササイズではありません。あなたが，自分をどのようにみんなに覚えていてもらいたいかを書くのですから，あなたの人生をどう定義するかはあなた次第です。それは，あなたが今おこなう行動次第です。あなたが大切に思うことと一致した，あなたの行動次第ということです。自分自身の墓碑銘に書く言葉はそのようにして決めてください。残されたみんなが，あなたの人生の終わりにリンカーンのような記念碑を立ててくれるような保証はできません。でも，あなたが一貫してご自分の尊重する方向へと向かい続けたならば，「*[クライエントの名前]* は，パニック障害を克服しました」とか「*[クライエントの名前]* は，やっと心配するのをやめました」などということ以上のことを書いてもらえる可能性は高くなるでしょう。*[クライエントが提示する問題に合わせて個別化する]*

　もしみんながそういったことをあなたの墓石に書かないのであれば，それは一体何を意味するのでしょうか？　あなたが達成しようと一生懸命に取り組んできた目標が，一歩下がって見れば結局はそれほど重要でなかったということでしょうか？　今あなたに，自分自身に対し聞いてみてもらいたい大切な質問があります。それは，「私は私自身がなりたいと思う人になるために，すべきことをできていますか？」というものです。この問いに対する答えがもし，「していません，できていません」というものならば，今こそが，あなたが望む人生を生き，あなたにとって最も重要なことをするときです。「パニック*[個別化し，クライエントが最も恐れているものを挿入する]*」を避けて家で過ごす刻一刻という時間が，あなたにとって一番重要なことをあなたがすることから，同じように刻一刻を奪っているのです。

　価値に沿って生きるということは，妨害や障壁がいくつも横たわる道を進むような，一生にわたるプロセスです。あなたの生きる一日一日が，価値ある方向へと進むための一日なのです。そして，それは，苦痛を伴う考えや感情を一緒に連れていくための一日でもあるのです。ある意味で私た

ちは，日々，自分自身で選択した事柄や自分自身の活動によって，自分自身の墓碑銘を書いているともいえます。それではもう一度お聞きします。あなたは，ご自分がもうこの世を去った後，ご自分の墓碑銘に何と書いてあってほしいでしょうか？　これは，このプログラムのなかで我々セラピストがお尋ねする最も大切な質問です。

　次の章に移る前に，このエクササイズを別の方法で実施することもできることを示しておきたい。クライエントに「墓碑銘」ワークシートのコピーを2枚渡す。まず，クライエントに，あたかも今日死んでしまったかのように，自分自身の墓碑銘を書くよう求める。その墓碑銘には，不安をもたないようにするためにクライエントがおこなってきたすべてのことについて書いておくべきである。たとえば，パニックや広場恐怖をもつ人なら，次のように書くかもしれない。

　　　私はパニックへの恐怖から最後の8年間を家に籠って過ごしました。不安をマネジメントするために，病院にもたくさん通いました。薬をもらうために数え切れないほどの処方箋ももらいました。過去数年は働くこともできず，肉親以外には友人もほとんどおりませんでした。パニック障害を患うこの間，海辺に行ったことなどありません。高校生時代以来，山頂から夕日を見たこともありません。暑い夏の夕暮れに顔をなでるそよ風も長らく感じていません。私の人生とは，パニックにならないよう生きることでした。私は，この目標の奴隷になりながら，それを克服することもなくこの地球を去っていったのでした。

　そして，2枚目のフォームには，クライエントが人生に求めることや自らの人生がどんなことを表すものであってほしいかを書くように求める。両方の墓石について，比較し，次のセッションでこれについて話し合いをおこなう。

5 次回までの「いき・る」エクササイズについての解説

- 「考えと感情に対するアクセプタンス」エクササイズを実践し（毎日20分以上），記録フォームに記入してくること。
- ライフ・フォームを使って，不安と恐れに関連した体験を継続的にモニタリングしてくること。
- 「今週，不安のために何をあきらめただろう？」記録フォームを完成させてくること。
- 「毎日のACT」評価フォームに記入してくること。
- 「墓碑銘」ワークシートを1枚もしくは2枚完成させてくること。

「考えと感情に対するアクセプタンス」記録フォーム
「いき・る」エクササイズ3

　第1の列（一番左）に，「考えと感情に対するアクセプタンス」の実践にコミットするかどうかを記録し，日付も記入してください。第2の列（左から2番目）には，実際に，実践したかどうか，いつ実践したか，そしてどの程度の時間実践したかを記録します。第3の列（左から3番目）には，CD等の音声補助を使用したかどうかを記録します。第4の列（一番右）には，実践の間に考えたり感じたりしたことや，次のセッションで話したいと思ったことを書き留めましょう。

日付（曜日） コミットするか どうか	実践をしたかどうか いつ実践したか 何分実践したか	CD等を使ったか	感想やメモ
＿＿月＿＿日（　） する／しない	実践を：した／しなかった 時間帯：午前中／午後 した時間は＿＿＿＿分間	使った ／ 使わなかった	
＿＿月＿＿日（　） する／しない	実践を：した／しなかった 時間帯：午前中／午後 した時間は＿＿＿＿分間	使った ／ 使わなかった	
＿＿月＿＿日（　） する／しない	実践を：した／しなかった 時間帯：午前中／午後 した時間は＿＿＿＿分間	使った ／ 使わなかった	
＿＿月＿＿日（　） する／しない	実践を：した／しなかった 時間帯：午前中／午後 した時間は＿＿＿＿分間	使った ／ 使わなかった	
＿＿月＿＿日（　） する／しない	実践を：した／しなかった 時間帯：午前中／午後 した時間は＿＿＿＿分間	使った ／ 使わなかった	
＿＿月＿＿日（　） する／しない	実践を：した／しなかった 時間帯：午前中／午後 した時間は＿＿＿＿分間	使った ／ 使わなかった	
＿＿月＿＿日（　） する／しない	実践を：した／しなかった 時間帯：午前中／午後 した時間は＿＿＿＿分間	使った ／ 使わなかった	

「今週，不安のために何をあきらめただろう？」記録フォーム
「いき・る」エクササイズ4

　このエクササイズと記録フォームの目的は，不安をマネジメントすることがどれほど大きな代償をもたらすものかを毎日あなた自身に検討してもらうことにあります。不安を弱めたり避けたりしようとして，あなたはどんなことをあきらめることになったのでしょうか？　マネジメントやコントロールをしようとして，あなたは自分が好きなこと，あるいは自分にとって大切なことをするための，どういった機会を引き換えにしてしまっているのでしょうか？
　第1の列（一番左）には，あなたの不安，気がかり，心配を引き起こした状況や出来事を記録してください。第2の列（左から2番目）には，不安，身体の感覚，考え，気がかり，心配事を書き留めてください。第3の列（中央）には，不安をマネジメントするために実際にどんなことをおこなったのかを記録してください。第4の列（左から4番目）には，不安をコントロールあるいは軽減するための試みが，結果的にあなたにどのような影響を及ぼしたかを記録します（たとえば，その後，どんなことを感じましたか？）。第5の列（一番右）には，不安をマネジメントする試みに関係した影響や代償を書き留めます（あなたはそれによって何をあきらめたり，どのような機会を逃してしまいましたか？）。

状況や出来事	不安や心配	不安をコントロールする行動	あなたに対する影響	代償
例：友人に外出に誘われた。	例：パニック発作が起こるのを恐れた。	例：誘いを断り，家でテレビを見た。	例：孤独で，悲しく，弱い自分に怒りを感じた。	例：友人との楽しい時間を逃した。友情を深める機会を逃した。

自分自身の墓碑銘を書く
「私は自分の人生が何を表すものであってほしいのだろうか？」

「いき・る」エクササイズ 5

（名前）
_____ ここに眠る

_____

_____

_____

_____

第9章

アクセプタンスと価値ある人生
：不安マネジメントの代替策
第4セッション，第5セッション

　自分自身を修正しようとすることは，それ自体がもがきや自らに対する非難を意味しており，有効だとはいえない。長期にわたり持続するような変化とは，私たちが賢明さと慈悲の源として自分自身を称えるときにしか生じないのである。自分自身に対して寛容になり始めたとき，初めてアクセプタンスは変容のプロセスへと変わる。それには自らへの慈悲と勇気とを要するのだ。親愛の心をもつことなくただ苦痛と共に居続けるだけならば，それは闘いでしかない。

――ペマ・チュードゥン(訳注)

訳注：Pema Chödrön；米国ニューヨーク生まれのチベット仏教尼僧。北米で最初に設立されたチベット僧院 Gampo Abbey の専任講師。

第4セッション
マインドフルネス，アクセプタンス，そして価値ある方向性の選択

第4セッションの目標とテーマ

　第4セッションには3つの目標がある。第一の目標は，人生におけるさまざまな体験にアプローチするための巧みな方法として，アクセプタンスとマインドフルネスをクライエントに紹介することである。クライエントは，評価や判断なしに，また体験する事柄に執着したり，それを除去したり，抑制したり，あるいは変化させようとすることなく，不安に関連した思考や感情を観察することを学ぶ。特に，クライエントは「不安に対するアクセプタンス」エクササイズを通して，不安に関連した思考や感情に対する観察者としての視点をもつことを学ぶ。このエクササイズは，不安という体験に対し全身全霊で向き合うだけのウィリングネスを促し，そのための具体的な方法をクライエントに提供する。また，より大きくは，不安が生じる可能性のある状況の回避を含め，不安に関連した思考や感覚をもたないようにしようとする反応パターンを弱めていくことも，この第一の目標である。第二の目標は，人生においてコントロールできることとできないことをクライエントが区別するのを支援することにある。そして第三の目標は，不安をマネジメントすることに代わるアジェンダとして，価値に沿って活動するというアジェンダを築けるようにすることである。「墓碑銘」エクササイズ：「私は自分の人生が何を表すものであってほしいのだろうか？」を基に，セラピストは，クライエントが家で完成させる「価値ある方向性」ワークシートを用いて，より具体的な価値を探求し，目標を同定するのを支援していく。

第4セッションの概要

1 今回までの「いき・る」エクササイズについての確認　5分
- 「考えと感情に対するアクセプタンス」記録フォームと「毎日のACT」評価フォームの確認

2 マインドフルネスをもって不安を受け容れることを学ぶ　25分
- 「アクセプタンス」と「マインドフルネス」の本質
- 「不安に対するアクセプタンス」エクササイズ
- アクセプタンスは不安に対する巧妙な対処法ではない

3 「内的な出来事に対するコントロール」対「外的な出来事に対するコントロール」　10分
- 嘘発見器のメタファー

4 価値の探求　15分
- コミットメントをおこなう
- 「価値ある方向性」ワークシート
- 「価値」対「目標」

5 次回までの「いき・る」エクササイズについての解説

次回までの「いき・る」エクササイズ（家での実践）
- 「不安に対するアクセプタンス」エクササイズを実践し、（毎日20分以上）記録フォームに記入してくること
- ライフ・フォームを使って不安と恐れに関連した体験を継続的にモニタリングしてくること
- 「毎日のACT」評価フォームに記入してくること
- 「価値ある方向性」ワークシートを完成させてくること

セッションで使用する材料と配布資料
- 「不安に対するアクセプタンス」エクササイズの教示　×2枚
- 「不安に対するアクセプタンス」記録フォーム
- ライフ・フォーム
- 「毎日のACT」評価フォーム
- 「価値ある方向性」ワークシート

1 今回までの「いき・る」エクササイズについての確認 （5分）

「考えと感情に対するアクセプタンス」エクササイズ，および「毎日のACT」評価フォームについて確認する。ライフ・フォームと「自分自身の墓碑銘を書く」ワークシートは，セッション終盤で，価値について話し合う際までそのままにしておく。

2 マインドフルネスをもって不安を受け容れることを学ぶ （25分）

これまでのセンタリング・エクササイズの代わりに，第4セッションからは「不安に対するアクセプタンス」エクササイズでセッションを始める。一番初めの導入では，アクセプタンスとマインドフルネスの本質を理解してもらうための5分間の短い説明でこのセッションを始める。この説明に続いて，15分間の「不安に対するアクセプタンス」エクササイズをおこなう。

「アクセプタンス」と「マインドフルネス」の本質

ここでは，セラピストがクライエントに伝えるべき要点をまとめておく。アクセプタンスとマインドフルネスの本質についてのより詳細な考察については，第5章を参照されたい。

アクセプタンスとは，自らが恐怖や不安をもっているという現実に対して，もがくことを手放すことである。これは，不安に関連した思考，記憶，感覚，感情をそのままに，むしろ進んで体験することなのである。そしてその際，アクセプタンスでは，それらの体験を避けたり，それらから逃げたりしない。また，マインドがささやくこと（例：「このままじゃコントロール不能になる」「死ぬ寸前か，気が狂ってきているにちがいない」「不安過ぎて私には○○することができない」）だけに頼って行動したりもしない。第4セッションでは，アクセプタンス，ウィリングネス，そして

「人生の目標に向けての活動」という3つの間の密接な関係をクライエントに対し説明する。Linehan[142]は，**ウィリングネス**を，「効果的で適切なやり方によって，そのままを受け容れ，あるがままに反応すること」と定義している。これはつまり，現在の状況やこの瞬間において有効なこと，もしくは必要とされることをおこなうことを意味している。また，アクセプタンスとは，クライエントが重要で有意義であると考える活動に取り組めるよう，不安に関連した思考，感情，記憶，身体反応を，ウィリングに体験しようという姿勢なのである[154]。

これらの定義は，アクセプタンスやウィリングネスが「感情」とは異なるものであることを極めて明確に示している。それらは，人生に対する「姿勢」であり，「行動」や「振る舞い」なのである。クライエントには，不安に対するアクセプタンスは受け身的なあきらめや我慢，何もしないこと，もしくは「責任」の放棄を意味するものではないことを強調して伝えよう。アクセプタンスは，自動的で習慣的な反応の仕方を続けるのではなく，むしろ，自らの思考や感情について考え，感じるための余地を作り出してくれるものである。このプログラムにおけるマインドフルネスとアクセプタンスのエクササイズは，行動のレパートリーを増やし，反応の柔軟性を高められるよう計画されている[198]。そのことについてもクライエントに伝えておこう。マインドフルネスとアクセプタンスは，まさにクライエントにおける「責任」を高めるためのものなのである。

クライエントと話し合う際には，次の点もきちんと伝えておこう。すなわち，アクセプタンスとは，クライエントの体験（過去，ないし現在の）を賞賛したり承認したり，見逃してやったりすることではない。アクセプタンスは単に，そこに存在するものを認識し，体験するということである。また，クライエントにとってマインドフルネス・エクササイズは非常に有用なものである。その理由は，それが評価や判断抜きで，またクライエントが体験することを除去したり，抑制したり，あるいは変化させたりせずに，ただ観察するよう促すものだからである。クライエントには，判断することなく思いやりをもって観察することは，それ自体が，人生のこの瞬間における**アクセプタンス行動**ないし**巧みに体験する**ことであることを伝えておこう。マインドフルネスとは，私たちが通常，能動的（アクティブ）だと感じる行動の形（例：走る，闘う，もがく）とは異なるだけで，実際には，受け身的ではない能動的な反応なのである。マインドフルネ

ス・エクササイズは，現れては消える思考や感情といった私的出来事を，それらと共に存在し，「今，この瞬間」においてありのままに感じながら，許容することをクライエントに教えるものである[77]。

マインドフルネスの最終的な目標は，**不必要なもがきからの解放**という意味での幸福への到達にある。もがきは，私たちが心理的な苦痛を押しやったり，それを体験することから逃れようとすることから生じるのだ。Linehan[142]は，もがきを「痛み＋非受容」であると定義している。悲しみや不安という苦痛な感情は，それらを受け容れず，除去しようともがくことによって，苦しみへと変わる。それによって，私たちは自らが悲しんでいることについて悲しくなり，自らが恐れをもっていることについて恐れるようになるのである。クライエントに強調しておくべきことは，アクセプタンスは，そういった種類のもがきに終わりを迎えさせようとするものであり，もがきからの自由を追求するものであるということである。この意味では，マインドフルネスの目標は「不安に対するアクセプタンス」を越えたところにあるといえる。自らの心に対して過剰に反応することなく，有効な方法とそうでない方法についての洞察を得ること。そして，自らの心に対する反応の仕方に対する柔軟性を養うこと。マインドフルネス・エクササイズを通すことで，クライエントは，そういったことを自らの心に徐々に教えていくことができる。その目標は，嵐の下に穏やかな場所を築き，健康と活力とを促し，自分自身と他者に対する思いやりのある優しさを育むことにあるのである。

「不安に対するアクセプタンス」エクササイズ

Segalら[174]は，うつ病をもつ人々を対象とした，より汎用性のある一連のアクセプタンスのエクササイズについて紹介している。我々は，不安障害をもつ個人に合わせてこのエクササイズを改訂し「不安に対するアクセプタンス」エクササイズを作成した。ほとんどのクライエントは初め，不安を受け容れるべきであるという発想を怖がる傾向にある。そこで，クライエントには，不安を受け容れるということは，なにも，不安を好きになったり，望んだりすることを意味していないことを説明しておこう。それは綱を手放すことであり，不安を居させてあげるための余地を進んで作ってあげるということである。これは単純に，綱を引こうが放そうが，い

ずれにせよ不安はそこに居るのだから，いっそのこと，不安をそこに居させておこうという発想なのである。それはまた，マインドがささやく先入観（すなわち，「何とかしなきゃ，大変だ！　こんな感覚には耐えられない」「大惨事が起ころうとしている兆しだ」）から不安を見るのではなく，不安をありのままに（すなわち，不快な感情や身体感覚がまぜこぜになったそのままの状態で）見ることを学ぶということでもある。

　ここで新たに導入する「不安に対するアクセプタンス」エクササイズは，「思考と感情に対するアクセプタンス」エクササイズにおけるいくつかの要素を含んでいる。その一方で，このエクササイズでは，不安に関連した考えと身体感覚についての気づき，そして，そのような体験がクライエントの注意を引き続けなくなるまで注意をそのままにしておくことに特に焦点をあてている。こういったエクササイズの特徴についてもクライエントに説明をしておこう。このエクササイズは，不安に関連した思考，感情，その他の体験について，それらを焦って修正したり，変えようとするのではなく，むしろ，それらを許容し，そのままにしておくことによって，積極的にそれらの体験のための余地を作り出すといったものである[174]。仮に，クライエントが，不安をあるがままにしておき，すでに存在しているものをただ認識し，観察したとしよう。すると，そういった体験を置いておくだけの余地が広がり始め，結果として**不安という体験との共存**というこれまでとは根本的に異なる道が開かれるのである。このエクササイズは，特に，不安に関連した嫌悪的な身体感覚，思考，感情との新たな関わり方を促すための，新たなスキルをクライエントに教えてくれる。そういった意味でこのエクササイズは非常に重要なのである。クライエントが人生の価値ある目標に向けて進むとき，実際にクライエントが後のセッションや現実の生活において，嫌悪的な体験をする可能性は高いであろう。セラピストは以下の教示を，ゆっくりと優しい調子でクライエントに対し読み進めよう。

「不安に対するアクセプタンス」エクササイズ（教示）

1. 前回まで，私たちは呼吸に注意を向けたエクササイズをおこなってきました。注意や意識が横道に逸れ，考え，心配，イメージ，また

感情へと移ろい始めたら，一旦それらの考えや感情に注意を向け，それから注意をそっと自分の呼吸に戻す，そういったことをしてきました。

　次のエクササイズでは，アクセプタンスと思いやりをもって，自分の体験に接することを学んでいきます。そのために積極的に，また広い心をもって，身体の感覚や望まない考え，心配，そしてイメージを，自分の中へと招き入れてみましょう。このエクササイズでも，「フィンガートラップ」や「綱引き」のエクササイズがそうであったように，不安と闘うのではなく，むしろ不安に寄り添っていくことを大切にしています。不安に寄り添っていくということは，自分自身の感情を感じ，自分自身の考えについて考えるための余地を作り出すということです。マインドのささやきよりも，それらのあるがままを体験するということです。またそれは，長い間あなたが後回しにしてきた大切な何かをするための余地も広げてくれるでしょう。そこであなたにお聞きします。このエクササイズをやってみようと思われますか？ *[クライエントの許可を得てから先へ進む]*

2. では，椅子に座り楽な姿勢をとってください。足を床につけ，腕や脚は組まずに，手を膝の上にのせ（手のひらは上にしても下にしても，心地良い方でかまいません），背筋も伸ばしてみましょう。そっと目を閉じてください。*[10秒の間]*

3. 身体の感覚，特に，身体が椅子や床に触れる部分の感触や圧力を味わうために少し時間をとりましょう。呼吸の度に胸とお腹が膨らんだり，へこんだりするのに注意を向けましょう。呼吸をコントロールする必要は全くありません。ただ息に呼吸させるのです。*[10秒の間]* 今おこなっているような穏やかなアクセプタンスの姿勢を他の体験にもできるだけ広げていきましょう。変えるべきことは何ひとつありません。あなたの体験をあなたの体験として，それ以外の何かに変えようとはせず，ただ許容するのです。*[10秒の間]*

4. あなたの注意や意識がさまようのは自然なことです。考え，心配，

イメージ，身体の感覚，そして感情へと意識が移ろっていくでしょう。それらの考えや感情に注意を向け，それらの存在を認めてあげます。そういった体験と一緒にここに留まりましょう。*[10秒の間]* 他のことを考えようとしたり，体験を追いやったり，何かを解決しようとする必要はありません。できる限り，体験をそのままに居させてあげましょう。あなたが抱える体験をそのまま抱えておくだけの心の余裕を自分自身に与えましょう。あなたの体験に，優しさや思いやりを与えましょう。*[10秒の間]*

5. あなた自身が，あなたが恐れているものと寄り添い一緒に居ることを許し認めてあげましょう。ありとあらゆる恐れ，そして心配にも注意を向けましょう。ただそれらに注意を向け，それらの存在を認めるのです。ただそれだけのことをします。体験をなんとかしようとはしないでください。*[10秒の間]* 今度は，少しの間だけ，あなたの価値や大切にするものについて意識してみましょう。自分自身にこう尋ねてみます。「私はなぜ，ここに居るのだろう？」「どこに向かいたいのだろう？」「何がしたいのだろう？」と。*[15秒の間]*

6. さて今度は，あなたにとって厄介な考えや状況に意識を向けていきましょう。それは問題を引き起こすような考え，心配，イメージ，もしくは強烈な身体の感覚かもしれません。*[10秒の間]* そっと，そのままに，そしてしっかりと，意識をその不快感へと向けていきます。それがどれだけひどいものだと思えたとしても，意識を向けてみましょう。*[10秒の間]* 強烈な感覚が身体の中に湧き上がるかもしれません。それがどういった感覚であろうと，そこに注意を向けましょう。それについて考えるのではなく，ありのままの感覚を受け容れ，包み込みましょう。*[10秒の間]* 不快感に寄り添いながら，不快感と一緒に呼吸をします。*[10秒の間]* 不快感を受け容れ，そこに居させておきます。思いやりをもって，不快感に対して心を開き，彼らを居させてあげるだけの場所を作ってあげることができるでしょうか。*[間]* 今集中しているあなたの意識を，不快な感覚へと移していきます。*[10秒の間]*

7. あなたは，自分が緊張したり，自分の体験に対し抵抗して，それを避けようとしたりしていることに気がつくかもしれません。そんなときは，まずはそれを認め，それが，どんな体験であれ，その体験を自分の中に置いてあげるだけの余地が作れそうか試してみましょう。*[10秒の間]* この感情や考えは本当にあなたの敵なのでしょうか？ *[10秒の間]* その感情や考えをもち，認め，自分のものとして，そのままにさせておくことができますか？ *[10秒の間]* その不快，その緊張，その不安のために，場所を作ってあげることができそうですか？ *[10秒の間]* 瞬間，瞬間に，それらをもっているのは実際にはどんな感じがしますか？ *[10秒の間]* それはあなたがもがいてなんとかしなければならないようなものなのでしょうか？ それともウィリングネス（積極的な姿勢）をもって，あなたの中に不快感を招き入れることができそうですか？ 自分自身に対してこう言うことができそうですか？「私にそれをもたせてください。私が感じるべき，そこにあるものを感じさせてください。それは私がもつべき私自身の体験なのですから」と。*[15秒の間]*

8. 特定の感覚や不快感が強くなってきたら，それらの存在を認め，それらに寄り添いましょう。*[10秒の間]* それらの感覚や感情と一緒に呼吸し，それらを受け容れましょう。*[10秒の間]* その不快感は感じてはいけない感情なのでしょうか？ あるいは，感じようのないものなのでしょうか？ *[10秒の間]* それを感じておくことはできないとあなたのマインドがささやいても，あなたの中にその不快のための空間を空けてあげることができそうですか？ *[10秒の間]* 自分自身と自分の体験に対する思いやりと優しさをもって，それを感じるだけの余地があなたの中にありそうですか？ *[15秒の間]*

9. 身体の感覚とは別に，その感覚に伴う考え，またその考えについての考えにも気がつくかもしれません。そうした考えに気づいたら，それらも招き入れましょう。それらに意識を集中していきながら，受け容れ，それらに対して心を開いていきます。*[10秒の間]* あなたはまた，「危険だ」とか「どんどん悪化している」などの評価的なレッテルをマインドが思いつくのに気づくかもしれません。そう

なったら，ただそのレッテルを考えてくれたマインドに感謝をしましょう。*[10秒の間]* そして，ありのままの現在の体験へと意識を戻します。マインドが「これが『今，ここ』での体験だ」とささやく対象に注意を戻すのではありません。考えは考えとして，身体の感覚は身体の感覚として，気持ちは気持ちとして注意を向けます。それ以上でもそれ以下でもありません。*[15秒の間]*

10. 不快があなたの注意を引くならば，そのまま不快感と一緒に過ごしましょう。*[10秒の間]* もしも，不安やその他の不快感が，もはやあなたの注意を引かなくなったと感じたら，そのときは，それらを解き放ちましょう。*[15秒の間]*

11. では，準備ができたら，あなたの周囲の，この部屋の中に聞こえる音を取り入れていきましょう。徐々に注意を広げていきます。*[10秒の間]* 今のあなたがおこなっている穏やかな許しと自らを受け容れる感覚を，今のこの瞬間へと向けていきましょう。*[5秒の間]* 準備ができたらゆっくりと目を開けてください。

アクセプタンスは不安に対する巧妙な対処法ではない

　エクササイズを終えたら，クライエントにこのエクササイズをどのように体験したかを尋ね，コメント，質問，気になったことなどを一緒に話し合う。この話し合いのなかでセラピストは，アクセプタンスのもつ本質と目的とについて，さらにいくつかのポイントを伝えることができる。

　すでに述べたように，クライエントはマインドフルネスを，不安を軽減するための新たなコントロール方略として用いようとしてしまうかもしれない。クライエントに対しては，マインドフルネス・エクササイズを含め，このプログラムでのいずれのエクササイズについても，不安に対抗する，あるいは不安を修正するための巧妙な方法として用いることがないように簡単に指摘しておく必要がある。そういった用い方は短期的には効果的かもしれないが，クライエントをかつてのうまくいかなかったコントロールのアジェンダへと逆戻りさせてしまう。したがって，セラピストは，クラ

イエントがマインドフルネス・エクササイズの体験について語っている際には，細心の注意をそこに払っておく必要がある。そして，エクササイズを不安のコントロールやマネジメントのために用いていないかどうかを確認しておく必要がある。たとえば，クライエントが不安に関連した思考や感情に対抗したり，それらを押しやったりするのではなく，それらをより許容できているように感じると報告する分には問題ない。その場合，クライエントは自らの体験をより受け容れる方向へと前進しているということになる。

その一方で，クライエントがマインドフルネスのエクササイズを用いた結果として，肯定的な変化（例：症状の緩和）があったと報告するようなときには，アクセプタンスを肯定的な感情を作り出すものと誤って理解してしまっている可能性がある。そうなってくると，これはマインドフルネスやアクセプタンスとはいえない姿勢だということになる。そのような場合，クライエントはマインドフルネスをリラックスや不安の軽減という目的達成に向けた「すること（doing/driven）モード」[訳注]の一部として用いているのかもしれない（文献 174 参照）。クライエントの心に留めておいてもらうべきは，次のメッセージである。「アクセプタンスがとても重要なのは，その反対があまりにも危険だからである。否定的な感情，身体感覚，そして思考を受け容れたがらない（それらが嫌悪的なため）態度は，再発と症状の維持につながる最初の一歩である。すなわち，それによって，かつての自動的で，習慣的な再発に関連した心のパターンへと引き込まれてしまうのだ」（文献 174 の p.223）

またマインドフルネスとアクセプタンスは，最終的にはクライエントが自らコミットした活動に取り組んでいくうえで，自ずと生じてくるものであることもクライエントには強調しておこう。したがって，アクセプタンスとは，不安の存在を認め，それをありのままに許容し，そのための空間を作ることで不安に対し巧みに関わっていく方法である。そして，アクセプタンスとは，結果的にクライエントが自らの人生を進めるようにすることを目指すものである。アクセプタンスは，クライエントが本当にしたい

訳注：Z・V・シーガル，J・D・ティーズディール，J・M・G・ウィリアムズ（著），越川房子（監訳），（2007）『マインドフルネス認知療法—うつを予防する新しいアプローチ』（北大路書房）の訳を基にした。

ことをできるよう力を与え，**同時に**，その過程で体験することを何であれ体験できるよう励ますものである。また，後のセッションでエクスポージャー的なエクササイズ（「あじわい」エクササイズ）の心理教育をおこなう際にも，アクセプタンスにおけるこの目的を繰り返しクライエントに伝えることが重要である。

❸ 「内的な出来事に対するコントロール」対「外的な出来事に対するコントロール」 〔10分〕

　ここでの目的は，コントロール可能なものとそうでないものが何であるかについてクライエントと話し合うことである。クライエントに「平静の信念」というものを聞いたことがあるか尋ねてみよう。それは，平静をもって変えられないものを受け容れ，変えられるものを変える勇気をもち，その違いを知る知恵を育むというものである。米国では多くのクライエントがこれを耳にしている。そして彼らはその考え自体には納得しているものの，人生において実際に変えられるものと変えられないものが何であるかについて理解していないため，その信念を実行に移すのは難しい。以下のような解説がクライエントとのやりとりに使えそうか検討してみてほしい。

　ここでのメタファーとエクササイズは，あなたがコントロールできるものとできないものとを知り，その違いを見極めるのに役立つでしょう。こういった区別ができるようになることは，なぜ不安があなたにとって問題となったのかを知るのに役立ちます。つまり，あなたがすべきこととそうでないことがはっきりするでしょう。あなたはもうすでに，不安になったときに気を逸らしたり，自分自身に対し「*[クライエントの体験，ないしライフ・フォームからの個々の例を挿入する]*」と言ったりすることが，不安や心配をコントロールするのに効果的でないことがおわかりになっていますね。しかしそういったことをあなたがし続けてきたことにも理由があります。その理由とは，ある状況下ではコントロールするということがとてもうまくいくからなんです。

たとえば，もしこの椅子があなたの部屋にあって，実は，あなたはこの椅子が嫌いだったとしましょう。そんなとき，あなたは立ち上がって椅子を持ち上げ，ごみ捨て場にこの椅子を捨ててきてしまうことができますよね。［セラピストは実際に立ち上がり，椅子のところに行ってそれを捨てるしぐさをする］ひとたび好きでないものがなくなったなら，もうそれは「去る者は日々に疎し」です。つまり，あなたの視界の外に出ていってしまったものは，もはやあなたの気を引くこともないでしょう。［クライエントに自分自身で同様の例を考え出すように求め，それについて簡単に話し合う］

　椅子の例や今あげていただいた例は，あなたが実際にコントロール可能な状況での例でした。ここで重要な質問があります。では「一体なぜ，今あげた例のような状況ではコントロールがうまくいくのでしょうか？」その答えは，今あげた例はすべて外的な世界，つまり，私たちの皮膚の外側の世界にあるものや状況に関わる例だったからです。外的な世界においては，嫌だなと思うものを除去することは大抵可能ですよね。あなたにとってもそうでした。

　では，あなたの考えや感情をコントロールすることについてはどうでしょうか？　それらを取り除いたり，変化させることはできるでしょうか？嫌なものから気を逸らしたり，自分自身にポジティブな励ましの言葉かけをおこなうことで，初めのうちは気分が良くなるかもしれません。では，その効果は長続きするのでしょうか。心配や気がかりなこと，嫌な記憶や恐れは，少ししたらまたあなたの元に戻ってくるかもしれません。きっと，こういったパターンについて覚えがあるのではないでしょうか。捨ててしまったら戻ってはこない古い椅子とは違って，あなたの考えや感情は必ずやあなたの元に戻ってくるのです。

　ここでの問題は，外的な世界でうまくいくことが，考えや感情といった内的な世界ではうまくいかないということにあります。つまり，私たちには自分自身の内的な世界を意図してコントロールすることはできないということです。私たちの身体やマインド（頭脳）は，それぞれ私たちの意図にかかわらず，勝手気ままに動いているようです。でも，私たちはしばしば，嫌いな服や捨ててしまいたい椅子に対処するのと同じようなやり方で，自分自身の考えや感情にも対処しようとしますよね。考えていることや感じていることが嫌なものだったなら，それらの考えや感情を捨ててしまい

たいと思うわけです。でも，大切なことは，そのやり方はうまくいかないということなんです。

嘘発見器のメタファー

　セッションのこの段階まできたら，クライエントに，「フィンガートラップ」と「綱引き」のエクササイズを思い出してもらおう。これらのエクササイズの目的は，ひとつには，コントロールの試みがうまくはいかないことを体験的に示すことにある。そしてもうひとつには，クライエントはもがくことをやめるという選択肢をもっているということ，すなわち，**手放してみる**というこれまでとは違った一見直感に反するような選択肢が存在することをクライエントに明らかにすることにある。その意味で，嘘発見器のメタファー[101]は，不安障害をもつクライエントに特に適している。なぜなら，このメタファーが，不安に関連した反応をコントロールしたり軽減したりしようとする試みがいかに逆効果でありうるかを明らかにするからである。コントロールの試みは通常，無意味で，むしろ状況を悪化させることの方が多い。ある意味，嘘発見器のメタファーは，予期不安，身体感覚，そのような感覚に対する「破滅的だ」という評価，およびパニックなどからくる悪循環を描写しているといえるだろう[8]。

　想像してみてください。あなたは世界最先端の，最も敏感な嘘発見器につながれています。この嘘発見器は不安を感知するのに信じられないほど有効なため，もしあなたが興奮したり，不安な状態になったりしたら，この機械がそれを感知しないことはありえません。あなたに課せられた課題は，リラックスした状態でいることだけです。ただ落ち着いてさえいればいいんです。でも，ほんの少しでも不安になろうものならば，嘘発見器を通して私にもそれがわかります。あなたが本当はリラックスした状態でいたいのはわかっています。ですから，私は，あなたの成功のために特別に，あなたのやる気が出るように応援をしたいと思います。そういうわけで，わたしはこのピストルをあなたの頭に押しつけることにします。［セラピストは自分のこめかみを指差して，ピストルが発射する仕草をする］あな

たがリラックスした状態でいれば，私も発砲しません。実は，あなたに成功報酬 1 億円をお渡ししたいとも思っています！　でもあなたがもし神経質にでもなろうものなら，私は，あなたを殺さなくてはなりません。この完璧な嘘発見器が即座にあなたの不安を察知することを忘れないでください。ですから，さあ，リラックスしていてくださいよ！

セラピスト：さて，この状況では一体何が起こると思いますか？
クライエント：私にはできる気がしません。先生だったらどうです，できますか？　それとも私がそれをするのを助けてくれますか？
セラピスト：私にもできる気がしません。ちょっとの不安が恐ろしい結果を招いてしまいます。「どうしよう！　不安になってきた！　まずい，まずい！」となるでしょう。私たちは死んでしまいますよね。
クライエント：私だからできないんだと思っていました。なぜ先生でもそれができないんですか？
セラピスト：なぜなら，頭に銃を突きつけられて落ち着いていられる人なんていないからです。もし私がその状況にあれば，撃たれてしまうでしょう。ですから，あなたに何か問題があるから，私に治してもらわなければいけない，というようなことではないんです。私たちは皆同じなんです。
クライエント：私たちにできることは何もない，何もコントロールできない，ということですか？
セラピスト：そう言っているわけじゃありません。もし私が，あなたに対し，リラックスするように言う代わりに，「壁の絵を取り去れ，さもなくばあなたを撃つぞ！」と言ったらどうでしょう？　あなたはおそらくその絵を取り去り，どこかにやって，すべてが丸く収まります。皮膚の外側の世界についてなら，そんなふうにうまくいくんです。手や足を使って何かをすることでものごとを変化させたり，コントロールしたりできますよね。でももし，ただ私が「リラックスしなさい，さもなくばあなたを撃ちます」と言ったらどうなるでしょう？
クライエント：おそらく私はかなり緊張して，本当に銃があれば撃たれてしまうでしょう。

セラピスト：がんばればがんばるほど，あなたは余計に緊張しますよね。がんばってうまくいくようなものでないことを，あなた自身よくわかっていらっしゃるからです。ではなぜ，努力してもうまくいかないんでしょうか？　壁の絵を取り去るのとリラックスし続けることとでは一体何が違うんでしょうか？

クライエント：そうですね。絵は，まさに手でそれを取り去ることで取り除けますが，自分の脳の中に入っていって，そこで起きていることを変えるのはできませんからね。私が自分自身を落ち着かせようとして，自分自身と会話するのに疲れてしまっているのは，そういったわけですよ。

セラピスト：ご自身と会話するという方法は，あなたの体験からすると，どの程度うまくいきますか？

クライエント：ちょっとはうまくいくこともありますけど，そんなに長続きはしません。もちろん，私が期待しているほど長続きすることはありませんね。

セラピスト：あなたがご自分の脳について話をなさったことは興味深いですね。なぜならこの完璧な嘘発見器の司令部は実は脳にあるからです。あなたは初めから，そこにつながっていたんです。あなたの神経系は，どのような嘘発見器よりも性能が良く，あなたの不安ならどんなものでも感知します。今あなたの状況は，どんな銃より危険な**あるモノ**が向けられた状況です。それはあなたの人生においてのコントロール可能性（その気になれば実際に外部の世界のコントロールができてしまうということ）です。あなたが不安に気づきながら，その強力な**コントロール可能性**という銃を頭に押し付けられ「リラックスしろ！」と言われたら，どうなってしまうでしょう？

クライエント：撃たれるでしょう！　私の人生はまさにそんな感じです。こんなことを望んでいるわけじゃありません。

セラピスト：たぶん，私たちはあなたが望むものについて，もっと詳しく取りあげてみるべきでしょう。あなたの望むものとは，つまり，心の奥であなたが本当に大切にしていること，そして，あなたにとってコントロール可能な何かのことです。

不安に関連した反応をコントロールしたり軽減したりしようとすることは逆説的な効果をもっている。このことを嘘発見器のメタファーが描写していることはすでに述べたとおりである。嘘発見器のメタファーはさらに，コントロールしようとすることが外的な世界におけるほとんどの事柄に対してどのようにして効果的であるか，同じく，コントロールしようとすることが皮膚の内側の世界に対してはどのようにして逆効果を生み出すか，その違いをクライエントに体験させるのに役立つ。意識的で，意図的，そして目的をもったコントロールは「それが嫌ならなんとかする方法を考えよう，そして，そのうえでそれを取り除いてしまおう」というルールが適用されるような操作可能な世界においては素晴らしく効果的である。しかし，そういった類のコントロールの方略は，感情，気分，記憶，心配，身体感覚に対してはうまく働かない。実際，コントロールという方略が不快な考えや感情に適用された場合，抱えていたくないと思うような，まさにそうした体験を，むしろいっそうたくさん抱えるはめになってしまう。そのような場合，意図的なコントロールは解決策などでは決してない。それは問題の一部か，問題そのものなのである。再び，クライエントには次のような台詞でこのことを思い出してもらおう。「たとえ逃げることはできても，隠れることなどできません。自分自身や自分のなかの出来事を避けきることなどは到底不可能なのです。むしろ，そういった体験は，人としてのあなたの個性そのものなのです。それらに逆らって行動することは，あなたという人そのものに逆らって行動することと一緒のことですよ」

これらの話し合いのなかで，さらにセラピストが価値について言及しておくことは，この後に続くセッションに向けた重要な種まきの機能がある。したがって，セラピストは，次の段階へとスムーズに以降させるうえでも，ここで価値について触れておくのが有効である。すでに述べてきたように，不安をもつクライエントにとって価値ある人生というものは，彼らが恐怖，パニック，心配などに対処しようともがいている間にいつのまにか脇のほうへと追いやられてしまっているものである。ライフ・フォームを用いた継続的な実践と取り組みは，そのようにしてクライエントが支払っている代償の存在を浮き彫りにする働きがある。この第4セッションの最終部分では，クライエントがコントロールできるもの，すなわち価値，について探求を始める。

4 価値の探求 （15分）

コミットメント[訳注1]をおこなう

　クライエントがコミットメントをおこなうことは，クライエントの感情を引き出し，また潜在的に彼らの動機づけを高めることだといえる。セッションではまず，前の週のライフ・フォームを見直し，不安に関連した感情や思考に対処しようとした結果，短期的もしくは長期的な代償を支払うはめになった出来事に焦点をあてる。その後，墓碑銘エクササイズに移り，このエクササイズをおこなうなかでクライエントが体験したことについて話し合う。クライエントが1つかそれ以上の核となるような価値を見出していれば，セラピストはクライエントに対し，クライエントがそれらの価値にコミットする意志があるかどうかを尋ねていく。

セラピスト：私は，あなたがお書きになったその墓碑銘の指し示す方向へと，あなたに向かっていってほしいと願っています。あなたが人生で本当に向かうべき方向へと向かっていってほしいと思っているんです。では，今ここで立ち上がり，私の目を見て，真にあるべきあなたの姿が一体どういったものであるかについて，私に宣言することができますか？[訳注2]　つまり，もし，あなたが不安という箱の中で生きるのでなかったとしたら，あなたがご自分の人生がどのようなものであってほしいか，そのあってほしい姿について，私に宣言する意思がおありですか？

訳注1：ここでの「コミットメント」とは価値に沿った活動を実際におこなうにあたっての「宣言」といった意味である。
訳注2：訳者らは，実際にクライエントを席から立たせ価値を宣言させるという方法はとった経験はないが，いずれにせよ，クライエントに自らの価値を明確にしてもらい，そのうえで，セラピスト（クライエント以外の他者）にもわかる形でそれを示すよう促すことは重要であろう。

クライエント：私が不安の箱から出られるかどうかはわかりませんが，私が生きていくうえで，自分自身が望んでいることが何かはわかります。

セラピスト：わかりました。では，どうぞ立ち上がって私の方を見ながら，それが何であるかお教えください。あなたはどのような人でありたいのですか？

クライエント：私は愛情深いパートナー，独立した，優れた建築家でありたいと思います。

セラピスト：[クライエントと目を合わせたまま] わかりました。あなたと共に私もそれをお手伝いしたいと思います。[間] あなたはそれを手に入れることができるのです。

　上記のやりとりでは，クライエントの人生が何を表すものであってほしいかについての話し合いがおこなわれており，その後，クライエントは実際に価値に基づくコミットメントをおこなうことになる。これらの作業はクライエントがその後，価値と目標とをさらに具体化していくうえでの土台を築くものでもある。また，この作業の際，クライエントのなかには，セラピストのいう「価値」という言葉がピンとこない人もいる。そこでクライエントに価値を説明する際には，人にはしばしば重要とされている人生の領域があるとして，さまざまな領域ごとの価値について説明をすると理解してもらいやすい。ここでは価値を，家族，友人，恋愛関係，レジャー，教育，キャリア，社会貢献，健康，スピリチュアリティといった領域に分類している。またここでは，それぞれを別々の領域として分類してはいるが，それぞれには重なりや関連がある。たとえば，教育の価値はキャリアにつながるし，キャリアは新たな友人に出会うことへとつながるだろう。

　墓碑銘エクササイズとその他の価値に関連したエクササイズの実施は，時にクライエントを悲しませることがある。というのは，これらのエクササイズは，不安に対するマネジメントや回避のためにどれほど自分の人生を後回しにしてきてしまっていたかを，クライエント本人に気づかせるからである。同時にこれは，クライエントのこれまでのアジェンダを改めて見直す恰好の機会でもある。クライエントのもつこれまでのアジェンダで

は，たいがい「私の不安の症状が軽減されるか，コントロールできるようになって初めて，私は自分の人生を先に進めることができる」というものであっただろう。セラピストは，クライエントにおける価値という人生の方向性について，彼らが向かうべき指針として，またトリートメントという大変な作業をおこなううえでの動機づけとして用いていくよう励ます。繰り返すが，肝心なのは，コントロールとアクセプタンスのどちらの行動が**より優れた**方略かということではない。肝心なのは，どの行動が**効果的**であるのか，また，クライエントが自ら選択した人生の方向に向けて歩む際に，それが**役立つ**かどうかである。

「価値ある方向性」ワークシート

　セラピストは，この章の終わりに収録されている「価値ある方向性」ワークシートのやり方について簡単にクライエントに説明をおこなう。ちなみに，このワークシートはやや長いワークシートになっており，次のものを基にしている。まず「価値ある人生の質問票」[197]において検討されている10の人生の領域を取り入れている。また，我々の著作である"The Anorexia Workbook（ACT拒食症ワークブック）"[108]とHayes, Strosahl, Wilson[101]の書籍で紹介されている「価値のワークシート」の一部も組み込んでいる。

　続く第5セッションをスムーズに進めるためには，クライエントは次の第5セッションまでに家でこのワークシートを完成させ，それを次のセッションで持ってくることが必須である。クライエントによって同定された方向性は，第5セッションの2つの作業で必要になる。ひとつは，人生のコンパスを作る際，そしてもうひとつは，コンパスの示す方向へ進むうえでの障壁を同定する際である。このエクササイズはまた，その後のエクスポージャー的なエクササイズ（「あじわい」エクササイズ）をおこなう際の焦点ともなる。そのため，次のセッションのためにも，クライエントには，このワークシートを完成させることへのコミットメントについて，100％ウィリングになれるかを確認しておくようにしよう。

「価値」対「目標」

クライエントに価値について尋ねる際,セラピストが遭遇する最も一般的な問題は,クライエントが「価値」を「目標」と混同してしまうことである。たとえば,クライエントは「不安をなくしたい」とか「自分自身がもっと平和でありたい」などと言うかもしれない。いずれの発言も,一見「価値」のようには聞こえるが,これらはいずれも「目標」にあたる。「不安をなくす」ことや「自分自身が平和である」ということは,感情に関連した目標として捉えることができるだろう。本質的に,より落ち着くことや満足するといったことはひとつの結果なのである。それは,自らの価値に向かって歩む過程で**後から**ついてくる(あるいはついてこないかもしれない)ような結果なのである。一方,価値とは**方向性**である。価値とは,実行可能で,人生の長きにわたって有効なものでなければならない[101]。価値とは,私たちが行う**活動**のことなのである。

目標とは**目的地**であるといえる。目標は終わりがあるもので,人がそれを達成したか否かを周りが確認できるような活動(例:10 kg減量する,休暇をとる,学位をとる,芝を刈る)である。目標を到達すれば,その課題はそれでおしまい,完了である。たとえば,結婚は目標である。指輪が指にはめられれば,その目標は達成されたことになる。一方,価値は**一生を通しての旅**である。目標に関する質問であれば「もうやり終えましたか?」と聞かれた際にそれに答えることができる。しかし,価値の場合にはそうはいかない。価値に終わりはないのである。代わって,価値は人生全体を通して,私たちの歩むべき方向性を定めてくれる。たとえば「愛情深い献身的なパートナーである」という価値は,結婚した瞬間に完了するわけではない。愛情深い献身的なパートナーであることは,常に取り組み続けるべき活動であり,そこには常に向上の余地がある。また特定の目標(例:結婚)への到達は,価値という方向性(例:愛情深いパートナーとなること)を進むうえでの多くのステップのうちの一歩でしかない。

価値と目標は異なってはいるものの関連もある。また,同一の目標に対し異なる価値が根ざしていることもある。たとえば,ほとんどの大学生は,「卒業」という同一の目標を追求しているだろう。彼らは,卒業証書を手にしたときにこの目的,ないし目標に到達する。しかし,人によって異なる価値が大学卒業という目標の根本にはあるかもしれない。「学習や教育

に価値を置くために学位をとりたいと思う人もいるだろう。また「経済的に安定すること」に価値を置き，学位の取得が安定した収入への一歩であると考える人もいるだろう。「友情」に価値を置き，卒業は新しい出会いへの一歩だと考える人もいるだろう。またセラピストは，クライエントがすでにおこなっている活動について尋ねることで，クライエントの個々の目標の根底にある価値を同定することもできるだろう。

5 次回までの「いき・る」エクササイズについての解説

- 「不安に対するアクセプタンス」エクササイズを実践し（毎日20分以上），記録フォームに記入してくること。
- ライフ・フォームを使って不安と恐れに関連した体験を継続的にモニタリングしてくること
- 「毎日のACT」評価フォームに記入してくること
- 「価値ある方向性」ワークシートを完成させてくること

「不安に対するアクセプタンス」記録フォーム
「いき・る」エクササイズ 6

　第1の列（一番左）に，「不安に対するアクセプタンス」の実践にコミットするかどうかを記録し，日付も記入してください。第2の列（左から2番目）には，実際に，実践したかどうか，いつ実践したか，そしてどの程度の時間実践したかを記録します。第3の列（左から3番目）には，CD等の音声補助を使用したかどうかを記録します。第4の列（一番右）には，実践の間に考えたり感じたことや，次のセッションで話したいと思ったことを書き留めましょう。

日付（曜日） コミットするか どうか	実践をしたかどうか いつ実践したか 何分実践したか	CD等を使ったか	感想やメモ
___月___日(　) する／しない	実践を：した／しなかった 時間帯：午前中／午後 した時間は_____分間	使った ／ 使わなかった	
___月___日(　) する／しない	実践を：した／しなかった 時間帯：午前中／午後 した時間は_____分間	使った ／ 使わなかった	
___月___日(　) する／しない	実践を：した／しなかった 時間帯：午前中／午後 した時間は_____分間	使った ／ 使わなかった	
___月___日(　) する／しない	実践を：した／しなかった 時間帯：午前中／午後 した時間は_____分間	使った ／ 使わなかった	
___月___日(　) する／しない	実践を：した／しなかった 時間帯：午前中／午後 した時間は_____分間	使った ／ 使わなかった	
___月___日(　) する／しない	実践を：した／しなかった 時間帯：午前中／午後 した時間は_____分間	使った ／ 使わなかった	
___月___日(　) する／しない	実践を：した／しなかった 時間帯：午前中／午後 した時間は_____分間	使った ／ 使わなかった	

「価値ある方向性」ワークシート　　　　　　　　　(1/4)
「いき・る」エクササイズ7

　以下にあるのは，一般的に人が価値を置く人生の領域です。各領域におけるあなたの生活と人生の質について答えてください。生活と人生の質にはさまざまな領域があり，その重要性は人によって異なります。まず，各領域における重要性について，0～2点のあてはまると思う数字を丸で囲んでください。すべての人がすべての領域について価値を置いていたり，置かれた価値がすべての領域で等しいとは限りません。あなた個人の感覚でそれぞれの領域について重要性を評価してください。その領域を重要でないと評価するならば（0点に丸をする場合），次の領域に移って重要性を評価してください。中程度あるいは非常に重要であるとするならば（1点や2点に丸をする場合），そこでいったん立ち止まります。その人生の領域でのあなたの体験の質と深みについて，あなたがどれだけ満足しているかを評価してください。さらにこの一週間で，その領域に関してあなたが前進するためにおこなった活動の頻度を評価してください。そこまでできたら，その領域において，あなたがどのように生きたいかという「価値（人生の意味や目的）」を書き留めてください（たとえば，その領域において，何があなたにとって一番重要なのかといったことです）。その下の「障壁」と書いてある行は，いずれもそのままにしておいてください。それらについては次のセッションのなかで完成させましょう。

●**家族関係（結婚や子育て以外）**：あなたはどのように家族と関わっていきたいですか？　あなた自身は，どのような姉妹や兄弟でありたいですか？　どのような息子や娘でありたいですか？

この領域はあなたにとってどの程度重要ですか？
重要性　　0＝全く重要でない　　1＝中程度に重要　　2＝非常に重要

全体的に，あなたはこの人生の領域での体験について，その質や深さにどの程度満足していますか？
満足度　　0＝全く満足していない　　1＝中程度に満足　　2＝非常に満足

ここ一週間，あなたはこの領域において前進するためにどの程度頻繁に活動しましたか？

活　動　　0＝何もしない　　1＝1回か2回　　3＝3回か4回　　3＝4回以上

| 「価値ある方向性」ワークシート（つづき） | (2/4) |

価 値 _____
障 壁 _____

●親密な対人関係（結婚，恋愛関係など）：あなたにとって理想的な関係とはどのようなものですか？　どのような関係をもちたいですか？　親密な関係においてどのようなパートナーでありたいですか？　パートナーにどのように接したいですか？

重要性　0＝全く重要でない　1＝中程度に重要　2＝非常に重要
満足度　0＝全く満足していない　1＝中程度に満足　2＝非常に満足
活　動　0＝何もしない　1＝1回か2回　3＝3回か4回　3＝4回以上

価 値 _____
障 壁 _____

●子育て：あなたはどのような親でありたいですか？　自分の子どもとどのように接していきたいですか？

重要性　0＝全く重要でない　1＝中程度に重要　2＝非常に重要
満足度　0＝全く満足していない　1＝中程度に満足　2＝非常に満足
活　動　0＝何もしない　1＝1回か2回　3＝3回か4回　3＝4回以上

価 値 _____
障 壁 _____

●友人関係・社会的対人関係：あなたはどのような友人でありたいですか？　良き友人であるということはどのようなことでしょうか？　親友に対してどのように振る舞いたいですか？　友人関係があなたにとって重要であるのはなぜですか？

重要性　0＝全く重要でない　1＝中程度に重要　2＝非常に重要
満足度　0＝全く満足していない　1＝中程度に満足　2＝非常に満足
活　動　0＝何もしない　1＝1回か2回　3＝3回か4回　3＝4回以上

価 値 _____
障 壁 _____

「価値ある方向性」ワークシート（つづき）　　　　　（3/4）

●**キャリア・職業**：あなたの仕事に関してあなたが価値を置いているのはどのようなことですか？　経済的な安定ですか？　知的な刺激ですか？　独立心？　名声でしょうか？　他の人々との関わり合いですか？　どういった仕事がしたいですか？

重要性　0＝全く重要でない　＝中程度に重要　2＝非常に重要
満足度　0＝全く満足していない　1＝中程度に満足　2＝非常に満足
活　動　0＝何もしない　1＝1回か2回　3＝3回か4回　3＝4回以上

価　値　＿＿＿＿＿＿＿＿＿＿＿＿＿＿＿＿＿＿＿＿＿＿＿＿＿＿＿＿
障　壁　＿＿＿＿＿＿＿＿＿＿＿＿＿＿＿＿＿＿＿＿＿＿＿＿＿＿＿＿

●**教育・訓練**：あなたにとって学ぶことはなぜ重要ですか？　あなたには学びたいことがありますか？

重要性　0＝全く重要でない　1＝中程度に重要　2＝非常に重要
満足度　0＝全く満足していない　1＝中程度に満足　2＝非常に満足
活　動　0＝何もしない　1＝1回か2回　3＝3回か4回　3＝4回以上

価　値　＿＿＿＿＿＿＿＿＿＿＿＿＿＿＿＿＿＿＿＿＿＿＿＿＿＿＿＿
障　壁　＿＿＿＿＿＿＿＿＿＿＿＿＿＿＿＿＿＿＿＿＿＿＿＿＿＿＿＿

●**レクリエーション・楽しみ**：あなたはどのような活動を楽しみますか？　どのような活動がしたいですか？　それらが楽しいのはなぜでしょうか？

重要性　0＝全く重要でない　1＝中程度に重要　2＝非常に重要
満足度　0＝全く満足していない　1＝中程度に満足　2＝非常に満足
活　動　0＝何もしない　1＝1回か2回　3＝3回か4回　3＝4回以上

価　値　＿＿＿＿＿＿＿＿＿＿＿＿＿＿＿＿＿＿＿＿＿＿＿＿＿＿＿＿
障　壁　＿＿＿＿＿＿＿＿＿＿＿＿＿＿＿＿＿＿＿＿＿＿＿＿＿＿＿＿

「価値ある方向性」ワークシート（つづき）

●**スピリチュアリティ**：この領域は特定の宗教についてではなく，信念や精神性（スピリチュアリティ）についてのものです。あなたにとって信念が重要なのはなぜですか？　それがあなたの人生で重要ならば，何がそれを重要にしているのでしょうか？

重要性　0＝全く重要でない　1＝中程度に重要　2＝非常に重要
満足度　0＝全く満足していない　1＝中程度に満足　2＝非常に満足
活　動　0＝何もしない　1＝1回か2回　3＝3回か4回　3＝4回以上

価　値 _____
障　壁 _____

●**社会貢献**：世界を明るくするためにあなたにはどのようなことができますか？　地域活動（例：ボランティア，選挙の投票，リサイクル）はあなたにとって重要ですか？　それはなぜですか？

重要性　0＝全く重要でない　1＝中程度に重要　2＝非常に重要
満足度　0＝全く満足していない　1＝中程度に満足　2＝非常に満足
活　動　0＝何もしない　1＝1回か2回　3＝3回か4回　3＝4回以上

価　値 _____
障　壁 _____

●**健康・セルフケア**：あなたは健康に関してどのようなこと（例：睡眠，食事，運動）に気をつけていますか？

重要性　0＝全く重要でない　1＝中程度に重要　2＝非常に重要
満足度　0＝全く満足していない　1＝中程度に満足　2＝非常に満足
活　動　0＝何もしない　1＝1回か2回　3＝3回か4回　3＝4回以上

価　値 _____
障　壁 _____

---第5セッション---
自らを観察し受け容れることで価値ある人生へと向かう

第5セッションの目標とテーマ

　第5セッションの主な目標は，まず，今後のセッション内，およびセッション間におこなうエクスポージャー的なエクササイズに向けて，クライエントにその準備を促すことにある。また，それらのエクササイズを，クライエントの価値と目標に結びつけていくことも第5セッションの目標である。ただし，すでにここまでにおこなってきたさまざまなエクササイズによって，ここから先に進むだけの下準備はクライエントにおいて整っているだろう。この時点ですでにクライエントは，マインドフルな，そしてアクセプタンス的な方法によって不安を観察するという基本的なスキルを身につけていると期待される。この第5セッションでおこなういくつかのエクササイズでは，クライエントにおけるアクセプタンス的な**観察者の視点（文脈としての自己）**をさらに発展させるよう計画されている。これにあたって，クライエントは，自分の**もつもの**とそれをもっている**自分自身**とを区別するための，さらなる実践へと進んでいくことになる。クライエントはまた，自分自身が選択肢をもっているということについても学ぶ。クライエントは，自らの不安をありのままに観察し，受け容れることを選択することもできれば，人生を制限してしまうような反応の仕方を選択することもできるのである。

　第5セッションではまず，クライエントが「人生のコンパス」ワークシートを作り上げるための支援から始める。セラピストは「価値ある方向性」ワークシートを道標としながら，クライエントにおける特定の価値，目標，その前に立ちはだかる障壁に焦点をあてていく。さらに，クライエントとセラピストは，同定した価値および，それらの価値に向かって最近クライエントが取り組めた時間について検討していく。こられの作業を進めていくと，ある価値の「重要性」に対しクライエントの「活動」が伴わない，という一貫性の低い領域が明らかになってくる。そこで，そこでの価値における「重要性」と「活動」とのギャップについて話し合うことで，

価値ある方向性に向かううえでのいくつかの障壁を同定することができるだろう。このエクササイズには，次回以降のセッションでおこなうエクスポージャー的なエクササイズにクライエントが取り組むための重要な動機づけの機能がある。言い換えると，価値に関連したこれらのエクササイズは，エクスポージャー的なエクササイズを実施するうえでの背景となる文脈を作りあげる機能をもっている。

第5セッションの概要

1 センタリング・エクササイズ（5分）
2 今回までの「いき・る」エクササイズについての確認（5分）
  - 「不安に対するアクセプタンス」記録フォームと「毎日のACT」評価フォームの確認
3 「文脈としての自己」対「内容としての自己」（20分）
  - 「不安に関する考えや感情とのバレーボール」メタファー
  - 「チェスボード」メタファー＆エクササイズ
  - 「不安のラジオニュース」メタファー
4 「人生のコンパス」──エクスポージャー的なエクササイズをおこなうことの究極的な意味（25分）
  - ライフ・フォームの確認
  - 「価値ある方向性」ワークシートの確認
  - 「人生のコンパス」ワークシートを完成させる
5 次回までの「いき・る」エクササイズについての解説

次回までの「いき・る」エクササイズ（家での実践）

- 「不安に対するアクセプタンス」エクササイズを実践し，（毎日20分以上）記録フォームに記入してくること
- ライフ・フォームを使って不安と恐れに関連した体験を継続的にモニタリングしてくること
- 「毎日のACT」評価フォームに記入してくること
- セッション内での話し合いに基づいて「人生のコンパス」ワークシートを書き直してくること

> **セッションで使用する材料と配布資料**
> - 「不安に対するアクセプタンス」記録フォーム
> - ライフ・フォーム
> - 「毎日のACT」評価フォーム
> - 「人生のコンパス」ワークシート ×2枚
> - チェスのセット（ボードと駒）
> - 「不安のラジオニュース」メタファーの文章のコピー（可能であれば，クライエントが家に持ち帰れるように単語カードの表と裏に文章を貼り付ける）

1 センタリング・エクササイズ （5分）

第1セッションで実施したセンタリング・エクササイズでこのセッションを始める。

2 今回までの「いき・る」エクササイズについての確認 （5分）

まず，「毎日のACT」評価フォームへの記入および「不安に対するアクセプタンス」エクササイズの毎日の実践について簡単に確認する。この際，極度の不安や恐怖によるものも含めどのような形であっても，ウィリングネスやコミットメントの欠如が生じていないかに注意する。「価値ある方向性」ワークシートとライフ・フォームの確認は，このセッションの終盤で「人生のコンパス」ワークシートを紹介する段階までそのままにしておく。

3 「文脈としての自己」対「内容としての自己」　(20分)

　自己を捉える際，自分自身がもっているもしくは自分自身を形成している内容によって自己を捉える発想は比較的わかりやすく馴染みやすいものである。これに対して**文脈としての自己**という発想は，専門家にとってさえ抽象的で，わかりにくい自己の捉え方である。文脈としての自己とは，自分自身そして世界に対する姿勢であり，ここでの自己とは，体験そのもののことではなく，体験のための背景的な文脈を提供する存在のことを意味する。クライエントにとってもやはり，この文脈としての自己や**観察者としての自己**という概念を理解するのはしばしば難しい。観察者としての自己は，単にものごとの一方に肩入れする（例：「良い」あるいは「悪い」）ことなく，純粋に体験を観察するという自己である。このセッションで用いるメタファーやエクササイズは，クライエントが，自分**自身の体験する内容そのものではない**ということを体験するのを支援するよう計画されている。クライエントは自らの体験に対しての**背景的な文脈**なのである。それらのメタファーは，また，自らが観察者であることのもつ行動的な意味合いを暗に含んでいる。つまり，クライエントは，過去に選択したのとは異なる選択をすることが可能なのである。

　私たちは，私たちの体験そのものではない。すなわち私たちは，私たちの思考でも，心配でも，身体感覚でも，感情でもなければ，過去でもない。クライエントに対しこの話を導入する際，この発想を理解するのはクライエントでなくともほとんどの人にとって難しいということをまずは伝えておこう。体験とは私たちの一部である。体験はやってきては去っていく。私たちはそれらの体験を所有してなどいない。それらを気に入ったからといってそれらを捕まえておくことはできないのだ。逆に，気に入らないからといって追いやることもできない。また，あるひとつの思考が，また別の思考よりも，もっと的確に私たちを定義できるということもない。私たちの体験している内容，そして，おそらくは社会的に望ましいとされる内容についても，それらの体験は時間とともに変化しうるものなのである。また，**好ましい思考**（例：「私には自信がある」）の方が，**好ましくない思考**（例：「この男を殴ってやりたい」）よりも私たちをよりよく表すということもない。いずれかの思考が，他の思考に比べて良い悪いというこ

とはないのである。**家屋**というものが，人が家具やその他の所有物とともに住むための**背景（例：壁や床，天井のある部屋）**を提供するのと同様，「**自己（脳やその他の身体の部位）**」というものは，**体験**が生じるための背景を提供する[101]。家屋は基本的に，誰がそこに住んでいようと，どの家具を入れようと，その壁が白と赤のどちらの色に塗られていようと，そういった違いとは無関係に，いつも変わらずそこにある。私たちの知る限りでは，誰がそこに住もうと，人がそこで何をしようと，何を考え，何を感じ，住人がどの家具を出し入れしようと，家屋はそういったことをおそらく大して気にしないだろう。家屋はただ，そういった生活のすべてが生じるための場所，ないし背景を提供するだけなのである。

「不安に関する考えや感情とのバレーボール」メタファー

このメタファーを我々が初めて用いたのは摂食障害のためのACTのトリートメント・プログラムにおいてである[108]。以下にあるのは，これを不安障害をもつクライエントに合わせて作り替えたものである。

あるバレーボールの試合中のことです。両チームは，コートの一方からもう一方へボールを打ち返そうと，そして，ボールを決して下に落とさないようにと奮闘しています。ボールが片方のコートからネットを越えそうになるたびに，相手チーム前列の選手がジャンプをしてそれを両手でブロックします。その選手の後ろには，さらに，5人の選手が控えています。彼らは，戦略的にそれぞれのポジションにつき，ボールを打ち続けています。前列の選手がボールをブロックできなかったときには，後列の選手が地面にスライディングし，腕を伸ばしてボールを空中にはじき返します。そして，その空中にはじかれたボールを別のチームメイトが，もう一方のコートへ返そうと，強力なスパイクを打ち放ちます。その間，それぞれの選手は常に警戒し，準備万端な状態でそれぞれのポジションに立ち，相手チームの次の動きを予測しながら構えています。

バレーボールでの戦略についてお話しすることは，不安に関連した考えや感情に対し，あなたがどう反応するかを説明するためのひとつの方法でもあります。こういったバレーボールの試合があなたの頭の中でもおこな

われていると想像してみてください。「ボール」を前後に打ち合う代わりに、あなたの頭の中の2つのチームは「あなたに関する考え」を前後に打ち合っています。実際のバレーボールなら、天気の良い日に海辺で楽しくおこなうだろうことを除いては、あなたの不安に関連した考えの激しさや強力さは、そのバレーボールの試合ととてもよく似ているように思えます。また、それらの考えたちが休憩に入りそうに見えたときでも、彼らは再びあなたに逆らい大騒ぎを始めるのです。

不安チーム	もがきチーム
①コートの一方は「不安チーム」です。不安チームは次のような考えをサーブします。 「明日ショッピングモールにでも行こうものなら、お前は恐ろしいパニック発作を起こすだろう。それはおまえが常に恐れてきた極度の発作かもしれないぞ！」	
	②コートのもう一方の「もがきチーム」はすでに動く準備ができています。打ち込まれたその考えが地面に落ちるのを防ぐべく、スライディングで応じます。 「ちょっと待て、ショッピングモールには前にも行ったことがあるし、また行くことができるはずだ」
③それならば、と不安チームもボールをはじき返します。 「今はそう思うだろうが、実際にはそうはならない。そこに行こうものなら、私が巨大化し、お前は	

第9章 アクセプタンスと価値ある人生：不安マネジメントの代替策　279

逃げまどう。お前は必死でそこから脱出しようともがくことだろう。私はお前を怒鳴りつけ，そこを去るようにと命じるのだ。結局お前はそこから逃げるのが間に合わず，床に寝そべっているところを周囲の人々からじろじろと見られるはめになるだろう」

④ネットの反対側では，もがきチームにもすでにボールを返す準備ができています。次のように言い返します。
「友達に一緒に来てくれるように頼むさ。コントロールが利かなくなったら彼女が助けてくれるだろう」

⑤その考えがネットを越えるや否や，不安チームは素早くブロックします。
「それはどうかな？　彼女に助けてもらうことなどできやしない。私がお前を攻撃すれば，お前が誰と一緒にいようと，お前には勝ち目などないんだよ。わかっていないようだから言っておこう。主導権はこの私にあるのだ」

⑥そして，もがきチームは次のように返します。
「そうか，少なくとも君をやっつけようとすることはできるさ」

そして試合は続きます。不安チームが不安な考えをサーブするとすぐに，

もがきチームがそれに反論することで，その考えに対応します。あなたの頭の中にも，きっとこんな考えや感情とのバレーボールが続けられているのではないでしょうか？

　こういった心のバレーボールについて，クライエントにも彼ら自身が実際に，不安に関連した思考や感情と試合をおこなった例をあげてもらおう。クライエントがGAD（全般性不安障害）やOCD（強迫性障害）をもっている場合には，「侵入思考を伴う心配」と「もがき」とをそれぞれのチームに見立てて例とするのもよいだろう。
　クライエントが心のバレーボールをおこなった例をいくつか話したら，今度は次のメタファーを用いることができる。次のメタファーは，異なる観点から異なった対応をする可能性ついて，クライエントに提案するものである。不安と闘うことは，ほとんどのクライエントにとって肌身に染みついた習慣となっている。不安との苦闘に無分別（mindlessly）に参加するのではなく，意図的にそれを観察するという発想は，クライエントにとっては，かなり異質なものだろう。次に紹介する「チェスボード」メタファーは，クライエントに苦闘やもがき以外の選択肢の存在を示すものである。「チェスボード」メタファーは元々，Hayes, Strosahl, Wilson[101]によって考案されたものであるが，思考，感情，記憶，身体感覚といった内的な出来事との闘いについて見直すための方法として，柔軟に用いることが可能である。クライエントは，バレーボールにおける「不安チーム」もしくは「もがきチーム」，またはチェスにおける「黒チーム」か「白チーム」といった，いずれかのチームの選手になってしまうのではなく，「チェスボードになる」という選択をすることができる。実際，クライエントは初めから駒などではなく，ボードだったのだ。ただクライエントは，これまでそのような視点をもったことがなかっただけのことである。

「チェスボード」メタファー＆エクササイズ

　このメタファーについては特に，言葉によってクライエントに説明するよりも，実際のチェス・セットを使ってクライエントに伝える方法を我々は勧めたい。実際のチェスボードと駒とを用いることは，このメタファー

のもつ体験的な側面を強め，メタファーのいわんとすることをより具体化するのに役立つからである。またクライエントの目の前で，実際に，双方の駒がいかにしてお互いをボードから追い払い，さまざまな戦略によって互いを出し抜こうとしているかをやってみせれば，たとえクライエントがチェスのルールを一切知らない場合であっても，ゲームの大まかな発想自体は理解することができるだろう。

　このチェスボードをご覧ください。これらの駒は黒と白という異なる色をしています。チェスではこれらの駒が，色ごとにチームとなって闘います。白の駒は黒の駒を相手に，黒の駒は白の駒を相手に闘うのです。あなたの考えや感情，そして信念をここにある駒だと考えてください。これらの駒はまた，チームで動きます。たとえば，不安のような「悪い」考え，記憶，および感情はこちら側の「不安チーム」に集まります。また，「良い」駒（例：自信があるというような考え，コントロールできるという自信）はボードのもう一方のこちら側に集まります。それらは皆，相手チームを打ち負かそうとして，相手チームのメンバーに向かって進みます。ボード上の相手チームの領土を奪い取り，最終的にはボード全体を占領しようとしているわけです。ですから不安チームの闇の騎士が攻撃すると，あなたは白のクイーンの後ろで立ち上がり，出陣します。いかにして闇の騎士をやっつけるかを計画し，彼らを打ち負かすのです。[セラピストは言葉で説明している通りに，倒されたいくつかの駒をボードからはじき出してみせる]

セラピスト：では，この闘いによって戦争は終わるのでしょうか？　不安チームは負けていなくなるのでしょうか？

クライエント：いや，他の騎士が出てきて，私を倒そうとします。

セラピスト：このボードにはまだたくさんの闇の騎士が残っているようですね。あなたに攻撃を仕掛けるチャンスを辛抱強く待っているようです。

クライエント：確かにそんなふうに感じます。でも私が，巧みな戦術や戦略を使って反撃すれば，最終的には彼らを皆やっつけることができるんですよね？　やがてはすべての不安に関する考え

や感情は死んでなくなるはずです。

セラピスト：おっしゃることはよくわかります。では，あなたの体験を振り返ってみて，不安との苦闘の末，そのような完全勝利を得たことがあったでしょうか？

クライエント：そうだったらいいですよね。もし，そんなうまくいっていたなら，私はここにはいなかったでしょうね。おそらく私はそこまで賢くはないんだと思います。

セラピスト：もしくは，賢さ云々の話ではないという可能性はありませんか？　あなたが体験している不安との苦闘というゲームと，実際のチェスのゲームは何かが違っているようです。もし私たちが実際のチェスゲームをしていたら，私が一方のチーム側につき，あなたはもう一方のチーム側につきますよね。私には決してあなたの戦略や次の動きはわからないでしょうし，あなたも私の戦略や動きはわからないでしょう。なぜなら私たちは２つの異なるチームのメンバーだからです。あなたがこの実際のチェスの状況で，もし賢い戦略を使って正しい動きをするなら，実際私の駒を完全に打ち負かすことができるでしょう。でも，あなたが体験する不安とのチェスゲームの場合，あなたが絶対にゲームで勝てないようなトリックが隠されているんです。実は，２つのせめぎ合うチームは，実際のところ１つのチームなんです。このゲームには実際，１人のプレーヤーしか存在しません。それはつまり，「あなた」です。ボードの両サイドの騎士団は，実は「あなたの考えや感情」のことです。それらは，どちらの側もあなたのものなんです。あなたはボードであり，こうした駒を支えています。どちらの側が勝とうと，あなたの中の一方は必ず敗北を味わうことになってしまいます。あなたは「自分自身の考え」対「自分自身の考え」という勝負には，決して勝つことができません。あなたがどちらか１つのチームにつくならば，あなた自身のかなりの部分があなた自身の敵へと変わります。これは自分自身に向かって戦争を仕掛けているようなものです。実はこれは，あなたにとって勝ちようのないゲームだったんです。

クライエント：そして，とても疲れる試合でもありますね。
セラピスト：この戦争ゲームは，おっしゃるとおり生きるうえでの人の活力を削り取ってしまいます。あなたは不安に対する戦争に勝とうと闘い，いつかは不安という感情を支配しようと駒を払いのけ続けます。ただこのゲームに勝つことは決してできないわけです。不安という駒たちを一時的には打ち負かすことができても，それらを永遠にボードから追放することはできません。どうやって倒しても，彼らは元の場所へとちゃんと戻り続けるでしょう。そうして闘いは来る日も来る日もずっと，何年も続いていきます。あなたは絶望を抱え，もう勝てないだろうと感じながらも，闘いをやめることができません。あなたがその白のホース，ないしクイーンの後ろにいる限り，あなたに残された選択は闘うことだけです。

[このタイミングは，おそらくクライエントがこれまで考えたことのないような，新たな視点をクライエントに紹介するのに良いタイミングである]

セラピスト：では一歩下がって，ここで実際，何が起きているのかを見てみましょう。私が，「ここにあるチェスの駒のいずれもが，あなたでは**ない**」と言ったらどうしますか？ あなたはご自身が，他の何であるか想像できますか？ *[クライエントのすべての答えに対応する。最終的な応えは「あなたはそのボードなのです」である]* このゲームにおいて，ボードがなかったら，すべての駒はどんなことになるでしょうか？
クライエント：どこかに行っちゃうと思います。私たちもゲームをすることはできませんね。ボードがなかったら，ゲームができませんから。
セラピスト：そうですよね。そのボードの役目とは，すべてを成り立たせることのようですね。でも，もし，あなたがその駒たちだとしたら，ゲームの結果はとても重要ですよね。あなたは，その勝敗に人生が懸かっているかのごとく，必死に不安の駒を叩きのめさなくてはなりません。でもあなたがボードだっ

たとしたら，その戦争が終わろうが終わるまいが別にかまわないわけです。ゲームはその後も続くかもしれませんが，ボードには何の影響もありません。ボードとしてあなたは，すべての駒を見て，支え，自分の上で闘わせ，すべての動きをただ眺めていることができるんです。ボードは，どちらのチームが勝っているか，負けているかにはあまり関心がありません。バレーボールのゲームも同じことです。不安チームの味方であれ，もがきチームの味方であれ，あなたはバレーボールのコートであり，ただその動きを見ているだけなんですから。

クライエント：じゃあ，私たちがこういうマインドフルネスのエクササイズをしているのはそのためですか？

セラピスト：そうですね。マインドフルネスのエクササイズは**バレーボールのコートやチェスのボードとしてのあなた**を体験してもらう方法です。あなたは目の前で起きていることをただ見ているだけでいいんです。何かに反応する必要もありません。たとえば，バレーボールのコートは，ただそこにあり，すべての選手たち，ネット，そしてボールを見ています。コートには，誰が勝っても負けても関係ありませんから。コートはゲームの結果について心配したりせず，ゲームが終わった後もそこに居続けます。さまざまな選手たちがやってきては去っていきます。時に，選手たちは，コートの上で，飛び込んで，スライディングをします。コートが擦り傷や打撃を受けることも考えられます。

クライエント：どうやら私には，そういう打撲や擦り傷を負うことが多々あるようです。

セラピスト：そして，その痛みは，感じてもいいものなんです。コート，つまりあなたは，時には痛みを体験することによって，ただ観察者でいることがいかに難しいかを思い知らされるでしょう。あなたが，考えや感情を観察していると，そのなかには苦痛で，恐ろしいものも含まれていることに気がつきます。あなたはご自身が考えていることや感じていることが気に入らないかもしれません。もっと違った感じ方ができたらなぁ

第9章　アクセプタンスと価値ある人生：不安マネジメントの代替策　285

と思うかもしれません。でも，あなたの考えも感情もすべてはあなたの一部なんです。それらが，あなたというわけではありませんが，それらすべてがあなたの一部なんです。あなたが，**自分自身がコートやボードであること**を選択するなら，そのときあなたは，ゲームを眺めているフェアな観察者です。あなたは，一回一回のゲームの勝敗に一喜一憂するような選手である必要はなかったんです。」

「不安のラジオニュース」メタファー

　「チェスボード」や「バレーボール」のメタファーには，クライエントを含め私たちが，自分自身の体験にあらがったり，苦闘したりする必要のないことを明らかにする役割があった。私たちには，あらがう代わりに，観察しアクセプトするという選択肢がある。こういったACTのもつ発想をもっと単純にまとめるならば**私たちは自分が何に注意を払うかを選択することができる**というものになるだろう。「不安のラジオニュース」メタファーは，この選択という点についてユーモラスに描写している。本書を通して用いられているほとんどのメタファーは基本的には，いずれも逐語的に読みあげるべきものではない。しかし，特にこのメタファーについては，2つのパートのそれぞれを単語カードのような用紙の表と裏に書き写し，ラジオのニュースキャスターのような単調な声の調子でクライエントに対して一語一語読みあげるよう勧めたい。

第5セッション

不安のラジオニュース（"恐怖JAPAN"）：

　「こんにちは。不安のラジオニュース"恐怖JAPAN"です。24時間365日，毎日，あなたの頭の中からお送りしています。いつでもどこでもあなたにこの電波をお送りします。あなたが早起きしたときも，あなたの人生の不幸な側面についてきちんとお聞きいただくため，あなたがベッドから起き上がるよりも先に，我々はそこで待機しております。さあ，私たちにお任せください。我々が，あなたの人生をコン

トロールいたします。もう，あなたは不安のラジオニュース"恐怖JAPAN"から耳が離せません。なぜかって？ それは，あなたが育てたニュース番組だからです。今や24時間年中無休であなたに向けて放送しています。どうぞお聴き逃がしなく！ 当番組では，あなたにとってのベストをしっかり把握しております。だからこそ，あなたには当番組の情報をお買い上げいただきたい。我々は，あなた様を最も不安にさせ，苦悩させる情報だけを厳選してお伝えしています。ですから忘れないでください。"恐怖JAPAN"を聴きそびれて，勝手な行動をあなたがすると，我々はさらに大音量で放送しなくてはならなくなります。あなたは，ご自分の中で恐ろしくひどいものを感じたり，考えたりすることがおありでしょう。ですから，あなたはご自分が何を考え，どうそれをコントロールするかについて，そのための情報を得るためにも"恐怖JAPAN"にしっかりチャンネルを合わせておくべきなのです」

そのまんまラジオニュース（"マインドフルネス JAPAN"）：

　「お目覚めください！ 不安のラジオニュース"恐怖JAPAN"だけがラジオ番組ではありません。"恐怖JAPAN"を聴くことも聴かないこともあなたには選択ができます！ 少なくとも明らかなことは"恐怖JAPAN"では，一日のどの時間帯に聴いても，お決まりのニュースしか放送されません。そうしたニュースがあなたのお役に立ってきたなら，どうぞこれからもお聴きください。それが理にかなっていることでしょう。しかし，万が一そうでないならば，そのまんまラジオニュース"マインドフルネスJAPAN"をもっとお聴きになってみてください。当放送局では，あなたにその瞬間その瞬間の現実のニュースをお届けします。いつでも生放送です。「現実をありのままに」が我々のモットー。私たちはあなたに対し，あなたのマインドのささやくメッセージではなく，そのまま，ありのままのニュースをお伝えします。自分の外側の世界や自分の内側の世界と接触することで，人間であるということがどういったことなのかを体験できます。そして，あなたがそのために支払う代償は全くありません，つまり無料です！

> あなたの内側にあるものをあるがままに体験することは，あなたを傷つけることすらなく，むしろ，喜びをもたらすかもしれません。我々はこのことを保証いたします。そのまんまラジオニュース"マインドフルネスJAPAN"は，あなたがものごとをいかに恐れるかではなく，ものごとがどうであるかについて，情報をお届けします。どうぞ，前進し，ありのままの世界，ありのままのあなたの人生に触れてください。そのまんまラジオニュースでは，あなたをそういった体験へとご案内いたします。あなたが耳を傾ければ傾けるほど"マインドフルネスJAPAN"はさらにクリアな電波をお送りします。どうぞチャンネルをそのままにお聴き続けください。当放送局の放送を公平な耳でお聴きになってください。どうぞ，我々のニュースを鵜呑みにしないでください。もし，あなたご自身の体験によってご満足いただけなければ，"恐怖JAPAN"という不安のラジオニュースにチャンネルを変えていただくこともできるのです」

この「不安のラジオニュース」メタファーは，我々の同僚であるPeter Thorneが提供してくれたものである。彼はまた，このメタファーに関する不安障害をもつあるクライエントとの興味深いエピソードを教えてくれた。そのクライエントはセラピーに訪れるずっと以前から，不安のラジオニュースを聴くのにほとほと疲れ果てているとのことだった。それでも彼女には，思いもよらなかったのだという。自分の心の中の放送に没頭し，そのすべてを盲信しながら，実は「そこに24時間釘づけになっている必要などない」ということを。彼女は，自分にとってもっと有用な情報を聞くことができる，つまり，現実の活き活きとした人生の体験に基づいたニュースを聴くことができるのだという発想を得た。彼女にとって有益な，新たな道が開かれたのだ。

4 人生のコンパス——エクスポージャー的なエクササイズをおこなうことの究極的な意味 （25分）

　セッションのこの段階まできたら，テーマを価値についての話に戻そう。その際，次のような方法をとるのがよいだろう。最初に，前の週のライフ・フォームを確認する。そして，クライエントが不安に関連した感情や思考をマネジメントしようと行動したエピソードと，それによりクライエントにとって最も大切なことやしたいことがいかにして妨げられたかに話の焦点をあてるのである。

　次に，「人生のコンパス」ワークシートを取り出し，クライエントに対し，人生のコンパスを完成させるにあたって，「価値ある方向性」ワークシートに記載された「自らの価値についての言葉」を用いることを伝える。また，このシートにおけるコンパスの中央にいる人物がクライエントを意味しており，クライエントが人生の 10 の領域に囲まれているのだという説明もクライエントにおこなう。その際クライエントに「自らの価値についての言葉」をさらに明確にしてもらったり，簡潔な表現へと書き換えてもらう。クライエントによっては「価値」という言葉よりも**（人生の）意味や目的 (intention)** と言い直した方が伝わりやすい場合もある。すなわちその領域において自分の人生をどのように生きたいか，というように問い直す方が伝わりやすい場合があるのである。次に，クライエントには，「価値ある方向性」ワークシートに記載した「自らの価値についての言葉」を「人生のコンパス」ワークシートに書き写してもらう。このとき「人生のコンパス」ワークシートにおいて，中程度以上に「重要」と評価される領域のものを書き写してもらう。その領域でクライエントにとって最も重要なことは何か，そしてワークシートの「重要性」の得点を，それぞれの価値の「重要性」の囲みに書き写すよう促す。そして，次のステップは，クライエントの現在の「活動」がどの程度それらの「重要性」の評価と一致しているかを検討することである。

　私たちは，あなたの人生のコンパスを一回りして，それぞれの領域があなたにとってどれくらい重要かを一緒にみてきました。あなたには，ご自

身にとって少なくとも中程度以上に重要な領域について，それぞれあなたの「価値（人生の意味や目的）」をお書きいただきました。今度は，この一週間のあなたの活動について振り返ってみましょう。あなたのおこなってきた活動をあなたの**足跡**（feet）と呼ぶことにしてみましょうか。ここ一週間のあなたの「足跡」は，あなたが書き出した「価値」とどの程度一致していましたか？　もっと違う言い方をするならば，あなたはどれくらい積極的にあなたのお書きになった「人生の目的」に向かって取り組んだのでしょうか？　ここでは，それぞれの領域でのあなたの理想や周りの人があなたをどう思うかについて，お尋ねしているわけではありません。この一週間のあなたご自身がどうであったかを知りたいだけです。ですからそれぞれの「価値」に対して，この一週間でご自身を前進させるために，どれだけ頻繁に具体的な活動をおこなってこられたかを評価してください。この場合「価値ある方向性」ワークシートと同じ評価の仕方をしてください。つまり，「価値ある方向性」ワークシートで使った「行動の評価尺度」を使って評価してみてください（0点＝1,2回；2点＝3,4回；3点＝4回以上）。あなたの評価をそれぞれの価値の「重要性」の枠のとなりにある「一貫性」の枠の中に記入してください。それらの評価は，あなたの具体的な活動がどれくらいあなたの「価値」と一致していたか，もしくは価値に沿っていたかを物語っています。[次のステップでは，「価値」と「活動」がどの程度適合しているかを比較する。クライエントは自らにとって重要なことを実際にしているのだろうか？　おそらくは「重要性」と「一貫性」の評価の間にはギャップがある可能性が非常に高い。それはクライエントが自分の価値を同定したものの，それらの価値に沿った方向へとは前進できていないことを意味している]

セラピスト：ご自分の「人生のコンパス」を眺めてみると，どんなことが見えてきますか？
クライエント：あまり良い状態とは思えませんね。自分が望む人生とはだいぶかけ離れた人生を送っているようです。でも，誰だってそんなものでしょう。何かを望んでも，その結果を得られるとは限りません。
セラピスト：どれか前進のみられた価値の領域はありましたか？
クライエント：どれも前進していませんね。私の価値は，単純に，非現実

的過ぎるか，あまりに困難か，といったところでしょうかね。
セラピスト：それらがなぜ非現実的だったり，困難過ぎたりするのかをお教えいただけませんか？　一体何が，目標への到達や価値に近づこうとすることを邪魔しているんでしょうか。「障壁」のところに，その理由を書いてみましょう。

「重要性」の評価が高いにもかかわらず，「活動」と「一貫性」の評価が低くなっている領域を確認し，クライエントにそのギャップがなぜ生じているのだろうかと問いかける。そして，クライエントが価値ある方向性へと進むうえで，何が「障壁」になっているのかクライエントに尋ねる。クライエントは，さまざまな障壁について言及する可能性が高いが，いずれの障壁についても多くの場合，それらはクライエントの抱える不安と直接的に関連しているだろう。これらの内容を「価値ある方向性」ワークシートの各行の中に簡潔にまとめていく。障壁についてはまた「人生のコンパス」ワークシートの矢印の所に，短い見出しのような形で書き入れることもできる。また，クライエントがもつ障壁についての物語を内的，および外的な障壁に分けることが有用である。典型的な内的な障壁の例としては，思考，感情，心配があげられる。外的な障壁の一般的な例としては，お金，時間，場所，利用可能な資源の欠如があげられる。この時点で，障壁への対処法について話し合う必要はまだない。その話し合いは，後のセッション内でおこなうことになる。

　我々の体験では，クライエントによって極めて価値があると評価された領域における「一貫性」の評価の低さ，つまり食い違いについて具体化していくと，クライエントは強力な感情を体験する。クライエントは，自らの人生をどういったものにしたいのだろうか？　また，不安や心配をマネジメントしたいがために，どれほどのことをあきらめてきたのだろうか？　このことをクライエントはワークシートの自らの筆跡を頼りに痛感することとなるのだ。ここでも肝心なのは，不安をコントロールするのがよいのか，アクセプトするのがよいのかということではない。クライエントにとって真に重要な問いは，**クライエントが選択した人生の目標へと歩むうえで，どういった活動が有効なのだろうか？** というものである。

　我々は，この作業に取り組んでいくなかで，あることに気がついた。ク

ライエントが「価値」や「障壁」を書き直していくと「人生のコンパス」は，セッションの終わり頃にはかなり汚くなってしまう。そこで我々は，クライエントに家に持ち帰ってもらうための新しいきれいなフォームを渡し，クライエントには，セッションで使ったフォームに書き込まれた「価値」の言葉と評価の得点を家に帰ってから新しいフォームに書き写すよう勧めている。家に帰ってひとりでこの作業をすることで，クライエントは，自らが大切に思うことやずっと逃し続けてきた事柄について再度味わう機会を得るのである。

5 次回までの「いき・る」エクササイズについての解説

- 「不安に対するアクセプタンス」エクササイズを実践し（毎日20分以上），記録フォームに記入してくること
- ライフ・フォームを使って不安と恐れに関連した体験を継続的にモニタリングしてくること
- 「毎日のACT」評価フォームに記入してくること
- セッション内での話し合いに基づいて，「人生のコンパス」を書き直してくること

292　第Ⅲ部　不安に対するACTのトリートメント

「人生のコンパス」ワークシート
「いきる」エクササイズ8

（子育て／教育・訓練／友人関係・社会的対人関係／健康・セルフケア／家族関係／スピリチュアリティ／社会貢献／レクリエーション・楽しみ／キャリア・職業／親密な対人関係）

各領域に：重要性＝　一貫性＝

障壁

図3. 人生のコンパス ─価値ある人生の領域、各領域における価値、それらの目標達成における潜在的な障壁、およびこれらに向けての活動について（Dahl et al., 2004 より）。© Association for the Advancement of Behavior Therapy）

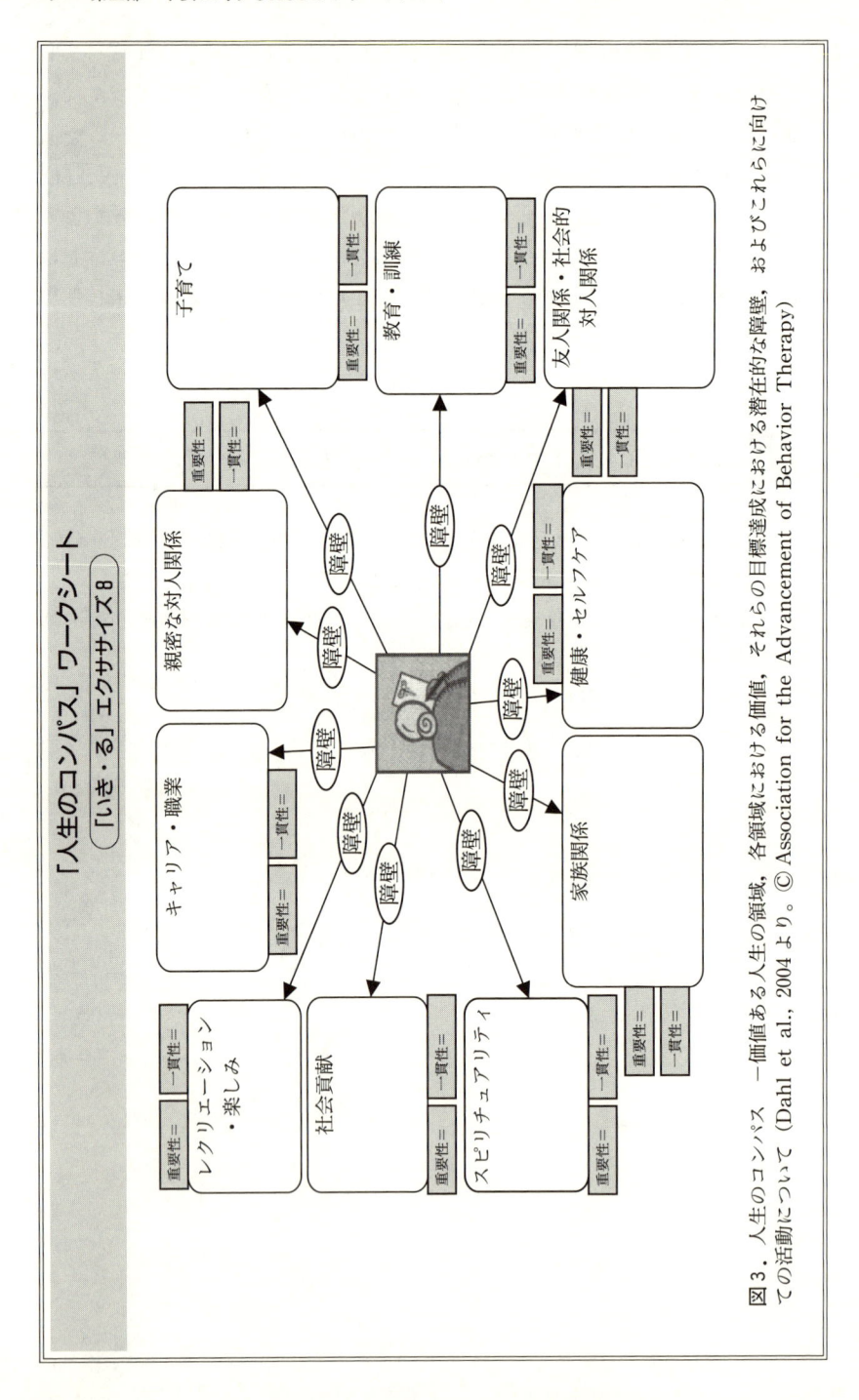

第10章

価値に沿ったエクスポージャー的なエクササイズを通しての柔軟な行動パターンの創出
第6セッション

　真の強さを得るために我々に与えられし唯一の方法は，状況の善し悪しにかかわらず，ひたすら実践を続けることである。痛みというものが，我々のもって生まれたものであることを受け容れ，このことを理解しつつ人生を生きることは，すなわち，幸福の源泉であり，幸福のための条件である。

——鈴木俊隆[訳注]

訳注：すずき しゅんりゅう；昭和の曹洞宗の僧侶。サンフランシスコ禅センターの設立などの活動を通し，米国で禅を広めた。

第6セッションの目標とテーマ

　第6セッションの主な目標は、エクスポージャー的なエクササイズ、マインドフルな観察および脱フュージョンという方法によって、クライエントのより広範でより柔軟な行動パターンを作り出すことにある。すでに述べてきたように、不安障害の主な問題は、クライエントが極度の不安を体験するということではない。問題は、クライエントが不安をマネジメントすることに、まるでそれが自らの職務であるがごとく必死に取り組んでしまうことにある。この「不安のマネージャーとしての仕事」に取り組むためには、多くの要求に応える必要があり、仕事をきちんとこなすには、自らの人生を完全に、あるいは部分的に犠牲にする必要がでてくる。この仕事を続けていく限り生活はもはやままならない。「人生」という名の会社があったとしたら、不安をもつ多くのクライエントは、あまりに不安のマネジメントに時間を費やし過ぎているので解雇されてしまうことだろう。不安に対処する際の人の反応パターンが極度に狭まってしまうということは、結果的に、その人が苦痛にもがいてしまう大きな原因を作り、生きるうえでの大きな障壁となってしまうのだ[198]。

　「**あじわい**」**エクササイズ**のようなセッション内でのエクスポージャー的なエクササイズに取り組むことは、クライエントが、自らのもつ不安に関連した思考、心配、感覚の存在を認め、さらにはそれらを抱え、寄り添っていくことを意味する。このプロセスを通してクライエントは、そういった自らのもつ体験からの逃避や、それらをコントロールしようというもがきの方略を手放すことを学ぶ。こうしたエクササイズにおける全般的な目的は、不安の軽減や除去ではなく、むしろ、不安を体験する際のクライエントにおける、より柔軟な行動のパターンの確立にある。クライエントは、心理的・体験的な柔軟性を高めていくことで、自らの中に「余地（スペース）」を作り出すことができる。その余地を足がかりに、クライエントは、価値ある方向や自由へと移行し、そして、自らの人生の主契約者総合請負人（general contractors）となることができるのである。現実から逃げるのではなく、現実に歩み寄るというこのプロセスにおいて、クライエントは、副次的効果として恐怖の低減を体験するかもしれない。たとえACTにおけるエクスポージャー的なエクササイズの意味合いがどうい

ったものであっても，人がありのままの現実に進んで曝されることで，消去（すなわち，不安の軽減）のプロセスが機能するのである。

第6セッションの概要

1. センタリング・エクササイズ 〔5分〕
2. 今回までの「いき・る」エクササイズについての確認 〔5分〕
3. 「ウィリングネス」〔5〜10分〕
   - 「やろうとすること」対「やること」：ペンのエクササイズ
   - 「ウィリングネスのメーター」メタファー
4. 強烈な感情や思考への対処 〔15分〕
   - 「バス・ドライバー」エクササイズ
5. ACTにおけるエクスポージャー的なエクササイズ：「あじわい」エクササイズ 〔25分〕
   - 従来型のエクスポージャーはどのように機能するのか？
   - ACTにおけるエクスポージャー的なエクササイズの文脈と目的
   - 「あじわい」エクササイズについての心理教育：価値ある人生へと促すために
   - 適切な「あじわい」エクササイズの設定
   - さまざまな「内部感覚あじわい」エクササイズ
   - 「あじわい」エクササイズの実施
   - パニック発作の生起および強迫性障害におけるクライエントの逃避の衝動への対処
6. 次回までの「いき・る」エクササイズについての解説

次回までの「いき・る」エクササイズ（家での実践）

- 「不安に対するアクセプタンス」エクササイズを実践し（毎日20分以上），記録フォームに記入してくること
- クライエントが選択した「内部感覚あじわい」エクササイズと「イメージあじわい」エクササイズのどちらか一方もしくは双方を実践（毎日30分以上）してくること

- ライフ・フォームを使って不安と恐れに関連した体験を継続的にモニタリングしてくること
- 「毎日のACT」評価フォームに記入してくること

セッションで使用する材料と配布資料
- 「不安に対するアクセプタンス」記録フォーム
- ライフ・フォーム
- 「毎日のACT」評価フォーム
- 「あじわい感覚」記録フォーム ×必要に応じて（1日につき1枚）
- 「あじわいイメージ」記録フォーム ×必要に応じて（1日につき1枚）
- 「価値に沿った活動・あじわい」記録フォーム
- 「バス・ドライバー」エクササイズのための4枚の単語カード

1 センタリング・エクササイズ　（5分）

第1セッションで解説したセンタリング・エクササイズでセッションを開始する。

2 今回までの「いき・る」エクササイズについての確認　（5分）

クライエントの日々の「不安に対するアクセプタンス」エクササイズの実践について確認する。このエクササイズ中にクライエントが直面した問題があれば、どんなものであっても話し合う。次に、クライエントが思考、感覚、感情をコントロールしようとした行動に焦点をあて、「毎日のACT」評価フォームと、続けてライフ・フォームを確認する。クライエントのそういった行動は、クライエントが生きたい人生を目指すうえでの短期的・長期的な代償へとつながっている。このことをクライエントが理

解できるように支援する。たとえば，不安をマネジメントしようとするクライエントの振る舞いが，クライエントの「価値」，つまり「人生のコンパス」として方向づけられたクライエントにとって大切な活動をおこなううえで，実際に妨げになったかどうかを聞いてみるのもよいだろう。

3 「ウィリングネス」　　5〜10分

　ここで，ウィリングネスについて簡単に話し合っておくのがよいだろう。なぜならウィリングネスは，クライエントが述べた「内的な障壁（「不安過ぎる」や「耐えられない」）」に直接関連しているからである。また，ウィリングネスについての話し合いが重要なのは，それが後のACTにおけるエクスポージャー的なエクササイズ（「あじわい」エクササイズ）での重要な側面を表すものだからである。

　すでに述べてきたように，ウィリングネスとは，誤解を招きやすい概念である。多くのクライエントは，ウィリングネスとは，自分が不安になっているときには，感じることのないものだと思っている。つまり，クライエントは，明らかに自分が不安を感じたくないと考えるときには，ウィリングネスというものは意味をなさないものであると考えがちなのである。セラピストが「**ウィリングネス**」という言葉を使うとき，クライエントは，不安の感じ方を変えるようセラピストに求められていると捉えるかもしれない。しかし実際はそうではない。ウェブスターの辞書によると"willingness（ウィリングネス）"の語は，「心が行動する準備を整えたこと」を意味する。不安障害をもつ人にとって，不安は，いずれにせよすでにそこに存在しているものである。ウィリングネスとは，単に「**不安を体験すること**」の選択を意味する。この意味で，ウィリングネスは「**コントロール**」の反義語であるといえる。ウィリングネスとは，体験されるべきものを体験することを選択し，その体験を変化させようとすることなくそのまま体験することなのである。このように考えると，ウィリングネスはマインドフルネスとも似ている。つまり，どちらも自分の体験がどのようなものであれ，心を開き，受け容れるということを意味しているのである。

　第5章では，アクセプタンス，ウィリングネス，そして「目的に向けての活動」におけるそれぞれの密接な関係について触れた。セラピストはク

ライエントに対し，アクセプタンスとウィリングネスとが**感情ではない**ことを強調して伝えるのがよいだろう。実際，ウィリングネスは，その人のふるまいや行動，そして人生についての**姿勢**なのである。すなわち，ウィリングネスとは何かをすることであり，何かをしようとすることではない。我々の経験では，クライエントにこの違いを理解してもらうには「ペンのエクササイズ」を用いることがシンプルかつ実用的である。

「やろうとすること」対「やること」：ペンのエクササイズ

　ACTのセラピストは，しばしばクライエントに対し，エクササイズをおこなったり，特定の活動にコミットするだけの「ウィリングネスがあるかどうか」を尋ねる。その際「やってみようと思います」という発言は，最もありがちなクライエントの反応である。ここまでのセッションで，セラピストはすでにこのクライエントの発言を耳にしていることだろう。「職場に行って，失敗することへの恐れに向き合おうと思いました。一生懸命やってみたんですが，どうしてもできませんでした。私の不安は強過ぎるんです。だから，私は家からは出ませんでした」。こういったクライエントの発言もセラピストなら耳にしているかもしれない。同様に，これから不安を喚起するような行動をおこなってみようという寸前になって，クライエントは「正直言って，できません。もちろんやってみようとは思いますが，やり遂げられるかはわかりません」と言うかもしれない。

　我々は，「**やろうとすること**」と「**やること**」の違いをクライエントに口で説明する代わりに，「ペンのエクササイズ」をおこなうことを勧めたい[105]。この短いエクササイズは，ウィリングネスが**全か無か**の行動であるということをクライエントに対し強力に実演してみせる。ウィリングネスとは，何かを**おこなう**ということであり，何かを**おこなおうとする**ことではないのである。

セラピスト：あなたにやっていただきたいのは，このペンを「持ち上げようと」することです。できるだけ一生懸命にやってください。どうぞやってみてください。[セラピストは，クライエントの前にペンを置き，クライエントが動くのを待つ。クラ

イエントがそのペンに触れようとした瞬間，セラピストはその動きを遮る］ちょっと待ってください。あなたはそれだと，ペンを実際に持ち上げてしまいます。私はただあなたに，それを「持ち上げようと」してもらいたかったんです。

クライエント：［おそらく少し困惑して］えー，それはできませんよ。持ち上げるのか持ち上げないのか，どっちかです。

セラピスト：じゃあ，ただペンを持ち上げようとするだけだったら，どうでしょうか？

クライエント：私の手をペンの上に覆いかぶせますが，実際にはペンを持ち上げません。

セラピスト：そうですよね。「やろうとする」ことは実際に「やる」こととは違います。だからこそ私は，あなたに何かを**しようとしては**，もらいたくないんです。あなたにはまず，持つべきものを進んで**持つ**かどうかの選択をしてもらう必要があります。そして，あなたがウィリングであるならば，「ちょっとだけウィリング」というのではなく，完全にウィリングならば，どうぞそれを**やって**ください。もしウィリングでないならば，あなたのその選択を私は尊重しますので，「やりません」と私におっしゃってください。中間はありません。**やる**か**やらない**かのどちらかですよ。

ここで，クライエントと「やろうとする」ことについて，話をするために少し時間をとる。「やろうとする」というものは現実には存在しない。あるのは「やるか，やらないか」だけである。また，クライエントによっては，「やろうとする」ことと「やることができない」こととを同一視してしまっているかもしれない。たとえば，クライエントがペンを持ち上げるが，指をすべらせ，床にペンを落とす。そして「ほら，やってみましたが，ダメでした」と言うかもしれない。しかしながら，クライエントに本当にウィリングネスがあるのなら，かがんで，再びペンを持ち上げることを何度でも繰り返すことができる。クライエントには，この行為を妨げるものなどどこにもないことを伝えるとよい。人生における活動には，単純に，繰り返しの動作と継続とを必要とするものがある。「失敗」とはマイ

ンドがささやいた評価なのである。たとえ，その活動にいくら時間がかかったとしても，そのことは，クライエントが重要な活動にウィリングネスをもった取り組みを妨げる理由にはならない。もしセラピストが必要と判断するならば，「ペンのエクササイズ」を繰り返すこともできる。これによりクライエントは，「やろうとする」ことはできない，すなわち，「やるか，やらないか」しかありえないのだということが理解できるだろう。

「ウィリングネスのメーター」メタファー[注]

Hayes ら[105]は初め，「ウィリングネスのメーター（willingness thermostat）」メタファーを不安障害をもつクライエントのために考案し，その後，その他の障害に苦しむ人たちにもこのメタファーの使用を広げていった[101]。我々はそのメタファーをこのプログラムの目的に沿って短縮，簡略化した。このメタファーは**責任をもつこと**対**不安による被害者でいること**についてクライエントと話し合ううえでのきっかけ作りとしても有用である。

　ここにある2つのメーターをご覧ください。これらはあなたの家にあるテレビやオーディオ機器の音量を調節するのに使っているものと似たようなものです。ひとつのメーターを「不安」と呼び，もうひとつのメーターを「ウィリングネス」と呼びます。どちらのメーターも，「0」から「10」までのレベルで調節できます。*[セラピストは，紙に2本の垂直な線を引き，それぞれに「不安」「ウィリングネス」と書く]* 最初，この面接室にお越しになったとき，あなたはおそらく「私の不安は強過ぎる。こんなところまできている。*[セラピストは不安のメーター（直線）の一番上を指*

訳注：元々は"willingness thermostat"であり，"thermostat"については「ダイヤル」と訳出する場合もある。本書ではこの後，セラピストが2本の線を描き，線状の調整器について説明するシーンが登場する。したがって，ここでは，ダイヤル（円盤状）という調整器としてではなく，「メーター」と訳出した。さらに，温度調整のためのメーターやダイヤルは現在，わが国で少なくなってきており，かつ，テレビやオーディオなどでは音量のメーターが表示されることが一般的であることを勘案し，ここでは音量のメーターをイメージして「ウィリングネスのメーター」と意訳した。

す〕この下の方になりたいんだ」と思われていたことでしょう。それに対して，あなたのウィリングネスのメーターは，あなたが不安を体験したくないがために，正反対に設定されていました。あなたはそれをずっと下のこちらの方に設定していたんです。*〔セラピストは，ウィリングネスのメーター（直線）の一番下を指す〕* さて，この数週間，私たちは，マインドフルネス・エクササイズをしているときに，ウィリングネスのメーターを動かしてみながら，それを高く設定するとどうなるかを試してきました。あなたにとっては，不安のメーターをどのレベルに設定するかの方が気がかりなのはわかります。ですから，あなたにちょっとした秘訣をお伝えしたいんです。ウィリングネスのメーターは，実は不安のメーターよりももっと重要なものなんです。それがあなたの人生をこれまでと違ったものにするからです。多くの不安を体験し，それを弱めようと必死になるとき，あなたはご自身のウィリングネスのメーターを「0」に設定してしまっています。でも，不安を感じてみようというウィリングネスがあなたにないとき，あなたの不安はまさに不安そのものとなり，不安のメーターの設定はその高いレベルに固定されます。それをもつウィリングネスがなければ，逆に，それをもつことになるんです。

　この話は，あなたご自身が無力な不安の被害者であるかのように感じさせてしまうかもしれませんね。あなたがもし，これをマネジメントできていたなら，不安の設定をすでに「0」まで下げていたでしょうから。あなたが一生懸命に努力しなかったとか，賢くなかったということではないんです。単純にそのやり方が効果的でなかっただけのことです。

　では，あなたが不安のメーターをこれ以上いじるのをやめたらどうなるでしょうか。あなたはご自身の体験からこのメーターがコントロールできないのはおわかりなわけですから，こっちのウィリングネスのメーターに注目してみるとどうなるでしょう？　不安のメーターとは対照的に，あなたはウィリングネスのメーターをどこに設定するかを実際にコントロールすることができます。こちらのメーターについては，あなたが「責任」をもっています。設定をここ（直線の下の方）まで下げるか，いっそ（直線の）一番上まで上げるか，あなたには選択するだけの「責任」があります。ウィリングネスの設定を変えることで，あなたの不安がどうなるのかはわかりません。私にわかっているのは1つだけ。あなたはウィリングネスのメーターをご自分の好きなレベルぴったりに設定することができるという

ことだけです。そして，もしウィリングネスのメーターを高く設定することを選択したならば，あなたの人生が動き始めるかもしれません。たとえば，あなたがしたいことを始めることができたり，［クライエントの価値ある方向性をここに挿入する］。

このメタファーの最後には，このメタファーが不安を無視することについての話ではないことをクライエントに強調しておくことが重要である。クライエントは大抵の場合，不安のコントロールという試みをしないでおくと実際には固定されていた不安のレベルが動き出す，ということを知らないものである。場合によっては，クライエントはこのことに薄々は気づいているかもしれない。しかし，彼らの理解はしばしば頭でなされたものであり，**体験に基づいて**という意味では，彼らはこのことをまだ知らないといえるだろう。また，彼らは実際にウィリングネスをもって不安にアプローチした体験がなかったことだろう。クライエントはセラピストに「どうすれば，ウィリングネスのメーターを高いレベルに設定できるのですか？」と尋ねてくるかもしれない。その際は，ウィリングネスは感情でも，思考でもないことをクライエントに伝えよう。ウィリングネスの設定は，価値に沿った活動に伴って変化するものであり，クライエントにとって可能なひとつの選択なのである。また，ウィリングネスの本質について，クライエントに次のように伝えることもできるだろう。「あなたが手足といったご自身の身体を動かして外に出かけるとき，あなたには不安を一緒に連れて行くだけのウィリングネスがありますか？　ウィリングネスは，すでにあなたがもっているものを，そのままもっておこうという，単にひとつの選択なんです。それはコミットメントであることを覚えておいてください。『ペンのエクササイズ』と同じように，それを**するか，しないか**の問題です」

4　強烈な感情や思考への対処　　　15分

クライエントには，不安に関連した思考や感情をもっておくだけのウィリングネスがあるかもしれない。しかし，クライエントの回避や逃避とい

う行動は，通常，クライエントにとって古くからの習慣であり，さまざまな状況で長期にわたり学習され強化されてきたものである。結局のところ，そうした古くからの習慣というものは強力で，変化させることが困難だ。このセッションと後のセッションで紹介している「あじわい」エクササイズでは，これまでクライエントを逃避や回避行動に取り組ませてきた恐怖の感情，イメージ，思考を引き出すことを意図している。エクササイズ中に生じる，強烈で，極めて嫌悪的な思考や感情は，クライエントにとっては，自らを支配し，自らにその場から逃げるなどの行為を「**させる**」ものであると認識されるかもしれない。そこで，これらのエクササイズを始める前に，クライエントが，何をすべきで，何をすべきでないかということを事前に理解しておけるよう，その指針として「バス・ドライバー」のメタファーをクライエントに紹介しておくようにする。

「バス・ドライバー」エクササイズ

「バス・ドライバー」のメタファーは，もともとHayes, Strosahl, Wilson[101]によって考案されたメタファーである。このメタファーは，クライエントを脅すような思考や感情に対してクライエントがどう対応すべきかを伝える有用なメタファーである。クライエントには，自分自身を「私の人生」という名のバスを運転するドライバーだとイメージしてもらう。バスを運転するなかで，そのバスは，ドライバーの手に負えないような街のごろつき連中（不安に関連した考えや感情）を大量に乗客として乗車させることになる。乗客であるその連中は，ドライバーに対し，路線を変えるよう要求したり，ドライバーの目的地など構わずに連中の行きたい場所に連れて行くように怒鳴り散らしてくる。Joanne Dahl[45]は，このメタファーを体験的なエクササイズへと作り変えているので，我々は，このトリートメント・プログラムの目的に沿って，Dahl[45]のエクササイズを採用することにした。このエクササイズの基本的な発想は，不安という乗客たちがドライバーに対し，何を投げつけてこようが，どう命令してこようが，クライエントは価値ある方向に向けてバスを運転し活動することができる，というものである。これは，不安に関する考えや感情によってではなく，価値に沿って人生を歩めるようクライエントを促すものである。

セラピスト：あなたが「私の人生」という名のバスの運転手だったと想像してみてください。そのバスの路線の途中で，あなたは，手に負えない厄介な乗客たちをバスに乗せます。その乗客とは，あなたのマインド（頭脳）が再三にわたって持ち出してくる，あなたが望まない，不安に関連した考えたちです。その乗客たちは，あなたが自ら選択した路線を運転しているとあなたを脅してきます。たぶんあなたには，ここ最近の不安に関する体験が思い出されるのではないでしょうか。選択した道からあなたを逸らしてしまいそうな，ものすごく強烈な彼らの発言とは一体どんなものでしょう？　ここにある単語カードに思いついた言葉を書いてみましょう。

　セラピストは，4枚の単語カードを取り出し，「この不安（ないしパニック）には対処しきれない」「これは本当に危険で，私はやられてしまう」「皆が私のことを馬鹿だと思うだろう」「こんな細菌には耐えられない」など，4つの乗客の発言を書き留める。それぞれの単語カードに発言を書いたら，セラピストは，クライエントを中心に単語カードを半円状に，時計回りに並べていく。最初のカードを12時の位置に，次のカードを2時の位置に，3枚目を4時の位置に，そして最後のカードを6時の位置に置く（次頁の図を参照）。そしてセラピストとクライエントの双方が椅子から立ち上がり，お互いに向き合う。セラピストは，12時の位置に置かれたカードを読み上げる。そして，クライエントに対し，この乗客の発言に次のいずれかで対処するよう促す。つまり，反論するか，乗客を黙らせるためのその他の発言もしくは方略を考え出すかという対処をするよう促す。これが済んだら今度は，クライエントに次の乗客の発言に移るよう促す。第2のカードについても，クライエントは，セラピストのいる方に体を向け，乗客の発言に対処しようとする。この動きによって，クライエントは「路線を変え」12時から2時の方向へと体の向きをずらすことになる。こうした一連の手順と動きによって，クライエントはセラピストに体を向けたまま，最終的には，初めにスタートした方向とは真逆の方向に体を向けることになる。次頁の図はその手順を示している。

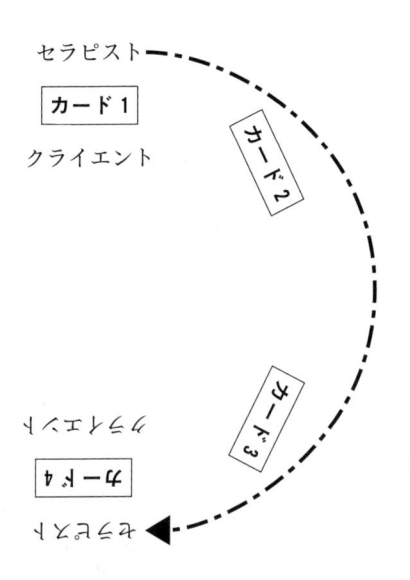

第 10 章　価値に沿ったエクスポージャー的なエクササイズを通しての柔軟な行動パターンの創出　305

```
        セラピスト
     ┌─────┐
     │カード1│
     └─────┘
     クライエント         カード2

                         カード3
     クライエント
    ┌─────┐
    │カード4│
    └─────┘
     セラピスト  ◄
```

セラピスト：どうしたことでしょう！　あなたの体はどこを向いているんでしょうか？

クライエント：もはや，私が向かっていた方向じゃありませんね！　もうこの先の道さえもわかりません。

セラピスト：乗客を黙らせようとすることの代償にしては，この結果はあまりに高くついているんじゃありませんか？　ご自身の考えや感情に反応したり，それらとやり合うという，一つ一つのあなたの反応が，あなたが望んでいた方向からあなたを逸らし，どんどん遠ざけてしまっているんです。

クライエント：でも，相手にせずにはいられないように感じました。ここに書いてある考えは，あまりにも強力で私の力を超えています。

セラピスト：なるほど，でも，他の対応の仕方もあるんです。なにも，ここに書かれた考えと苦闘してバスの進行方向を乗客の思いどおりにさせる必要はありません。それは，あなたの進みたい方向ではないでしょう。

クライエント：じゃあ，どうするんですか？

セラピスト：私がもう一度ここにある乗客の発言を読んでいきます。でも今度は，あなたはただそれを聞いていてください。それら

第6セッション

は単に「考え」なわけですから。あなたは乗客の言葉を聞くことを避けられません。私がとても大きな声で読むからです。それでもあなたには，「進みたい方向へと注意を集中し，その考えの言うとおりにしない」という選択ができます。あなたは，ご自身の「考え」があなたに行かせようとしている方向にではなく，「あなた」の方向へとバスを運転し続けるという選択ができるんです。あなたの人生のバスではあなたが運転手です。そのことを忘れないでくださいね。乗客の言葉でなく，あなたの手がバスのハンドルを握るんです。言葉や考えの力では，どんなことをささやこうと，あなたを路線から逸らすことはできません。それらはおそらく，あなたをいらだたせ，あなたが言うとおりにしなければさらに声を荒らげてくるでしょう。あなたは進んでそれらの考えをもち，乗客に何を言われようと価値ある路線に留まり続けることを選択できます。あなたはコミットメントをしたまま，ただそれらを怒鳴らせておくことができるのです。さあ，これをやるだけのウィリングネスがおありですか？

クライエント：なるほどね。難しそうだから，やめておきます（笑）。いや，やります。

　クライエントがエクササイズをおこなうというコミットメントをしたら，セラピストは，再びクライエントに出発点へと動いてもらい，エクササイズを繰り返す。セラピストは前回同様，乗客の発言を読みながらクライエントの周りを移動する。クライエントは，今回は，前を向いたまま，その発言に反論したり，反応しないでいる。これが終わったら，セラピストとクライエントは，前回とは異なった今回の結果について，その体験を簡単に話し合う。

セラピスト：あなたは，セッションのなかでも，ご家庭でも「もうやる気がしない」とか「難し過ぎる」などと，あなたの手を止めようと説得してくる乗客をバスに乗せることがあるかもしれません。あなたが，たとえ価値ある方向に進むことをあきらめようと考え始めたときでも，決して動くことをやめないで

第10章 価値に沿ったエクスポージャー的なエクササイズを通しての柔軟な行動パターンの創出　307

ください。あなたはマインドフルネスのエクササイズでは，考えや感情がやってきては去っていくことをすでに体験しました。でも，あなたの目標に向けての進歩は，現実であり，去っていくことはありません。真に大切なのはこういうことです。最終的に，あなたは，ご自身の「人生のバス」の進む方向を自分自身の手足によってコントロールすることができるのです。不安に関連した，考え，感情，心配など，どんな種類の乗客をあなたのバスに乗せるかはコントロールできません。でも，あなたのその手でハンドルを握り，あなたのその足でアクセルを踏んで進むことはできます。あなたはご自身の手や足があなたを連れて行くところへと進みます。あなたが本当にコントロールできるのはこれなんです。

5 ACTにおけるエクスポージャー的なエクササイズ：「あじわい」エクササイズ　(25分)

従来型のエクスポージャーはどのように機能するのか？

　第3章で我々は，エクスポージャーが相互に関連した2つの学習のプロセスの上に成り立っていることを解説した。まず第一の学習のプロセスは，パブロフの条件づけ，もしくは，レスポンデント条件づけという学習のプロセスである。このプロセスを通して，ある刺激が恐怖を喚起する機能をもつようになるのである。また，このプロセスについては研究室での大規模な実験からも明らかにされている。人は実際には嫌悪的な結果が引き出されないような状態で，普段なら恐怖を引き起こすような刺激に対し，ある手続きに沿ってさらされ続けると，その人にとってその刺激がもっていた恐怖を引き起こす機能が最終的に弱められるのである。こうした非強化的なエクスポージャーの繰り返しによって生じる恐怖反応の低減は，消去の原理に基づいている。この第6セッション以降でのACTでのエクスポージャー的なエクササイズでも，身体感覚（特にパニック障害と特定恐怖症に関連したもの），思考，イメージ（特にPTSD〔心的外傷後ストレ

障害〕，社交不安，および GAD〔全般性不安障害〕に関連したもの）に対してのいくらかの条件反射的な消去を引き起こす可能性が高い。従来型のエクスポージャーでは，もしクライエントが，内的な恐怖の手がかり（思考，感覚，イメージ）に対してはそれほど反応しないという場合には，セラピストは通常，外的な手がかりに対してのエクスポージャーの実施へと移る。

　ACT のセラピストもこうした原理と技法を用いるわけではあるが，ここで示していくように，ACT と従来の CBT とではエクスポージャーに対する捉え方の枠組みが非常に異なっている。ACT におけるエクスポージャー的なエクササイズは，条件づけられた情動反応を標的とするが，それはクライエントにとって重要で価値ある状況や文脈においておこなわれるものである。セラピストは，後に解説する行動的なテストをおこなうことによって，クライエントに対して実施すべき最適な種類の ACT でのエクスポージャー的なエクササイズがどれであるか，そこからの情報に基づき選択することが可能になる。

　第二の学習のプロセスは，それほどよく知られたものではない。それは，健全にほかならない身体的手がかりに連合した条件性のプロセスに対し，それを怖がるような反応の仕方をする，というクライエントの傾向を説明するものである。また，それはエクスポージャー的なエクササイズによって変化させうるような傾向でもある。条件性の恐怖反応自体には，本質的に何も異常なところがないと考えるならば，このことは特に重要な意味をもっている。第3章と第4章で考察したように，条件性の恐怖反応そのものは非常に適応的であり，クライエントが，(a) それらの頻度，強度，持続期間を減らそうと，限定的で柔軟性のない形で対応したり，(b) そのような対応が，クライエントの充実した価値ある人生を送るための活動を阻害したり制限したりするときに限って，それは問題となる。この見方をもって，ACT のアプローチは，従来型のエクスポージャーに基づくセラピーとは一線を画することになるのである。

ACT におけるエクスポージャー的なエクササイズの文脈と目的

　ACT においてエクスポージャー的なエクササイズは，常に，クライエントの価値ある人生の目標に沿って実施される。我々は，すでに導入して

いるマインドフルネス・エクササイズを論理的に拡張したものがACTでのエクスポージャー的なエクササイズであると考えている。改めて思い出してもらいたいのだが，マインドフルネス・エクササイズは，観察者としての視点を促進するよう計画されていた。これによって，クライエントは，思考，感情，身体感覚を，判断せず，思いやりのある姿勢で，ありのままに認識し，また，それらをありのままに体験するのである。また，クライエントが活動を起こそうとする際，認知的フュージョンは，障壁となるような評価的な言語活動もしくは認知活動を生じさせる。マインドフルネスという態度には，この認知的フュージョンを切り崩すような働きがあるのである。さらに，マインドフルネスは，体験の回避や逃避を不必要なものへと変えるが，それは，あらゆる形での受け容れるべき体験を受け容れるというマインドフルネスのもつ姿勢が，そのような回避や逃避に拮抗するからなのである。

　クライエントがセッションとセッションの間に家でおこなう「いき・る」エクササイズは，不安に伴う思考，感情，感覚にクライエントが全身全霊で向き合えるよう計画されている。この第6セッションでの我々の役割は，この体験的なエクササイズを用いて，クライエントにウィリングネスのメーターをより高いレベルに設定するよう促すことである。我々はまた，体験の回避がクライエントの人生においていかに破壊的な結果を引き起こしているかについても，クライエントが向き合えるよう支援する。我々は「エクスポージャー」という言葉のもついくらか否定的な意味あいを避けるため，そうしたエクササイズを**「あじわい」エクササイズ**[訳注]と呼んでいる。また我々は，現実をありのままに受け容れるために，ここまで実践してきたマインドフルネス・スキルを家でもおこなうようクライエントを励ます。また実際に，「あじわい」エクササイズとマインドフルネス・エクササイズは，同じプロセスを標的としたエクササイズなのである。「あじわい」エクササイズとマインドフルネス・エクササイズとにおける目立った違いは，特に前者がトリートメントにおける焦点と文脈とを

訳注：原文は「Feeling Experiences Enriches Living（FEEL）exercises」であるが，日本人のクライエントにも直観的にわかりやすく簡潔な言葉にするため，また，ここでの意図を汲んで，「あじわい」エクササイズと意訳した。"exposure"という言葉については，わが国では「曝露」とも訳されてきたが，「あじわい」という言葉の印象は，それと比較してかなり異なって受け取られるであろう。

さらに広げていく特徴をもつ点にある。

　「あじわい」エクササイズの実施は，**クライエントの価値と目標のため**という文脈のなかでおこなわれなくてはならない。従来型のエクスポージャーの場合，その目標は，不安を克服し，破滅的な予期が正しいか否かを検証することにある。したがって，この点だけで見ても，「あじわい」エクササイズと従来型のエクスポージャーとはかなり異なるものであることがわかる。不安をもつクライエントの多くは，従来型のエクスポージャーに対し，しばしば恐れをいだくものである。我々が考えるに，彼らがそのように従来型のエクスポージャーを恐れるのにはそれなりの理由がある。つまり，気分を良くしたいというクライエントの目的から考えると，そのためにクライエントが体験しなければならない苦痛はあまりに大きく，結果的に生じる苦痛の軽減から考えてもその行為自体は割に合っていないように思われるのだろう。思い出してほしい。より良い気分になることは，必ずしもより良く生きることを保証しない。そういったわけで，ACTにおける「あじわい」エクササイズでは，クライエントが現実的な報酬を手にすること，すなわち全身全霊で，豊かに，そして有意義に人生を生きられるようになることを念頭に置いておこなわれる。「あじわい」エクササイズは，不安を避けたり，それから逃げたいという衝動を行動に移してしまうのではなく，それと共にありながら，同時に，自分にとって重要な行動に取り組み続けられるようクライエントを励ますものである。これによって，クライエントは，価値ある方向性へと向かって進んでいくことが可能となるのである。

　本書はこの後，いくつもの「あじわい」エクササイズについて触れる。次に解説するクライエントへの心理教育をおこなったうえで，ここまででおこなってきたマインドフルネスやその他のエクササイズを実施していけば，クライエントの動機づけ，ウィリングネス，そしてコミットメントを引き出すことができるだろう。つまり，自らの体験を自らの人生の障壁にさせておくのではなく，あるがままに受け容れていく方向へとクライエントを導くことができると期待できる。

「あじわい」エクササイズについての心理教育：価値ある人生へと促すために

　「あじわい」エクササイズの実施にあたっては，クライエントに対し丁寧に心理教育をおこなっておくことが大切である。すなわち，エクササイズ実施のためのセラピストとクライエントとの共同関係を築き，エクササイズへの期待感を高め，おそらく初めのうちはクライエントにとって困難であろうエクササイズの実施に対する，準備の機会を彼らに与えることである。心理教育での基本目標は，クライエントに対し，エクササイズに関する，その手順，その基礎にあるトリートメント機序，および予想される利益とコストに関して，わかりやすく説明をおこなうことである。また心理教育をおこなう際には，セラピストはここまででおこなってきたような体験的なエクササイズやメタファーを用いるのが適切であろう。

　クライエントに対しては，これらセッション内のエクササイズにおける究極的な目的について強調しておこう。つまり，「価値ある方向性」および「人生のコンパス」のワークシートにあげた不安に関連した障壁にクライエントが対処できるようになることがここでの目的である。それらワークシートにおけるクライエントが記入した例を使って，クライエントと次の2点を確認しておこう。1点目に，潜在的・顕在的な形での回避や逃避の行動がいかにクライエントの困難を維持させてしまっているかについて，2点目に，不安からの回避，逃避という試みがいかに効果的でなく，クライエントの生活を制限し，クライエントを消耗させてきたかということについて確認しておこう。また，「あじわい」エクササイズについての説明としては，クライエントに対し**これはあなたが，不安から逃げるのではなく，不安に寄り添っていくための，集中的な実践のための機会です**と説明しておこう。これは，言うなれば，クライエントが長きにわたり避けてきたすべての望まない体験を受け容れるための余地を作り出すことを意味している。

　セラピストの側としては，クライエントに対し**あなたが，今までのように反応する限り（すなわち，自らの心理的・感情的な体験を避けたり，それらから逃げようとする試みを続ける），あなたは，今までの問題をこれからも抱え続けることになるでしょう**と確信をもって言うことができるだろう。不安に苦しんできたクライエントならば，大抵の場合，すでにある

程度そのことには察しがついている。つまり,「あじわい」エクササイズの目的は,ここまでのセッションのなかでおこなってきたような,これまでクライエントがしてきたこととは異なった学びをクライエントが得ることにある。クライエントは,恐怖や不安が生じた際に自らの心身が起こす反応に対してもがく代わりに,綱を手放し,それらの体験に向き合うことができる。それは,自分自身の起こした反応に対する新たな対応方法を学ぶことである。それによって,クライエントは,自らの選択した道へと戻り,大切に思うことや自らのしたい活動に取り組むことが可能になるのである。

　こうしたプロセスを生じさせるためには,クライエントが,自らのもつ恐怖,心配,不安に対しウィリングネスをもって**体験**する必要がある。なぜなら,変化を生じさせたり,新たな学習をおこなうということは,話をしたり,考えたりすることによってではなく,**体験**や**実際の振る舞い**によってこそ生じるからである。クライエントは,「あじわい」エクササイズをおこなうことで,まさにクライエント自身が体験したくないような感覚(例:「内部感覚あじわい」エクササイズによって生じる身体感覚)を体験することになる。従来型のエクスポージャーと同様,「痛みなしには得られない(no pain, no gain)」というありふれた言い回しにも一理あるだろう。しかし,「あじわい」エクササイズにはそれ以上の意味がある。我々の見解によれば,エクスポージャーは痛みに対する「もがきや苦闘(すなわち,受容しないこと＋痛み)」を,痛みに対する極めて現実的な**人間的な体験**,そして**純粋な痛みそのもの**へと変える。クライエントに伝える際には,すでに説明に使った,自転車の乗り方の学習過程を例にしてもよいだろう。「あじわい」エクササイズをおこなうことは,ちょうど,初めて自転車に乗るときと同じように決して簡単なことではない。それは特に「クライエントは,人生という道の上で,感情の乗り方に不慣れな状態にある」と捉えればイメージしやすいだろう。一方,喜ばしいことに,これらのエクササイズは実践を重ねるうちに,より実行しやすくなっていく。こうしたエクササイズは,価値ある方向へとクライエントを動かすための支援をするよう計画されているのである。このエクササイズに関連して,クライエントに対して「あなたがおっしゃっていた人生の目的(価値)へと向かっていくために,ご自身の抱えているものをそのままもっておくことにウィリングネスでいられそうですか?」と尋ねてみよう。

実際，セラピストが「あじわい」エクササイズについて説明する際には，次の点をクライエントに伝えるとよい。「あじわい」エクササイズとは体験的なエクササイズである。この体験的なエクササイズの目的は，クライエントが，マインドがささやくこと（すなわち，危険で，有害なこと）ではなく，ありのままの感情的な反応について，全身全霊で防御せず，そして完全に体験する能力を習得できるよう手助けすることにある。またこの際，クライエントには**一方が引けば，もう一方がさらに強く引き返す**という綱引きのメタファーを思い出してもらうのがよいだろう。不安や恐怖に抵抗することは，自ずとあるひとつの結果を導き出す。つまり，さらなる抵抗とさらなるもがきを引き出すのである。逆に，自分自身や他者に対して，アクセプタンス，喜び，思いやり，純粋さがあるような文脈では，めったにそういった闘いは起こらないものである。

不安についても同じようなことがいえる。自らの体験から自分自身を守ることは，より否定的な体験を引き出し，苦闘を長引かせる。この文脈こそが苦闘を引き起こすのである。自分自身の体験との闘いを続ける限り，自らとの間の平和はありえない。クライエントにはそのことを伝えておこう。「あじわい」エクササイズは，クライエントが，判断することなく，愛情をもった，思いやりのある視点から，自らの不安や恐怖にアプローチできるよう計画されている。言い換えれば，苦闘するいずれかのチームのプレイヤーとしてではなく，クライエントにチェスボードの視点からのアプローチを促すのである。自らの思考，記憶，身体感覚，これまでの経験との闘いに勝ち目はない。クライエントは，握っている綱を手放すことでこの負け戦から解放されるのである。「フィンガー・トラップ」エクササイズのように，クライエントには自分の体験に寄り添い，他者に対するのと同様の思いやり，寛容さ，愛情，優しさ，をもって自分自身を扱うという選択ができる。クライエントは，時が経つにつれ，やがては，自らの反応に対しこれまでと異なった反応ができるようになり，もはや防御しないということを学んでいくだろう。この非回避的な姿勢によってクライエントは，次第に，これまでとは異なる生き方ができるように解き放たれていく。セラピストの役割は，「あじわい」エクササイズを，体系化された形で，小さなステップによって繰り返しながら，この変化のプロセスを徐々に推し進めていくことにある。

適切な「あじわい」エクササイズの設定

　クライエントに対しては，最初のエクササイズを始めるにあたって，クライエントにおける不安を引き起こしてきたようなプロセスや原理自体は，非常に正常で適応的なものであることを繰り返し説明することが有用である。おそらくセラピストには，クライエントが語っていた恐怖や不安が，もともとは適応的だったという例を彼らに思い出させることができるだろう。クライエントは，人生のどの時点から不安を敵視するようになったのだろう。気がつけば，彼らは，恐怖に関連した感覚，イメージ，思考を体験する機会を減らしたり，そうした体験を除去したり，避けたりすることに必死になるようになっていたわけである。「恐れるべきは恐怖そのもの」というルーズベルト大統領の有名な言葉を知っているだろうか。厄介な状況は恐怖を恐れ始めることで初めて生じる。恐怖は，不安をもつ人が，それを体験するのを嫌がり，そこから逃げ始めたとき，彼らの人生に代償を負わせるのだ。そうなってしまえば，彼らの人生は恐怖に締めつけられ，制限されたものへと変わる。それは，クライエントが，望まない感覚，イメージ，思考を体験する可能性が高い活動や体験を避けて行動するようになってしまうからである。

　パニック障害をもつ人々がしばしば避けることになるものごとには，そのすべてをあげることはできないが，怒り，驚き，興奮，ストレス，薬，カフェイン飲料の摂取，運動，運転，不安，その他の不快な感情が生じる可能性の高い対人的状況などが含まれる。彼らが身体の状態の変化やそれを引き起こすような身体活動を回避しようとしてしまうことで，結果的に問題を生じさせる。つまり，こういった回避の試みは，人が，身体感覚は危険なものでも避ける必要のあるものでもなく，むしろ耐えられるものであるという修正的な学習をする機会を失ってしまうのである。クライエントには，「あじわい」エクササイズの目的が，クライエントをこのトラップから脱出させるための支援にあることを伝えておこう。不安の問題に苦しむ大抵の人にとって，「あじわい」エクササイズを実行するうえでのこうした説明は有用であり，とりわけ，パニック障害，PTSD，特定の恐怖症，社交不安障害に苦しむクライエントにとっては有効である。

　ここで説明した原理やプロセスと同様のことがイメージや思考に対してもあてはまる。各不安障害におけるそうしたイメージとしては以下のよう

第10章　価値に沿ったエクスポージャー的なエクササイズを通しての柔軟な行動パターンの創出　315

な例があげられる。

- パニック障害——床の上で窒息し，もがく
- 社交不安障害——周囲に嘲笑（あざわら）われる，もしくは批判される
- PTSD——虐待される，もしくはトラウマを再体験する
- GAD——恥ずかしいことや無能さがばれてしまう
- OCD——暴力的な，卑猥な，もしくは冒瀆（ぼうとく）的なことをしてしまう

　ここまでのセッションの目標は，望まない思考や感情が自然に生じたときに，クライエントがそれらをマインドフルに観察するというものであった。そこで次の目標は，クライエントにおける「身体感覚や，通常，不快を誘発するようなイメージ」を，「苦痛を避けたり，それらから逃げたりする傾向は役に立たず，またその必要もない」という文脈のなかへと置き換えることにある。そのために，セラピストは，クライエントに対し，身体感覚やイメージを意図的に生じさせるのである。言い換えると，不安を避けながら，不安に対してマインドフルになることはできない。ここでの目標は，クライエントが不安に関連した体験をそのまま受け容れるのを支援することで，クライエントの「責任」を高めることにある。

さまざまな「内部感覚あじわい」エクササイズ

　ここからは，一般的によく用いられている「内部感覚エクスポージャー」について解説する。ACT において，内部感覚やイメージによる「あじわい」エクササイズを実施するか否かは，エクササイズで引き起こされるイメージや感覚に対するクライエントの反応が，クライエントが価値ある人生を歩むうえでの障壁になっているかどうかによって決定されるべきである。

　そのうえで，セラピストが「あじわい」エクササイズの実施を選択したならば，トリートメントの次のステップは，目の前のクライエントに合った身体的手がかりやイメージを設定することである。「あじわい」エクササイズは，セラピストの創造性と利用可能な資源次第でどのような領域についてでも，いくらでも応用することが可能である。次に示すのは「セッション内エクスポージャー」として，一般に用いられるものの一部をリス

トにしたもので，その実施方法と効用について載せている。それらすべては，セッション内・外のいずれでも実施が可能である。

ある特定の状況は，内部感覚的な手がかりに対するクライエントの反応の仕方に影響を与えるかもしれない。セラピストはそういった状況の存在に十分気をつけておく必要がある。状況次第では，体験の回避の傾向が強められたり，逆に弱められたりするからだ。したがって，なかには，すべての状況において全般的に身体感覚への恐怖反応を示すクライエントもいれば，状況によってその激しさが変わるクライエントもいる。前者のようなクライエントは，どこにいても身体感覚についての不安があり，常にそれらを避けようと行動する。一方，後者のクライエントでは，身体感覚を体験することを避けようとする傾向は，ある状況において激しく，その他の状況ではそれほどでもなかったりする（例：一人でいたり，知らない場所にいるときのみ，あるいはその身体症状についてもっともな理由が見つからないときのみ）。

「回転」エクササイズ

この「あじわい」エクササイズは，さまざまな形でおこなうことができるが，特にめまいの感覚によって引き起こされる恐怖の感覚を脱フュージョンするためのものである。このエクササイズには，オフィスの椅子に座って回る，立ったまま回転する，あるいは膝の間に頭をはさんだ状態で座り，そこから急激に背筋を伸ばした姿勢へと姿勢を変える，などの方法がある。

「過呼吸」エクササイズ

この方法では，クライエントが自分のペースで過呼吸をおこなうことが必要である。特に感受性の強いクライエントにおいては，解離的な症状を伴ったパニック発作を誘発する可能性がある。これが生じるのは，部分的には，代謝需要以上の速さで酸素が吸引され，血中の酸素が過剰になり，二酸化炭素が不足するためである。実施にあたっては，まず，セラピストが，2秒ごとに一呼吸のペースで，大きく口で息を吸っては吐くことを数回やってみせた後，クライエントにも一緒に，最長3分間ぐらいまで，その方法を試してもらう。

「細いストローを使っての呼吸」エクササイズ

　この「あじわい」エクササイズでは，手軽な価格のものでかまわないので，細いストローと太いストローを何本か用意する。クライエントは鼻を塞いだ状態で30秒かそれ以上の間，ストローを通して呼吸する。このエクササイズは，息切れと窒息感を生じさせるもので，階段を上りながらのストローでの呼吸など，他のあじわいエクササイズと組み合わせて実施することもできる。

「息を止める」エクササイズ

　「息を止める」エクササイズでは，クライエントに一定時間，息を止めてもらう。息を止めておく時間は，「あじわい」エクササイズを繰り返しながら，段階的に延ばしていく。この方法は通常，特に窒息感，ないし空気飢餓感を中心とした幅広い心肺感覚を引き起こす。

「階段上り・踏み台昇降」エクササイズ

　このエクササイズとそのバリエーション（例：早歩き，その場でのジョギング）では，心肺の感覚や身体的活動に伴う広範囲にわたる自律神経系の覚醒を引き起こす。このエクササイズには，1段か2段の段差を上り下りすることから，一続きの階段を上るといった方法までさまざまな方法がある。また，それが適切であれば，上るペースもしくは，上り下りのペースをレベルに応じて段階的に上げていくことも可能である（例：2段，5段，10段，およびそれぞれのレベルに応じて持続時間を調整する）。

「鏡の中の自分を見つめる」エクササイズ

　このエクササイズでは，単に自分自身を2分間見つめる。この方法は通常，現実感の喪失を引き起こすものであり，特に，不安の体験の一部としてそのような感覚を報告するクライエントに適している。

その他の「内部感覚あじわい」エクササイズ

　セラピストは各々のクライエントのもつ恐怖の対象に合わせて，その他のエクササイズを計画することもできる。たとえば，クライエントが視覚的症状を恐れているのであれば，光を30秒間見つめるよう求め，その後，クライエントに残像を見せるために窓や扉のない壁を見つめてもらうとい

う方法もあるだろう。あるいは，クライエントを混乱させるような視覚刺激をクライエントに見つめてもらうこともできるだろう。また，喉の感覚や窒息を恐れるクライエントには，舌圧子か歯ブラシで舌の奥を押しつけることや，1分間，ただ飲み込むことに焦点をあててもらうこともできるだろう。「内部感覚あじわい」エクササイズを実施する方法には他にも，鼻栓（水泳に使うもの）をつけ窒息の感覚を引き起こさせる，強烈なにおい（例：くさや）で吐き気を起こさせる，きつい襟の服やネクタイ，スカーフで喉のまわりがしめつけられる感覚を起こさせる，後ろから日光が差し込んでいる状態で窓際のブラインドを見つめて視覚的症状を引き起こさせる，宙返りをさせて身体の不安定感や落下の感覚を生じさせる，などの方法がある。

「あじわい」エクササイズの実施

「あじわい」エクササイズの一般的な形式と実施手順を以下にまとめておく。クライエントに対しては，これらのエクササイズの間にクライエントが何をすべきかについて伝えておくことが重要である。また，クライエントには，「あじわい」エクササイズの実施の際にも，セッション中や家でおこなっているアクセプタンスとマインドフルネスといった姿勢を心がけるよう伝えておく。これらの全般的な課題は，恐れている身体感覚，思考，イメージの存在下で，マインドフルな観察を実践することにある。こうした姿勢は，さまざまな形の認知的フュージョンを弱めながら，回避と接近との両傾向の最適なバランスを生じさせる。ここでも基本的な発想は，不安に関連した体験を抑圧したり，それらと苦闘するのではなく，それらを観察し，受け容れ，それらのための余地を作るということにある。

「あじわい」エクササイズの一般的な形式と実施手順
1. 「あじわい」エクササイズについての心理教育をおこない，エクササイズの間，マインドフルネスな態度を維持するようクライエントに伝える。
2. クライエントが「あじわい」エクササイズを実施する。まず，対象とする感覚に気づいてから30秒から60秒間おこない，さらに対象とするイメージが鮮明になってからさらに5分以上継続する。

3．「あじわい感覚」記録フォームに記入してもらう。
4．クライエントに1～2分間のマインドフルネス・エクササイズをおこなってもらう。その際，時々クライエントに，「ここで体験していることを観察し，体験を置いておいてあげるための余地を作ってみましょう」と声を掛ける。
5．「あじわい」エクササイズの実施中にクライエントが何をおこなっていたかを尋ね，クライエントの体験について簡単に話し合う。またセラピストからのフィードバックをおこない，必要であればマインドフルネスやアクセプタンスについての解説もおこなう。
6．クライエントが，かなりの程度の，ウィリングネスの欠如，もがき，そして回避について訴えたり，そうした様子を示す場合，セラピストは，より丁寧に「あじわい」エクササイズを誘導し直す必要がある（次のセクションを参照）。セラピストはまた，これらのエクササイズを用いて，クライエントが報告する評価的な思考（例：「こんなの無意味だ」「この不安にはもう耐えられない」）に関して脱フュージョンすることも可能である（例：「『こんなの無意味だ』という考えを私はもっている」「『この不安にはもう耐えられない』という考えを私はもっている」）。そして，次は，観察者としての視点からアプローチしてみるようクライエントを促す。
7．このセッション内で「あじわい」エクササイズを繰り返し，必要があれば，クライエントのウィリングネスのレベルが7以上，もがきや回避のレベルが3以下になるまで，その後のセッションでも同様の「あじわい」エクササイズをおこなう。
8．その後のセッションでも，少なくとも1つ以上，何らかの「あじわい」エクササイズを繰り返す。

「内部感覚あじわい」エクササイズの実施

　クライエントに各エクササイズを実施してもらうにあたっては，まずセラピストが説明をおこなったうえで，セラピスト自身がお手本を見せる必要がある。すなわち，セラピストは，マインドフルで，非判断的で，寛容な態度で，「あじわい」エクササイズに取り組んでみせる。セラピストは自分で「あじわい」エクササイズをやってみせたら，今度はクライエントが正しくそれを実施できるよう，クライエントがエクササイズに取り組む

様子を注意深く観察する。クライエントがエクササイズをおこなう間，セラピストは，クライエントにおける潜在的，および顕在的な形での逃避や回避（例：気を逸らす，過呼吸の回数を制限する，浅く呼吸する）に特に注意する必要がある。クライエントがそういった回避行動をとっている場合，それはクライエントにおける体験に対してのアクセプタンスの低さを意味する。そのため，そのままでは「あじわい」エクササイズによる思考―感情―行動という脱フュージョンのプロセスが妨げられてしまうことになるだろう。また，エクササイズの導入と実施は段階を踏んで進める必要がある。各エクササイズをおこなうにあたっては，エクササイズを進めてもいいかクライエントに確認をとり，エクササイズをおこなうだけのウィリングネスがあるか尋ねておく。クライエントがそれだけのウィリングネスをもっていると答えるのであれば，身体感覚，思考，イメージに対し，クライエントが家でおこなっているエクササイズと全く同じ要領でこのエクササイズについてもおこなうよう促す。

　次に，自らの体験を変化させようとすることなく，ただその体験に注意を集中するようクライエントに促す。その際，身体感覚，望まない思考，イメージに気づいたら，それらを追いやろうとする代わりに，それらの存在を認め，それらに寄り添い，それらをもっておくだけの余地を作れるかどうかをクライエントに尋ねる。そして，クライエントには，それらをただそのままにしておくこと，その体験に，優しさと思いやりをもって，それらをもっておくだけの余地を与えるよう促す。この際には，「不安に対するアクセプタンス」エクササイズと同様の教示を使用することが可能である。

　その後，セラピストはクライエントに「あじわい」エクササイズの実施を促し，身体感覚が引き起こされるよう支援する。クライエントには，その身体感覚に気づいてから30秒か1分間，これを継続してもらう。これが終わったら，「あじわい感覚」記録フォームを用いて，以下の項目をクライエントに評価してもらう。評価してもらうのは，(1) その感覚の強度，(2) 不安のレベル，(3) 自らの体験を体験するのにどの程度ウィリングネスであったか，(4) その体験にどの程度苦しんだか，また (5) どの程度その体験を避けようとしたかについてである。各評価は，0点から10点までで点数をつける。評価が済んだら，クライエントに対し，再び，約1～2分間のマインドフルネスの実践に戻ってもらう。この際，セラピスト

第10章 価値に沿ったエクスポージャー的なエクササイズを通しての柔軟な行動パターンの創出　321

は時々クライエントに対し，体験していることを観察し，そのための余地を作るようにと促す。その後，セラピストは，クライエントが「あじわい」エクササイズ中に何をしていたかを尋ね，簡単にクライエントの体験について話し合う。その際，クライエントに対してはフィードバックもおこなう。また必要があれば「不安に対するアクセプタンス」エクササイズと同じ教示を使ってマインドフルネスやアクセプタンスについての解説もおこなう。セラピストはクライエントに対し，たとえば，あらゆる思考や感情に注意し，それらの存在を認め，それらを追いやるのではなく，それらと一緒に居るようにと促す。またクライエントに次の質問をおこなう。すなわち，「敵とみなさなくてはならないような身体の感覚があったでしょうか？」「マインド（頭脳）がささやくことではなくありのままの感覚（ただ正常な身体感覚として）に心を開き，それをもっておくだけの余地を作れたでしょうか？」といった質問をおこなう。

　「あじわい感覚」記録フォームにある「感覚の強さ」について，クライエントが低〜中程度の範囲内（3点以下）で評価した場合，実施した「あじわい」エクササイズの妥当性には疑問が残される。つまり，その場合には，クライエントの取り組み方，また，クライエントが微妙な形での回避行動をおこなっていなかったかについて再評価する必要があるだろう。たとえば，クライエントは，エクササイズ中に，ごく軽くしか過呼吸をしていなかったかもしれない。「あじわい」エクササイズがクライエントの不安を引き出せていないのであれば，クライエントには，セラピストのいないところで，ひとりでそのエクササイズを実施したら苦痛を感じるだろうかと尋ねてみよう。もしそうであれば，クライエントは「あじわい」エクササイズをセラピストの前ではなく，家でひとりで実施するのがよいだろう。

第6セッション

「あじわい感覚」記録フォーム
「いき・る」エクササイズ 9

日付＿＿＿＿＿＿＿＿＿＿＿＿

```
   0  1  2  3  4  5  6  7  8  9  10
   低           中           高
```

エクササイズ	感覚の強さ(0〜10)	不安のレベル(0〜10)	体験へのウィリングネス(0〜10)	体験との苦闘(0〜10)	体験することの回避(0〜10)
回転					
過呼吸					
ストローを使っての呼吸					
息を止める					
階段上り・踏み台昇降					
鏡の中の自分を見つめる					
その他					
その他					

「ガイドによるあじわい」エクササイズの実施

　もし，クライエントがかなりの程度の，ウィリングネスの欠如，苦闘ないし回避を訴えたり，その様子を示すようであれば，セラピストは「ガイドによるあじわい」エクササイズをおこなうべきである。「ガイドによるあじわい」エクササイズにおいても，セラピストは，クライエントにおける身体感覚を引き出し，2，3の身体感覚に1つずつ注意を向けるようクライエントに促す。そしてクライエントに，その不快感の存在を認め，それに寄り添い，共に呼吸し，それを受け容れ，それに対し心を開くよう促

す。「フィンガートラップ」エクササイズをしている最中と同様に，セッションにおけるこのタイミングは，クライエントにとって，不安に対しもがくのではなく，むしろ不安に寄り添い，それを招き入れるための最適な機会である。もし，クライエントが評価的な思考やラベル（「危険だ」「悪化している」「コントロールが利かない」）を報告するのであれば，そのようなラベルを考え出してくれた自らのマインドに感謝し，おだやかな好奇心，寛容さ，そして，思いやりをもって，現在の体験を観察し続けるよう促す。さらに，セラピストは，脱フュージョンの技法を用いて，クライエントがそういった言葉の影響を弱められるよう手助けすることもできる。たとえば「コントロールができなくなっている」というクライエントの言葉は，「『コントロールができなくなっている』という考えや感情を私はもっている」というように文脈を変え（recontexualize），脱フュージョンすることができる。同様に「私はこれができるほど強くない」という発言も，「『私はこれができるほど強くない』という考えをもっている」と変えられるかもしれない。また，「それがしたい。**でも** (but)，それは難し過ぎる」という思考なら，「それがしたい。**同時に** (and)，それは難し過ぎる」となるだろう。以下のやりとりでは，「ガイドによるあじわい」エクササイズの実施手順を例示している。

セラピスト：*[椅子でクライエントを回転させた後]* どんな感覚を体験していますか？

クライエント：目が回って，心臓はドキドキしています。自分自身を落ち着かせようとしています。

セラピスト：*[あじわい感覚記録の5項目すべてについての評価を尋ねる]*

クライエント：感覚は7，不安は8，ウィリングネスは4，もがきは7，回避は6です。

セラピスト：わかりました。しばらく目を閉じてみてください。今のめまい，つまり，頭の中にある感覚そのものを，ただそのままにしておくことができそうかやってみましょう。その感覚は追いやる必要のあるものでしょうか？　それとも，その存在を認め，それらを置いておいてあげるだけの余地（スペー

ス）を作ってあげることができそうでしょうか？ *[5秒の間]* その感覚のためのスペースを作ってあげられますか？ *[5秒の間]* このめまいは，実際にはどんな感じのするものなんでしょう？ いつ始まって，いつ終わるのでしょう？ *[5秒の間]* この感覚はあなたの敵なのでしょうか？ *[5秒の間]* このめまいと不安はもっていてはならないものなのでしょうか？ もっておくわけにはいかないものなのでしょうか？ *[5秒の間]* たとえあなたのマインドが「それをもっておくわけにはいかない」とささやいても，あなたはご自身の中にそれをもっておくためのスペースを進んで空けてあげることができますか？ *[5秒の間]* それはあなたが必ずや苦闘しなければならないようなものなのでしょうか？ そのすべてを感じ，それと共に在るためのスペースがあなたの中にありますか？ *[5秒の間]*

クライエント：私はそれが嫌いなんです。私がどうやっても，それがついてくるんです。

セラピスト：あなたがそれをお嫌いなのはよくわかります。あなたには，それをもっておくだけのウィリングネスがありますか？ あなたがおっしゃっているように，どちらにしろ，それはついてくるわけです。それを好きでないとしても，それを進んでもっておこうとすることができるでしょうか？ *[クライエントがウィリングネスであれば，エクササイズを繰り返し，評価をつけてもらい，今度は心臓の鼓動など，別の感覚に注意を集中させてもらう]*

　セラピストはいかなる身体感覚や評価的思考に対しても，これと同じやり方で対応することができる。クライエントは自身の感情との新たな関わり方を最大限に学ぶため，また，自分自身の反応に対する新たな対処方法を習得するため，各エクササイズを数分間は練習し，1回のセッションのなかで2，3回は繰り返すべきである。次のエクササイズに移る際には，クライエントは，その前のエクササイズに対する「ウィリングネス」の評価を7点以上，「苦闘」と「回避」の評価を3点以下になるまで繰り返し

ておくべきである。

　クライエントが臨床的に意味のあるウィリングネスの向上と苦闘と回避の低下を示すまでには,「あじわい」エクササイズの実施を何度も繰り返す必要があるかもしれない。このこと自体自然なことであり,特に問題ではない。クライエントがセッション内でエクササイズを適切にやり終えたら,クライエントに対し,次週のセッションまでの間,家でもエクササイズを実施し,「あじわい感覚」記録フォームを使って毎日の実践を記録するだけのウィリングネスがあるかを尋ねる。

鏡のエクササイズ

　「あじわい」エクササイズの多くは,単に望まない身体感覚を引き起こし,それと共にいるというだけのものではない。「あじわい」エクササイズはまた,他者の目にさらされることで不安を感じている際の,自分自身を受け容れるためのものでもある。そこで,我々は,社交不安や公共の場での不安の体験を心配しているクライエントに対し,可能な限り,鏡の前での「内部感覚あじわい」エクササイズをおこなうよう促している。鏡の存在によって,そういったクライエントが不安を感じた際,鏡に映る「自分自身」と「他者の前で見られるだろう自分自身」に対してアクセプタンスと思いやりをもてるようになるだろう。不安を感じると多くのクライエントにおいて自己への意識が過剰になる。鏡の使用は,クライエントが「不安を感じているときの自分が他者からどう見えているか」ということに対するアクセプタンスと脱フュージョンを実践するための機会を提供する。ここでの目標は,クライエントが「自分自身」に対してと,「不安や恐怖を感じているときの自分自身が他者からどのように見えているか」ということに対する思いやりを育めるよう支援することにある。そのプロセスにおいてクライエントは,それ自体が明確な標的ではないものの望ましい副次的効果として,「人目に自分がどう映っているか」という見え方に,より馴染んでいき,それに関連した不安も減少させる可能性がある。もしクライエントが,自宅の姿見の前で「内部感覚あじわい」エクササイズをするだけのウィリングネスをもっているならば,クライエントは以下に概説している手順によってエクササイズの実施ができるだろう。

1. 全身の映る鏡の前で「内部感覚あじわい」エクササイズを実施する。

2. それが済んだら，クライエントは「あじわい感覚」記録フォームを用いて，そのときの評価をおこなう。
3. 評価を終えたら，鏡の中の自分自身を入念に観察する。この際，クライエントは，鏡に映った自らの頭の先から足の先まで観察し，自分が見たものを言葉で**記述**していく。その際「何が見えるか」「どのように見えるか」を意識する。
4. 鏡に自分がどのように映っているかということについて，**判断**でなく，**記述**をするよう心がける（もしくはセラピストが促す）。以下に判断と記述のそれぞれの例をあげているが，判断的な思考が生じるのを体験した場合，思考と感情のありのままの姿に注意を向ける。ただ，それらの言葉を聞き，それらに寄り添い，思いやりをもった観察者の視点からそれらに注意を向ける。

   判断：「私はぶざまで，肌はシミだらけ，顔は真っ赤だ。私が不安になっていることに周りの人はすぐ気がつくだろう」
   「私は見てくれが悪い」
   「私はみっともない姿をしている」
   記述：「顔が赤いのが見える」
   「汗をかき，息切れしているのがわかる」
   「いくらか手と足のふるえを体験している」

5. それらの思考や感情をありのままに体験できるように自分自身を許すよう心がける（もしくはセラピストが促す）。鏡の中の不安を抱えた自分自身と共に存在するだけの余地を作ることができるだろうか？ この体験に思いやりとアクセプタンスを向けることができるだろうか？ このエクササイズにコミットした状態を維持することが重要である。ひとつの「内部感覚あじわい」エクササイズの後で，少なくとも1〜2分の間，鏡の中の自分自身を眺めてみる（もしくはセラピストが促す）。ここでもやはり，このプロセスに留まり続けることが大切である。エクササイズがきちんと完了する前にエクササイズをやめてしまうと，自らの作り出した不快感に対して屈服したことになってしまう。そうならないようにコミットメントを十分に続ける。

「イメージあじわい」エクササイズ

　恐怖のイメージを反復的に体験するクライエント（特に，PTSD，OCD，GADのクライエント）に対しては，クライエントにとっての最悪のシナリオを基に**恐怖を引き起こすイメージのリスト**を作成する。リストの各項目について，クライエントに，そのイメージ，特にその際のクライエント自身の反応，そして，それに関連した刺激が何であるか，および，それらのもつ意味について簡単に書き出してもらう。いくつか例をあげてみよう。「私のせいで，子どもたちが浴槽でおぼれてしまった」「胃の調子がおかしくて，動悸がする」「私はホームレスとして生活している。食べ物も援助もない。なぜなら，私が無能で，貧弱で，まともにものを考えられないからだ」「私は精神科病棟にいる。なぜなら私は気違いだからだ。手は震え，頭は混乱している。誰も私をわかってなどくれない」「私は襲撃に遭っている。怖くて凍りついている。腕を振り上げて自分を守ることすらできず，無力である」「夫の健康状態が悪化すれば，夫は死んでしまって，私たちは家を失うだろう」などである。

　一連のイメージを膨らませて，クライエントに，そのイメージをもっておくことについてのウィリングネスを評価してもらう。次にクライエントによるウィリングネスの評価得点をもとに，**イメージの階層表**を作成する。特に，過去のトラウマ体験のイメージが強烈であるPTSDのクライエントにとっては，各イメージがきちんと階層になっていることが重要である。重篤なPTSDの場合，まひ，解離，ないしフラッシュバックが，特定の場面をイメージした際や，その後の「イメージあじわい」エクササイズ中に生じる可能性がある。これが起こりそうだと予想される場合には，予めクライエントとそういった体験に対処する方法を話し合っておく。対処法としては，現実について確認する（reality checking），身体に触れる，そして**プレイヤー（もしくは駒）の視点**ではなく**観察者の視点**からその体験にアプローチするなどがある。そういった体験は，現実に対して言語的な評価がフュージョンした結果であることに注意しよう。それらは人間的な体験の範囲内にあるのである。そういったことがセッション内で生じるのであれば，その体験は，クライエントがセッションの外で体験しているものの一部である可能性が高い。その際，フラッシュバックが起こらないように，あるいはそれを追いやろうとしてクライエントが反応するならば，

そういった反応の仕方がクライエントの生きるうえでの障壁である可能性が高い。そのような場合，セラピストは，クライエントのもつイメージそのものではなく，そのイメージからくるクライエントの心理的・体験的な結果の方に焦点をあてることができる。ここでの課題は，クライエントにおける，それらの結果に対するマインドフルで受容的な姿勢を育むことにある。結局のところ，問題なのは「あじわい」エクササイズによる結果そのものではなく，その結果に対するクライエントの反応なのである。

　不安を抱えるクライエントにおいては，しばしば，その過剰な不安の根底に，破局的なイメージがあるだろう。しかし，全般性不安障害の場合，彼らにとってのそうしたイメージが何であるかは，すぐには明らかにならないかもしれない。それでも，クライエントに対し，心配のそのずっと先にどんな最悪なシナリオが存在しているのか，そこに描かれた映像がどんなものであるのかを見つけ出すよう促すことで明らかにしうるだろう。たとえば，クライエントが，公共の交通機関を使っての子どもの登下校について過剰に心配していたとしよう。その場合，根底にあるのは「自動車事故で道路に横たわっている子どもの姿」というイメージかもしれない。通常，破局的なイメージのもつ意味は，典型的には，クライエントのもつ自身の有能感に関連している。今あげた例においても，そのイメージは，おそらく子どもの怪我そのものに限定されてはいない。それはまた，クライエント自身が，子どもたちをそのような目に遭わせてしまった悪い親であるといった意味にまで関連していることだろう。この後者のイメージは，クライエントのもつ自己の感覚の中核や価値を傷つけるものである可能性が高い。クライエントには，次に紹介するのと同じ一般的な手順を用いて，そういったシーンをイメージするよう促す。

　OCDをもつクライエントの場合，クライエントは自らのもつイメージを嫌悪的で，受け容れがたいものと感じており，恥や罪悪感が生じるがために，イメージした内容の言語化には抵抗を示すかもしれない。同様に，そのイメージの内容を言葉にすると，それが実現化してしまうのではないかという恐怖もまた，イメージの言語化の妨げとなりうるだろう。この種の**内的な障壁（抵抗）**もまた，体験の回避のひとつの表れとして考えられる。これはまた，クライエントがウィリングネスをもってセッションに参加していないことを意味する。そうした障壁が生じるたびに，セラピストはそれにきちんと対応しておく必要があるのである。そういった場合，セ

第10章　価値に沿ったエクスポージャー的なエクササイズを通しての柔軟な行動パターンの創出　329

ラピストはたとえば次のように言うことができるだろう。

　　あなたは，今，考えていることを私には話されたくないようですね。「その考えが現実になるのでは」とお考えなのはよくわかります。それでは，あなたが「言わない」という，たった今ここでおこなっていることが，あなたにとってどれほど効果的かを考えてみましょう。私たちは，あなたがより満足できる，豊かで，より深い人生が送れるようにと，この部屋の中で一緒に努力しています。あなたがご自身の考えを言わないようにすることは，面接を進めることと人生を豊かにしていくためのあなたのコミットメントにとって，どのような影を落とすでしょうか？　それをすることは，価値ある方向へとあなたを近づけてくれていますか，それともそこからあなたを遠ざけてしまっていますか？　違う言い方をするならば，それはあなたの人生のバスを「北」，あるいは「南」へと向かわせてくれますか？　あなたの体験はどのように告げてくれるでしょう？　あなたはどこに向かいたいのですか？　あなたはご自身のウィリングネスのメーターをさらに高いレベルに設定することができそうですか？

　加えてセラピストは，さらに脱フュージョンの作業を進めることができる。クライエントに，その思考ないし感情を自分の中でそっと抱え，そのイメージを，事実や実際の出来事としてではなく，イメージとして認識するよう促すのである。このようなマインドフルで，思いやりのある，優しい観察は，クライエントが望まない認知的なテーマに対処するための新たな方法であり，クライエントが過去におこなってきた，それらを除去したり，あるいはなんとかして解決しようとする試みとは異なっている。また，セラピストは「バス・ドライバー」エクササイズを使って，そうした思考とはうるさい乗客ではあるものの，実際には，彼らにクライエントのバスの運転を邪魔することはできない，ということに気づかせることができる。つまり，クライエントが自らの人生というバスのハンドルを握り続け，自らの選択した道を走り続けている限り，思考にハンドルを取られることはないのである。この「バス・ドライバー」エクササイズは，「あじわい」エクササイズを継続し，その体験を観察し，その思考や感情をありのままに（単なる思考や感情として）認識することの重要性を示唆するのである。

第6セッション

次章では，クライエントが望まない認知的・感情的なテーマに対応するのを支援するための提案をおこなう。それは特に，セッション内とクライエントの日常生活との両場面を想定したものである。

クライエントには，各エクササイズの前に，エクササイズの進行の許可とエクササイズをやるだけのウィリングネスがあるか（「あなたはウィリングネスのメーターを高いレベルに設定できますか？」）を確認する。「イメージあじわい」エクササイズの基本的な手続きは，「内部感覚あじわい」エクササイズと同様である。しかし，イメージによるエクササイズは内部感覚的なエクササイズよりもより長い時間を要する傾向にあり，対象とするイメージが鮮明になってから5分間は継続される必要がある。そのイメージが十分鮮明にならない場合は，鮮明なイメージを引き出すために，悲惨な出来事や病気，ないし事故についての新聞記事などの利用も考慮しよう。また，映画を使ったり，人物や場所の写真を使うことも有用かもしれない。クライエントに，以下に掲載している「あじわいイメージ」記録フォームを使って評価をつけてもらい，そのうえで，セラピストは，クライエントが何を体験しているかについて尋ねる。クライエントに対しては，いかなる思考や感情にも注意を向け，それらの存在を認め，それらを除去したり，追いやろうとするのではなく，それらと共に存在するよう促す。その思考，感情，心配を敵と見なす必要があるのかをクライエントに尋ねよう。そして，それらに対して心を開き，それらのための余地を作り，それらをありのままに受け容れ，そのままにしておき，マインドがそうであるとささやくものではなく，常にそれらをありのままに（単なる思考や感情として）認識することができるかどうか，クライエントに様子をみてもらう。

この場合も，クライエントが著しくウィリングネスを欠如していたり，もがきや回避が激しいことを訴えたり，もしくはそういった様子を示すようなときには，セラピストは「ガイドによるあじわい」エクササイズを実施すべきである。このエクササイズは，クライエントが自らの不快感のために余地を作り，それらと苦闘するのではなく，それらを受け容れるのに役立つ。また，このエクササイズは，「内部感覚あじわい」エクササイズのところでも説明したように，クライエントにおける評価的な思考を脱フュージョンするよう促すのにも役に立つ。

第10章 価値に沿ったエクスポージャー的なエクササイズを通しての柔軟な行動パターンの創出　331

「あじわいイメージ」記録フォーム
「いき・る」エクササイズ10

日付＿＿＿＿＿＿＿＿＿＿＿＿＿

```
0  1  2  3  4  5  6  7  8  9  10
低         中          高
```

エクササイズ	感覚の強さ (0〜10)	不安のレベル (0〜10)	体験へのウィリングネス (0〜10)	体験との苦闘 (0〜10)	体験することの回避 (0〜10)

　クライエントによっては，身体症状やイメージのいずれかについて，低いウィリングネスと高い苦闘や回避を訴える場合もあるだろう。そのようなクライエントに対しては，その時点でおこなっているエクササイズへのウィリングネスが7点以上，苦闘と回避が3点以下になるまで「あじわい」エクササイズを繰り返してから次のエクササイズに進める。そして，この手順は，その後のセッションでも同じように繰り返す。また，クライエントには，「これらのエクササイズは，価値ある人生を歩むうえで，その障壁に向き合うためにおこなうものです」といったように，エクササイ

第6セッション

ズの文脈を明確にしておく。エクササイズの目的が，「価値」という方向に沿って進むことであることを思い出してもらいたい。これらのエクササイズは，なにも不安や恐怖と共に在ること自体を目的に，不安や恐怖をクライエントに体験させているわけではない。価値の存在は，「あじわい」エクササイズを適切な文脈のなかに位置づけ，エクササイズに意味づけと現実の目的とを与えるのに有用である。

パニック発作の生起および強迫性障害におけるクライエントの逃避の衝動への対処

事実上，すべての不安障害の認知行動的なプログラムでは，パニック発作中の極度の不安状態にあっても，クライエントに逃避行動をさせないでおくことが重要であると強調している。たとえば，OCD のクライエントは，イメージによるエクスポージャーもしくは「あじわい」エクササイズを実施する際，その効果を，儀式やその他の形の恐怖を中和するような回避行動によって，無効化してしまう。そこで，OCD のための認知行動的なプログラムでは，そういった回避行動をいかに防ぐかが効果的なエクスポージャーもしくは「あじわい」エクササイズをおこなううえでの核心であり，重要な要素であることを強調する。それらの強迫行為という回避行動は，機能的にみて**体験の回避**の一形態であり，エクスポージャーもしくは「あじわい」エクササイズとは，まさにこういった体験の回避を切り崩していくために計画されたものなのである。標準的な CBT において用いられている一般的な方略は，次のようなものである。まず，クライエントが自らの侵入的なイメージに対し，普段どのように反応しているかを明らかにする（例：強迫行為，恐怖を中和する行動，他者の安全の確認，再確認を求める）。次に，イメージ・エクスポージャーもしくは「イメージあじわい」エクササイズを実施し，その最中やその後で，すでに明らかにしたような反応を実際に行動に移さないよう，クライエントに指示する。この理由は，そのような回避行動が，イメージ・エクスポージャーもしくは「イメージあじわい」エクササイズによって起こるはずの修正的な学習の効果を弱め，逆に，元々あった問題となっている行動パターンのほうを強化してしまうからである。

逃避行動の予防

　認知行動的なプログラム同様，ACTのアプローチでも，OCDのクライエントにおける「あじわい」エクササイズやパニック発作の発生に際して，未然にクライエントの逃避行動を防いでおくことが期待される。しかしながら，クライエントに対して単に，儀式，ないしその他の逃避行動をおこなわないよう指示するというのでは，ACT的なアプローチとはいえない。なぜなら，クライエントにおけるその強迫行為は，すでに，さまざまな強迫観念やそれに関連した否定的結果と機能的に強く結びついてしまっているからである。問題となる要素を抑制したり，回避したりしようとすることは，その関係性のネットワークの一部である，その他の望ましくない要素を生じさせてしまう可能性があるのだ。そこで，ここではクライエントに，「ピンクの象」について考えないようにするとどうなったかを思い出してもらうのがよいだろう。「ピンクの象」について考えないようにすることで，実際にはかえって「ピンクの象」について考えることになる。OCDをもつクライエントに対する「あじわい」エクササイズにおいて最も重要なことは次のことである。すなわち，クライエントに，侵入的で，繰り返し生じる思考を「それを行動に移したいという衝動」を伴った状態で，それらを一つ一つの思考や感情としてありのままに体験させること，である。クライエントが思考や衝動を抑制したり，恐怖を中和しようと試みたりしているようであれば，それらの有用性を検討し，脱フュージョンする必要がある。クライエントには，強迫観念や衝動の双方に関連するような儀式を実際におこなった場合，一体どんなことが起きるのかを思い出してもらおう（不安は一時的には低下するが，緊張や衝動は常に戻ってくる）。結局のところ，強迫行為をおこなっても，強迫的な思考は必ずや戻ってくるため，これは有効な対処法とはならない。むしろ，もっと重要なことは，それらの行動をおこなうこと自体が価値ある人生を生きるうえでの妨げになってしまうということである。

　そこで，セラピストは，クライエントがマインドフルで，受容的な姿勢で自らの衝動に関わっていけるよう支援をおこなう。その際セラピストは，クライエントに強迫的な儀式に取り組まないよう指示するよりも，そのような衝動について検討してみるよう促したり，「イメージあじわい」エクササイズのなかに脱フュージョンの技法を取り入れるのがよいだろう。こうした方法は，その他の不安障害をもつクライエントに対しても有効であ

る。クライエントが特定の状況から逃避したいという強い衝動を訴える際（例：パニック発作を体験している最中）には特に有効である。クライエントが手を洗いたい衝動（OCDにおいて），ないし不安になった際にその状況から去りたいという衝動を訴える場合，Hayesら[105]は，クライエントをそれらの思考の中へと連れていき，それらの思考からクライエント自身が脱フュージョンできるようセラピストが支援することを勧めている。また，第5セッション（第9章参照）の「不安のラジオニュース」メタファーをここで再度用いるのもよいだろう。セラピストは，クライエントが思考と行動との関係を脱フュージョンするのを支援するため，思考の内容に巻き込まれないようにしながらニュースキャスターのようなトーンでその文章を読むようクライエントに促すのである。クライエントが「実際に」逃げ出そうとしたり，手を洗おうとしている場合でも，セラピストはそれを物理的な形で止めてはならない。その代わりにセラピストは，以下のような内容をクライエントに伝えることで，そのような逃避を遅らせることができるかもしれない。

　　　いいですよ。それでも結構です。ただ私はほんの2，3分でいいので，あなたにここに留まっていてもらいたいんです。私たちは今ここで，挑戦するためのチャンスを得ているんです。ここから飛び出したい［あるいは，手を洗いたい］というあなたの衝動に関係しているような考えや感情が，今ここにはあります。この状況から出ていくことをあなたが選ぶのであれば，もちろん出ていくことはできます。でも今こそ，あなたにとってチャンスのときなんです。そういった考えや感情を問題として扱うのではなく，それらをもってみようというウィリングネスを感じながら，それをもってみるのがどんな感じなのかを体験するためのチャンスが今なんです。あなたがウィリングネスのメーターを高いレベルに設定して，それらをもってみるとどんな感じなのでしょうか？

「思考と衝動をカードに書く」エクササイズ

　ここまで，アクセプタンスをもって衝動や望まない思考を観察することを体験させる方法を中心に解説してきた。Hayes, Strosahl, Wilson[101]は，こういった方法とはまた異なる簡単な脱フュージョンのエクササイズ

も考案している。その方法とは，衝動や思考を追い払おうとすることのもつ効果をクライエントに体験させるためのものである。このエクササイズでは，セラピストは，クライエントの衝動，心配，その他の望まない思考を単語カードに記入する。次に，セラピストは，そのカードをクライエントの手のひらに乗せ，さらにセラピストがその上に自分の手のひらを乗せ押し下げる。その際，クライエントに，カードに対して自分の手を上の方へと押し返すよう促す。クライエントが押し返してきたら，セラピストは自分の力を調節しながらそれをさらに押し返す。このエクササイズによって，クライエントは，自らが衝動や思考を追い払おうとして強く押すと，それにも増して強い力で押し返されるということを体験できる。次にセラピストは，そのカードを一旦取り下げ，クライエントに，ただそこに座り，何もしないでいるよう伝える。そして，セラピストは，一旦取り下げた先ほどのカードをクライエントの膝に置く。クライエントには，そのカードとそこに書いてある文章を眺めるよう伝える。そして最後に，そのカードを追いやろうと必死になることと，そのカードをただ眺めておくこととの違いに注意を向けるようクライエントに促すのである。

　こういった方法は，クライエントが逃避行動を実行することがなく，そこに留まっていられるような場合には必要ないかもしれない。このエクササイズでの目標は，セラピストがカードを押しているようには見せずに，できるだけ長くその状態を保っておき，これによりクライエントが，防御せずにそれを全身全霊で体験できるよう支援することにある。セラピストは，クライエントに「あじわい感覚」および「あじわいイメージ」記録フォーム（p.322, 331）の評価をつけてもらい，ウィリングネスの評価得点が高くなり，苦闘と回避の評価得点が低下するまで，クライエントをこのエクササイズとここでのやりとりを続けるべきである。このやりとりの主な目的は，クライエントに，ここまでで学んできたスキルを思い出してもらい，それらのスキルをこうした困難な状況に適用できるようクライエントを支援することにあるのである。

6 次回までの「いき・る」エクササイズについての解説

- 「不安に対するアクセプタンス」エクササイズを実践し（毎日20分以

上），記録フォームに記入してくること
- クライエントが選択した「内部感覚あじわい」エクササイズと「イメージあじわい」エクササイズのどちらか一方もしくは双方を実践してくること（1日30分以上）。※エクササイズによって引き出された感覚やイメージは，クライエントの人生における価値ある活動にとっての障壁になっているのである。
- ライフ・フォームを用いて不安と恐れに関連した体験を継続的にモニタリングしてくること
- 「毎日のACT」評価フォームに記入してくること

　トリートメントには，セッション外での「あじわい」エクササイズの実践が不可欠である。最終的にはこのセッション外での実践は，セッション内での取り組み以上に重要である。セラピストはこのことをいくらか時間をとってクライエントに説明する必要があるだろう。またその際，セッション内でのエクササイズの真の目的は，現実生活においてクライエントが，不安に関連した障害と共に前進し，やがてはそれらを手放せるようになることにあることを強調しよう。エクササイズは，クライエントが長い間避けてきた望まない体験のすべてに対し，それらのための余地を作ることを目的としているのである。この余地が生まれることで，「**不安という乗客**」によってクライエントのバスの路線を逸らされることがなくなるだろう。また。この余地によって，クライエントは自らの人生を創造し，自らの人生を歩み続けることが可能になるだろう。クライエントがこれまでにしてきたこととは違うやり方をする，ということもここでの目標である。恐怖や不安の真っただなかでも，クライエントには，心や身体と苦闘する必要はない。彼らは，自ら選択した道を歩み，大切に思うことやしたいことすべてをおこないながら，それらの体験にありのままに直面していくことができるのである。

　これと同様のプロセスが，セッション外での「あじわい」エクササイズでも生じている。セッション外での実践は初めのうちは，単にセッション内で扱った「あじわい」エクササイズと同じ内容でよいだろう（例：「息を止める」エクササイズを家で実践する）。クライエントが，「あじわい」エクササイズを構造化された形式で，定期的に，そして，一定の間隔をおいて（すなわち，1日に数回），安全な環境（例：自宅）で実践すること

は，不安をありのままに体験するスキルをクライエントが学ぶのに役立つ。クライエントには，セッションで用いたのと同じ基本的な手続きにしたがうよう伝えておく。「あじわい」エクササイズのなかでクライエントが取り組むべき課題は，自らが恐れている身体感覚，思考，イメージが生じている状態で，マインドフルな観察を実践することである。そのことを忘れないようにクライエントには指摘しておこう。次のセッションでは，クライエントが家で実践してきたマインドフルネス・スキルを今度はセッション中で使うことになる。ここでの基本的な発想は，不安に関連した体験を抑制したり，それらと苦闘したりせずに，それらを観察し，受け容れ，そのための余地を作るというものである。

実践練習の重要性をクライエントに伝える際には，「**自転車の乗り方を初めて学ぶ**」という簡単なメタファーを思い出してもらうのが効果的だろう。初めての挑戦でいきなり自転車に乗れるようになる人はいない。さらに，自転車を乗りこなせるようになるまでのプロセスは苦痛でさえあるだろう。この学習を少しでも円滑にするため，私たちは補助輪をつけることもできる。家で実践をおこなうことは，自転車の乗り方を覚える際に補助輪をつけることとも似ている。目標にしているのは，より困難でより重要な本番での状況に挑戦する前に，まずはクライエントが基礎的なスキルを学ぶことにある。実践を繰り返していくことで，クライエントは，やがては補助輪なしでも自転車を乗りこなせるようになるだろう。実践をおこなっていくなかで，いくつかのでこぼこ道に遭遇したり，ぶつかることもあるかもしれない。思い出してみよう。熟練の人なら，転ぶよりも自転車に乗っている時間の方が当然長い。しかしそんな熟練の人でさえ，時には自転車で転ぶこともあるのである。

クライエントには，まず，家での「あじわい」エクササイズを実践するだけのウィリングネスがあるかを尋ねよう。たとえクライエントが，エクササイズに関する不安や苦痛，その他の問題を感じていたとしても，それを尋ねるのである。もしクライエントがこの課題を実行するだけのウィリングネスを示すようであれば，さらに本章の終わりにある「価値に沿った活動・あじわい」記録フォームについても，毎日記録をつけるだけのウィリングネスがありそうかを確認する。そしてクライエントがこれにウィリングネスを示せば，フォームのコピーを渡し，クライエントがコミットするつもりのある日に丸をつけるよう促す。クライエントは，そのフォーム

を家に持ち帰り，実際にその活動に取り組めたかどうか，またそれぞれの活動にどの程度の時間取り組めたかを記録する。クライエントには次の記録もおこなってもらう。すなわち，それぞれの活動の「はじめ」と「終わり」に，(1) どの程度の不安を体験したか，(2) その体験を体験することにどれほどウィリングであったか，(3) その体験にどの程度苦闘したかを「あじわい感覚」および「あじわいイメージ」記録フォームの0点（低）から10点（高）を使って評価する。また，クライエントにはその週の間に，毎日実践をおこなったか，どの程度の時間実践をおこなったかについても記録してもらってもよい。さらにクライエントには，「あじわい感覚」および「あじわいイメージ」記録フォームを7枚渡す（1日1枚，1週間分）。これらのフォームはエクササイズでのクライエントの体験について，より詳細な情報を知る手がかりになるだろう。

　いずれのフォームも，クライエントが自身の毎日の実践を記録していけるよう作成されている。セラピストは必ず，クライエントに対し，コミットメントを維持することの重要性，つまり，「あじわい」エクササイズを毎日続けることの重要性を伝えておくようにする。また，セラピストは，各セッションのはじめには決まって，クライエントから実践記録を受け取って，その内容をきちんと確認するべきである。クライエントの家での実践について，セラピストがその取り組みに労いを示しつつ確認をおこなっていくことは，トリートメントに対するクライエントのコミットメントを強化し，また，有意義な人生の変化を起こすためのクライエントの努力を強化する役割をもっている。逆に，セラピストが，クライエントの家での実践についてきちんと確認や話し合いをしないことは，クライエントの家での取り組みが重要なものではないというメッセージをクライエントに与えることになってしまう。その場合，クライエントは「なぜわざわざ面倒なことを家でする必要があるのだろうか」と考えるようになってしまうかもしれない。

　最後に，我々が最も強調しておかなければならないのは，「あじわい」エクササイズの実施にあたっての**価値に焦点をあてた文脈**を維持することの重要性についてである。ACTのトリートメントで提案するエクササイズの多くは，クライエントが，不安に関する思考や感情を取り除こうとすることに時間を費やすのではなく，クライエントが価値ある人生の追求に向けて動くことを支援するよう計画されている。もし，こういったエクサ

サイズについて，セラピストがクライエントの価値や目標（長期的・短期的なもの）に関連づけることなくクライエントに提案してしまった場合，「あじわい」エクササイズは，見た目を変えただけのただのエクスポージャー[訳注]のように，クライエントには感じられるだろう。そうなればクライエントは，当然のように「なぜ私は，今以上に苦痛やもがきの苦しみを体験しなくちゃならないんでしょう？　すでに私は自分の人生でそれを散々体験してきたんですよ」と言うかもしれない。そのため，我々はセラピストが「あじわい」エクササイズをクライエントの価値や目標と明確に結びつけたうえで，クライエントに対し家で同様の実践をするよう勧めるのである。価値に焦点をあて続けることは，トリートメントに神聖な雰囲気を与える。それによって，あるクライエントは，めまいや息切れに対する自らの反応が，いかに外出したり，大切なことをおこなううえでの妨げとなっていたかに気づくかもしれない。そして，そのクライエントは，「あじわい」エクササイズで自発的な過呼吸をおこなっている間，それによってもたらされる思考や感覚に対して，思いやりのある観点からそれに集中し，そのような感覚が再び生じたら自らの手足によって自分が何をなしたいのかということにマインドフルに目を向け続けることができるかもしれない。ここでのクライエントにとっての真の報酬は，クライエントが人生で最も大切にする方向へと向かって，心を開き，ウィリングに，感情と目的とをもって前進できることである。これこそがまさに，「あじわい」エクササイズとこのトリートメント・プログラムが意図するところなのである。

訳注：従来型のエクスポージャーと「あじわい」エクササイズ（ACTで強調するエクスポージャー的なエクササイズ）の違いは，後者が価値を強調したうえで実施されることにある。ところが，セラピストがクライエントの価値に十分エクササイズを結びつけておかないならば，これは結局，ACT的ではないエクスポージャーになってしまう。たとえるならこれは，「タコの入っていないタコ焼き」のようなもので見かけは同じだが，中身が伴っていないのである。

「価値に沿った活動・あじわい」記録フォーム
「いき・る」エクササイズ 11

　セッションのなかでのあなたのコミットメントに基づいて，今週1週間，毎日あなたが実施した「あじわい」エクササイズとその他の「価値に沿った活動」を記録しましょう。その活動に取り組めたかどうか，それぞれの活動にどの程度の時間を費やせたかを記録します。そして各活動のはじめと終わりに，「あじわい感覚」および「あじわいイメージ」記録フォームの0点（低い）から10点（高い）までで，どの程度の不安をあなたが体験したか，その体験をすることにどの程度ウィリングであったか，その体験に対しどの程度，苦闘したかを評価しましょう。

曜日	活動への コミットメント	はい ／ いいえ	持続時間 （分）	不安 はじめ ／ 終わり	ウィリングネス はじめ ／ 終わり	苦闘 はじめ ／ 終わり
		はい／いいえ		／	／	／
		はい／いいえ		／	／	／
		はい／いいえ		／	／	／
		はい／いいえ		／	／	／
		はい／いいえ		／	／	／
		はい／いいえ		／	／	／
		はい／いいえ		／	／	／

第11章

価値に沿った活動に向けた コミットメントの維持
第7〜第12セッション

　私たちには，いつでも快適で安心できることを望み，安全性とものごとの予測を追求し，そして，コントロール不可能なことさえもコントロールしようと挑戦することができる。しかし，真実を語るなら，私たちは不確実性や恐怖を避けては通れない。大切なのは，不確実性や恐怖をいかにして避けるかということではないのだ。そうではなく，いかにして不快感と関わることができるかが大切なのである。
　日々の困難，感情，そして予期せぬ問題を抱えながら，いかにして私たちは実践をおこなっていけるだろうか。自分自身がそうした実践をおこなえていると思えないようなときには，私たちは自らに次のように問いかけることができる。「自らの成長と人生のために生きようか，それとも恐れのために生き，死んでいく方を選ぼうか」

——ペマ・チュードゥン

第7～第12セッションの目標とテーマ

　第7セッションから第12セッションまでの主な目的は，恐怖や不安を引き起こすような刺激や出来事もしくは状況下での，クライエントのより広範で柔軟な活動パターンをさらに築いていくことである。この目標は，セッション内・外でおこなう「あじわい」エクササイズ同様，現実世界における価値に沿った活動にクライエントが取り組み続けることで達成される。ここでもまた，そうしたクライエントの活動により結果的に，不安の低減が生じる場合もあるだろう。しかし，それはここでの主な目的ではない。むしろ重要なのは，クライエントが**たとえ不安が軽減されなくとも，自らにとって重要な活動に取り組むことはできる**ということを学ぶことにある。「あじわい」エクササイズと価値に沿った活動の目的は，**自らにとって重要なことをしながら，同時に不安でいることも可能である**ことをクライエントが体験できるようにすることである。

　第7セッションでの全般的な目標は，第一に価値を行動に移すこと，第二に継続的な「あじわい」エクササイズ，マインドフルな観察，そして脱フュージョンによって，状況，感情，思考，その他の価値ある人生への障壁と共に存在することをクライエントが学ぶことにある。セラピストの仕事は，クライエントにおける各週での具体的な計画の立案を支援し，価値に沿った目標達成のためにクライエントがとるべき一連の活動（できれば，これまで避けていた状況や出来事に関連したもの）を同定することにある。これによってクライエントは，自らの選択した目標に向けての有意義な活動に取り組むことができる。また，セラピストは，クライエントに対しフィードバックを与えたり，クライエントが現実的な目標とそれに関する基準を設定すること，また，クライエントが自らの進歩をモニタリングし，障壁を乗り越えるための解決策を考え出すことを支援する。こうしたセラピストによる支援のあり方は，**価値ある人生に向けてのクライエントの前進**という観点からクライエントに対し提供されるものである。

第7～第12セッションの概要

1. センタリング・エクササイズ
2. 毎日の実践の確認
3. 「あじわい」エクササイズの反復実践
   - セッション内でのエクササイズ
   - 家でのエクササイズによる前進のための基礎固め
4. 日常場面での価値に沿った活動の活性化
   - 行動活性化：価値に沿った活動の核心
   - 「人生のコンパス」に基づいた活動の選択
   - 「活動の階層表」の作成と活動へのコミットメント
   - 進歩についてのモニタリングとフィードバック
5. 障壁と回避への対処
   - ACTの根本をなす価値についての質問：向かっているのは北か南か？
   - 脱フュージョンとマインドフルネスの技法
   - マインドと言葉のトラップとを認識する
   - 安全信号と安全行動の予防
   - 価値に関連する問題
   - 恐怖を連れて進む旅
6. マインドフルなアクセプタンスと思いやりをもって，逆戻りに対処する
7. 次回までの「いき・る」エクササイズについての解説
8. クライエントをトリートメントの終結に備えさせる（第12セッション）
   - トリートメントの振り返りを支援する
   - 逆戻りと後退に備える
   - ハイリスクな状況を同定しておく

次回までの「いき・る」エクササイズ（家での実践）

- 「不安に対するアクセプタンス」エクササイズを実践し（毎日20分以上），記録フォームに記入してくること

- 「あじわい」エクササイズ（「内部感覚あじわい」エクササイズと「イメージあじわい」エクササイズのどちらか一方もしくは双方）あるいは「価値に沿った活動・あじわい」エクササイズのどれか1つもしくは全部を毎日実践してくること
- 「価値に沿った活動・あじわい」記録フォームと「目標達成」記録フォームに記入することで，「あじわい」エクササイズの実践と価値に沿った活動を継続すること
- ライフ・フォームを使って不安と恐れに関連した体験を継続的にモニタリングしてくること
- 「毎日のACT」評価フォームに記入してくること

セッションで用いる用具および配布資料
- 「不安に対するアクセプタンス」記録フォーム　×各週に1枚
- ライフ・フォーム　×各週に1枚
- 「毎日のACT」評価フォーム　×各週に1枚
- 「価値に沿った活動・あじわい」記録フォーム　×各週に1枚
- 「目標達成」記録フォーム
- 「あじわい感覚」記録フォーム　×必要に応じて
- 「あじわいイメージ」記録フォーム　×必要に応じて

1 センタリング・エクササイズ

各セッションは，第1セッションで解説したセンタリング・エクササイズで開始する。

2 毎日の実践の確認

今回までの「不安に対するアクセプタンス」記録フォームを確認し，その体験について簡単に話し合う。続けて「毎日のACT」評価フォームに

ついて確認し、その後、ライフ・フォームについてとクライエントが思考、感覚、感情をコントロールしようと行動したことについて簡単に話し合う。ここでも、そのような行動がいかに短期的・長期的代償を引き起こしているかについてクライエントが気づきを得られるよう支援する。不安をコントロールしようという振る舞いが、「人生のコンパス」ワークシートで彼らが述べた価値という方向へと彼らを導いてくれたかどうかを尋ねるのもよいだろう。次に、「あじわい」エクササイズとその他の価値に沿った活動の実践について確認する。クライエントの実践と進歩とを称え、彼らが体験したであろう困難について話し合う。セラピストは、どのような障害や障壁に関しても、本章で概説するような方法によって対処をおこなう。

❸ 「あじわい」エクササイズの反復実践

セッション内でのエクササイズ

　時間的な制約から、第6セッションではおそらくはほんのいくつかの「あじわい」エクササイズしか実施できなかったことであろう。第7セッションと第8セッションでは、第10章で概説した、内部感覚もしくはイメージによる「あじわい」エクササイズをさらにいくつか実施するため、25〜30分を確保しておく必要がある。また、エクササイズについては、クライエントに合わせて個別化しておくことも必要である。エクササイズでは特定の感覚やイメージを引き出すことをおこなうが、そこで引き出される感覚やイメージは、クライエントが価値に沿った活動をするうえでの障壁に関連したものであるべきである。したがって、セラピストは、このエクササイズに先立って「人生のコンパス」ワークシートと家でのエクササイズとの確認をおこないながら、クライエントが報告する**障壁となるようなクライエント自身の行動**を把握しておくことが有益である。また、この「あじわい」エクササイズは、**クライエントの価値と目標に沿った活動**という枠組みのなかで実施することが重要である。これらのエクササイズは、あくまでもクライエントの成長とクライエントの価値に沿った活動を促すためのものなのである。エクササイズでは、クライエントが不安から離れるのではなく、むしろ不安に寄り添っていくための実践的な機会を提

供する。したがって，たとえそれがセッション内のエクササイズであっても，その究極的な目的は，クライエントがセッション外で自らの大切な目標へと向かって活動できるようになることにある。彼らがそうした活動をしようとする際，たとえ不安に関連した障壁が立ちはだかっても，彼らはそれらと共に前進することができるのである。クライエントに対してはこのことを強調して伝えておこう。これらのエクササイズを実施するための一般的な形式と実施手順は，第6セッション（第10章）で解説したとおりである。

家でのエクササイズによる前進のための基礎固め

クライエントが，一旦セッション内・外の「あじわい」エクササイズで，臨床的に有意で，安定したウィリングネスの向上と苦闘や回避の低減を示し始めれば，セラピストは，セッションを次の段階へと進めることができる。次の段階では，日常においてクライエントが活動に取り組む際や不安を感じた際に，同じアクセプタンスの姿勢を保っておくといったことが含まれる。ここでの目的は，自転車のメタファーでいうところの補助輪を取り外し本番の運転に挑戦することである。つまり，恐れている体験全体をそのまま体験するという実践をクライエントの日々の生活のなかで始めることが目的である。たとえば，「内部感覚あじわい」エクササイズの実践練習であれば，1日に数回，継続的におこなう必要がある。また，クライエントにとっては，特に問題となるような不安に関する思考，感情，感覚が存在し，そうしたものが生じたがために，これまでしたかった活動（例：学校，仕事，運転，散歩，会議への出席）がままならなかったような状況があるだろう。そういった状況下でも同様の実践を実施すべきである。具体例として，喉を圧迫したり，突然立ち上がったりするなどの「内部感覚あじわい」エクササイズを職場のデスクで実践することも可能であろう[207]。「あじわい」エクササイズによる効果を最大限に活かすためには，クライエントはできる限り多くの異なった状況下で「あじわい」エクササイズを実践する必要がある。そうしていくことでクライエントは，不安を回避したいという衝動に抵抗しながら，その衝動に負けて人生を制限してしまうような行動にでることなく，代わって自らの活動範囲や可能な活動の幅を広げていくことができる。ここでの臨床的な目標は，さらなる心理

的，体験的，行動的な柔軟性の育成にあるのである。

　セッションの最後では，セッション内でおこなった「あじわい」エクササイズを家でも実践することについて，クライエントのコミットメントを得よう。また，その他の目標に向けた活動に取り組むだけのウィリングネスがあるかをクライエントに尋ねておく。クライエントが体験や活動に対しウィリングネスをもって取り組むことを表明すれば，それと一緒に「価値に沿った活動・あじわい」フォームを用いて，その実践と活動の記録をすることに対して，クライエントがウィリングネスをもっているかを尋ねる。ここでもセラピストは，クライエントに1週間の毎日の活動に対するクライエントのコミットメントをフォームに書き込むよう求める。またクライエントには，これまでの実践の基礎を固め，さらに前進を続けるための方法があることを説明しておく。まず，クライエントが恐怖のために価値に沿った活動への取り組みをためらう状況で，特にクライエントが「その活動をおこなう」というコミットメントをすでにおこなっているような場合には，その**ためらい自体が**「**前進し，実行すべき**」という明確な合図であることを伝えておく。これは，ちょうどフィンガートラップから指を引き抜こうとするのではなく，むしろ中に指を押し込むことが必要なのと似ている。すなわち，引き抜きたいというそのタイミングこそが，自ら不安に近づき，不安のための余地を作り出すべきタイミングなのである。避けるか接近するかの分かれ道に直面したときこそが，不快のための余地を作り，**同時に**，コミットした活動に取り組むだけのウィリングネスを彼らが自問すべきときなのである。たとえば，パニック発作の恐怖によってクライエントが運転をためらうという瞬間は，それ自体が，「その不快感のための余地を作り，それを受け容れ，**同時に**，とにかく運転してみよう」という合図である。同様に，パニック発作の恐怖から，暑い場所や特定の食べ物を避け始めるタイミングは，それ自体が「その不快感のための余地を作り，それらを受け容れ，**同時に**，意図的に暑い場所に行き，それらの食べ物を食べてみるべきだ」という合図なのである。一方で，もしクライエントがそれらの思考をもち，同時に，自らの人生における有意義な活動を実行するだけのウィリングネスをもたない場合には，彼らが価値に沿ってコミットメントをおこなうことは不可能だろう[198]。そういった際に生じている「辛過ぎる」や「どうしてもできない」などの障害については，この章で後に解説するような「あじわい」エクササイズや脱フュージョン

のエクササイズによって対処していく必要がある。

4 日常場面での価値に沿った活動の活性化

　従来のCBTでは通常，セッション内で，幅広い状況とさまざまな環境下での日常場面を意識したエクスポージャーを実施する。その際，日常場面でのエクスポージャー（naturalistic exposure）の狙いは，消去の般化を促すことにある[186]。それらのエクササイズは，クライエントにごく普通の日常生活（例：コーヒーを飲む，セックスをする，怖いテレビ番組を見る）に取り組むことを要する場合もあれば，彼らに恐怖に関連した身体感覚を引き起こすような，より「安全性」が低く，より恐怖を喚起するような状況へと踏み込んでいくことを要する場合まである[155]。たとえば，最初は家の中で安心できるパートナーと一緒に，そして，慣れてきたら家の中でひとりでエクササイズをおこなう。さらに慣れたらパートナーと一緒にショッピングモールで，最終的にはパートナーなしでひとりでショッピングモールで，というように徐々にセッション外でのエクササイズを前進させていくだろう。

　日常場面における内部感覚エクスポージャー（naturalistic interoceptive exposure）のその他の例としては，遊園地で絶叫マシーンに乗ることや，ジョギングをすること，サイクリングをすること，エアロビクスなどの運動プログラムに参加することなどがあげられる。日常場面での内部感覚エクスポージャーと状況に対するエクスポージャー（situational exposure）には共通する要素もあるものの，双方は異なった目標をもっている。日常場面での内部感覚エクスポージャーの目標は，自律神経系の覚醒を引き出すことにある。これに対し，状況に対するエクスポージャーの目標は，引き起こされるだろう身体感覚には注意を向けずに，恐れている状況そのものにクライエントをさらすことを目標としている[186]。とはいうものの，日常場面での内部感覚エクスポージャーも状況に対するエクスポージャーも，いずれも消去のプロセスによる不安の軽減を促進するよう計画されている。

　一方でACTにおいて，クライエントに日常場面での活動に取り組んでもらうことの目的は，クライエントが価値ある人生を歩めるよう促すこと

にある。クライエントに対し，セッション内で我々が実施を促す課題の多くは，特に初めのうちは彼らにとって極めて嫌悪的であるだろう。そこで，「人生のコンパス」と「価値ある方向性」のワークシートは，こうした嫌悪的な状況において，クライエントがこれからどういった活動をおこなっていくべきかを選択するための道しるべを提供してくれるのである。あるエビデンスによれば，トリートメントに対するクライエントの動機づけを高めてもらうには，我々が彼らに選択の自由を明確に示すことが必要である[198]。このことは，クライエントに対し価値ある人生に向かって前進できるよう支援するのとはまた別に，彼らに対しコントロール可能感をもってもらう効果がある。実験室での研究結果からも，人間，動物共に，コントロール不可能な苦痛を生じさせる出来事よりも，コントロール可能な同じ出来事の方を明らかに好み，実際に，後者においては恐怖反応がより小さくなることが示されている[138, 208]。

行動活性化：価値に沿った活動の核心

クライエントは，これまで不安のマネジメントのために人生のある部分をあきらめて過ごしてきたことだろう。セラピストにとっての最大の課題は，そうしたクライエントが人生の立て直しへと前進するのを，彼らがその軌道から逸れないように留まり続けるための支援をすることにある。その際セラピストは2つの課題に遭遇する。1つ目は，クライエントが人生の目標に向かっての活動にコミットし続けることについてであり，2つ目は，そのプロセスでクライエントが遭遇するだろう彼ら自身の障壁に関するものである。いずれの課題も動機づけとコミットメントの維持とに関係するものだといえる。残念なことに，こうした課題に対する対処法については，既存のCBTのマニュアルからもACTの文献からも十分な指針は示されていない。そこで，このセクションでは，自らの人生を取り戻そうとするクライエントに対し，その軌道を維持できるよう我々が支援するためのいくつかの指針を提供したい。これから紹介する指針は，うつ病[119]および不安とうつが合併しているクライエント[118]に対するトリートメントにおいて有効性を示した**行動活性化プログラム**を基にしている。

行動活性化 (behavioral activation treatment)[訳注]とは，2つの主要な前提に基づいたプログラムである[139, 140]。まず第一の前提は，本書全体

を通しての我々の主張と一致している。すなわち，否定的な感情状態をコントロールしたり，直接変容させたりすることは困難であり，否定的な感情を改善する最善の方略はコントロール可能なことを直接標的とするべきである，というものである。行動活性化における第二の前提は，**対応法則**(matching law) と呼ばれる行動の原理である[148]。この原理を不安にあてはめて考えてみると「不安に対処するための活動」のもつ価値は「価値に沿った活動」のもつ価値と反比例するということがいえる。さらにこの対応法則は臨床的に重要な次のことを示唆する。すなわち，価値に沿った活動（例：友人を訪ねるために運転して出かける，職を得るために面接に行く）に取り組むことで得る，クライエントにおける肯定的な結果への接触をセラピストが増加させることができれば，クライエントにおける不安に関連した回避行動の相対的価値を低減させることができるのである。こういった理由から，我々は初期の段階から「**価値**」を強調し続けてきたのである。行動活性化は，不安に関連した回避や逃避の行動を減少させながら，価値に沿った活動の生起頻度の上昇を促すのに役立つだろう。アクセプタンス，マインドフルネス，および脱フュージョンのエクササイズは，クライエントにおけるウィリングネスと体験との全身全霊での関わりを促しながら，不安に関する思考や感情に焦点をあてた「評価」という名の苦闘を切り崩すことによって，トリートメントのプロセスをさらに推し進める働きをもつ。

　行動活性化は多くのステップから構成されているが，次のセクションで概説するそれらのステップには，(a)「人生の目標に向けた活動」を選択する，(b)「活動の階層表」を作成し「明確な活動計画」を設定すると同時に，活動へのコミットメントをおこなう，(c) クライエントの進歩をモニタリングし，フィードバックを与えるというものである。ACT において用いられている行動活性化は，その中核において，価値に沿った活動に取り組むことへのコミットメントを促進するものである。

訳注：行動活性化については，マーテルらのプログラムが日本語に翻訳されている。C・R・マーテル，M・E・アディス，N・S・ジェイコブソン（著），熊野宏明，鈴木伸一（監訳），(2011)『うつ病の行動活性化療法： 新世代の認知行動療法によるブレイクスルー』，日本評論社。

「人生のコンパス」に基づいた活動の選択

　行動活性化における最初の作業は，セラピストとクライエントが，さまざまな価値ある人生の領域と，それらの領域に沿った各目標の重要性を改めて確認することである。そして，次の段階で，クライエントの価値に沿った実際の具体的な活動を同定する。行動活性化において，どの活動を選択するかはクライエントの**人生の目標**（life goals）をもとに決定される。そして最終的には，どの活動を選択するかについては，その活動自体やその活動に続く結果が，クライエントにとって，いかに心地良いものであるかに大きく左右される。しかしながら，心地良さを**活動を選択するうえでの基準**としてしまうことは，**喜びを求め，苦痛を回避する**という，そもそもの人間の苦悩を生み出すような根本的なアプローチを助長させてしまいかねない（第4章参照）。そこで，我々はACTの立場から，**価値の重要性を活動を選択する際の基準**として用いるよう提案する。ある領域の活動性の低さが，クライエントのもつ不安と関連しているような場合には，この選択の基準は特に適切であるだろう。そういったわけで，**価値と価値に関連しているにもかかわらず著しい回避を示している活動**の両方が，「あじわい」エクササイズにおける妥当な標的となるのである。同時に，これらは活性化を促すべき具体的な活動を選択するうえでの指針ともなっている。

　まずは，「人生のコンパス」と「価値ある方向性」のワークシートに戻ってみよう。クライエントに，クライエントが取り組みたい1つか2つの価値の領域を選んでもらう。次に，彼らが取り組みたいと思う価値に沿った具体的な目標となる活動をあげてもらう。特に，ここでとりあげるクライエントの活動は，クライエントがこれまで不安のために保留したり，避けたりしてきたものであるべきである。これができたら次のステップでは，価値ある領域に向かって生きるための，一連の実際の活動を同定する[139, 140]。モニタリングの目的のためにも，観察可能で，測定可能な活動を選択するのがベストである。たとえば，ひとつの価値の領域が「教育」であった場合，ここには「大学に通う」という長期目標が立てられるかもしれない。この目標からはまた，興味のある大学について調べたり，実際にキャンパスに足を運んだり，過去の試験問題を入手したり，必要な科目を勉強したりといった，より小さな具体的な活動が引き出されるだろう。また他にもたとえば「家族とより親密な関係を育んでいく」といった価値

の領域が選択されるかもしれない。この方向性のなかには,「クライエントがかつて避けていた場所で家族とより多くの時間を過ごす」などのいくつかの活動が含まれるかもしれない（例：映画や劇場に行く，食事に出かける，旅行に行く，自転車に乗る）。注意しておくべきは，すでに述べたように，価値に沿った活動というものは，単なる**目標の達成**を意味してはいない。それは，いくつかの経過（すなわち小さな目標，ないし課題）を伴う**進行中のプロセス**なのである。一つ一つの小さなステップは，一つ一つの目標でもあり，それらは，より大きなプロセスの一部へとクライエントを運んでくれる。思い出してほしい。**価値に基づいて生きる**という行為にはコミットメントが必要であり，そこに明確な終着点は存在しない。その一方で，**目標**とは，価値に向かうなかでのひとつのステップであり，そのステップを通過することで「価値に向かって一歩進んだ」というような達成段階のチェックがつけられるようなものである。

「活動の階層表」の作成と活動へのコミットメント

　クライエントと「活動の階層表」を作成するにあたっては，クライエントとあらかじめ，価値に沿った活動に実際に取り組む際，生じうる問題について話し合っておく。この階層表を作成しておくことで，クライエントは複雑な目標をより小さく，より実行しやすい課題に切り分けておくことができる。また，階層表によってクライエントは，具体的な活動計画を把握し，その際彼らを待ち受けているであろう障害に対する明確なイメージを掴むことができる。この階層表をもとにして，セラピストとクライエントは協力的に，それぞれの具体的な活動を，いつどこで，どのように，どれだけの間おこなうかについて，明確な活動計画を設定する。ここまで作業が進めば，最後に，クライエントに対し，実際に翌週までに1つ以上の活動に取り組むことにコミットメントをするかどうかを尋ねる。その際必ず，クライエントがコミットメントの意味を明確に理解できるように促しておく。

セラピスト：あなたにとって，この活動をご自宅で実際におこなうということは，きっと簡単なことではないかもしれませんね。実際問題，バスの乗客たちが「やめろ」「絶対やり遂げられな

い」「恥をかくだけだ」「傷つくだけだ」などとあなたに対して必死で訴えるでしょう。そこまで想定したうえでお聞きします。あなたはこの活動に100％コミットし，実際にやり遂げるだけのウィリングネスをもっていますか？ 思い出してみてください。「ウィリングネス」とは，「やろうとする」ことや，「ちょっとだけもってみる」ようなものではありませんでした。

クライエント：大変そうですね。うまくいくかどうかわかりません。

セラピスト：私はべつに，あなたが特定の結果を得たり，成果をあげられるかどうかを聞いているわけではないんです。私があなたにお聞きしたいのは，あなたにとっての有意義な活動に取り組んで，**同時に**あなたのすべての乗客をあなたの人生のバスに乗せてあげること，このことにあなたがコミットするだけのウィリングネスをおもちかどうかということです。さぁ，本気で挑戦しますか？

クライエント：はい，本気で挑戦します。でも，もし私のコミットメントが続かなかったらどうすればいいんでしょう？

セラピスト：コミットメントは**それをする**ということ，**本気でやる**ということです。コミットメントというのは，絶対にそれを守れないといけないということではないんです。実際，どこかのタイミングで，それを破ってしまうこともあるでしょう。あなたのここでのコミットメントが意味するのは，つまりこういうことです。**もし，あなたがコミットメントを守れなかったら，そのときは再びコミットメントをする**ということです。本気でするということです。そして，軌道を戻して，コミットメントを守り続けるために最善を尽くすということなんです。

クライエント：なるほど，わかりました。やります。どれだけうまくいくかわかりませんが，本気でやりましょう。

クライエントが，翌週までにおこなうエクササイズと活動のどちらか，もしくはその両方にコミットメントをしたら，第10章の終わりにある

「価値に沿った活動・あじわい」記録フォームへの記入を促す。「あじわい」エクササイズとその他の「目標に関連した活動」についても「目標達成」記録フォームへの記入を促す。このフォームのもつ役割は，単にエクササイズと活動をまとめることにとどまらない。フォームの最上部には，クライエントが立てた目標に名前をつけて記載し，さらに，クライエントがそれにコミットメントをした日付を記録する。それができたら，目標を達成するために必要な活動（小目標）をさらに記録し，活動をおこなうことにコミットしたセッションの日付を記録する。その後，クライエントは家で，その活動をやり遂げた日付をフォームに記録する。たとえば，クライエントの価値が「娘に対してサポーティブな存在である」というものだったとしよう。さらに，その価値に導かれた目標が「娘の発表会に出席する」ことであったとしよう。クライエントが，「あじわい」エクササイズを最初に家で実施する週の活動としては，「娘の発表会に電車で出かけるための準備として，1週間のうち6日『あじわい』エクササイズをおこなう」と記入されるかもしれない。また，このフォームは，活動と価値とを結びつけるのみならず，価値ある人生への進歩として，クライエントが達成してきた目標についての重要な記録ともなる。

進歩についてのモニタリングとフィードバック

各セッションのはじめには，「価値に沿った活動・あじわい」記録フォームについて検討し，話し合うための時間を作る。クライエントの日々の実践と進歩についてクライエントを称え，彼らが体験したであろう問題についてやりとりをする。どのような障害や障壁についても本章の入のセクションで概説する方法によって対処されるべきである。クライエントは，前の週に自ら記入したフォームをもとに，「目標達成」記録フォームに次の一連の活動を記入することができる。活動記録は，グラフなどで視覚化すると，進歩の状況が直観的にも捉えやすくなる。活動記録のグラフ化が可能な場合には，セラピストにはぜひこれをおこなってもらいたい。ちなみに，Lejuezら[139, 140]によるトリートメント・マニュアルでは，クライエントの進歩をいかにして図式化するかについて詳細な提案をおこなっており，トリートメントで有用と考えられるその他の記録フォーム（例：毎日の活動記録，活動の階層表シート）も収録している。「目標達成」記録フォームは，継続的に使用するものであり，定期的にクライエントによっ

て見直されるべきものである。それによってクライエントは，自らの進歩の状況についての価値あるフィードバックを自らで得ることができるだろう。つまり，この方法は，優れた自己強化の方法でもあるといえる。

5 障壁と回避への対処

　セッション内・外でのエクササイズの際に，クライエントは，遅かれ早かれ，価値への前進を阻む障壁を体験することになるだろう。よくある例としては，クライエントがセッション外での活動に自らコミットしたにもかかわらず，「不安過ぎてどうしてもできませんでした」と言うことがある。セラピストは，課題を完了させることの妨げが何であったかを検討し，すでに述べた方法と次のセクションで解説する方法とを使って，価値に沿って活動する際の障害に対処していく必要がある。ここで肝心なのは，そういったクライエントの障壁に対して「それらを克服しよう」というような姿勢でアプローチしてしまわないことである。克服やコーピングの希求は，それ自体がもがきを意味するからである。Hayes, Strosahl, Wilson[101]によれば「コミットメントは，それらの障壁に触れ，そして前進することである。それは，問題を克服したり，問題を避け迂回して進むのではなく，それらを抱き，そこを通って，それらと共に進むということなのである」（文献101のp.271）。

　障壁のなかには，お金，時間，実行するための機会，物理的スペース，地理的な制約，天候などの「**外的**」なものがある。セラピストは，こういった障壁が生じた際にとるべき代替策についてクライエントと意見を出しあったり，クライエントが考えつかなかったような適切な提案をすることで，障壁に対するクライエントの取り組みを支援できることが多い。一方で，不安障害をもつクライエントが最も頻繁に直面し，かつ困難とする障壁は，不安に関連した思考，感情，心配，身体感覚といった絶え間なく生じる「**内的な障壁**」である。

　具体的な内容にかかわらず，そうした内的な障壁となるすべての思考や理由は，「不安のラジオ・ニュース」として，次のようなメッセージをクライエントに対し24時間365日流し続けてくる。すなわち「コミットメントしたことなど実行するな（お前の人生を良い方向へ改善する可能性は

あるが），今までどおり，安全なことをしろ（効果はなく，お前を行き詰まらせることになりはするが）。考えや感情をなんとかするための闘いにこそコミットメントするのだ！」というメッセージである。以下では，具体的な脱フュージョン，マインドフルネス，そして価値に関連したさまざまな技法を紹介する。加えて以下では，それらの障壁が生じた際に，セラピストがほぼ必ずクライエントに尋ねるような質問も 1 つ紹介している。その質問は，過去の解決策の有効性とクライエントの価値の方向性へとクライエントを立ち戻らせるような内容を含んでいる。

ACT の根本をなす，価値についての質問
：向かっているのは北か南か？

　クライエントが内的な障壁に遭遇したときにはどんなときでも，「人生のコンパス」ワークシートのコピーを取り出し，次の質問をする。「この考え，感情，心配，そして身体感覚は，人生のなかであなたがたどり着きたい場所へとあなたを近づけてくれていますか？　それとも遠ざけてしまっていますか？」
　以下は，この根本的な質問をクライエントに問う方法について，そのバリエーションとして，特に「北に向かう」という価値を例にして示している。

- その考え（感情，身体状態，記憶）があなたにアドバイスをくれるとしたら，そのアドバイスはあなたを北に向けてくれるでしょうか？
- そのアドバイスを聞くとき，あなたの足はどのような価値ある方向へとあなたを導いてくれるのでしょうか？
- その解決策について，あなたの体験は何を告げていますか？　あなたは，ご自身の「マインド（頭脳）や感情」を信じますか？　それともご自身の「体験」の方を信じますか？
- あなたの人生の価値が，真北へ進むことだとしたら，あなたのその行動（例：回避や逃避の行動）は真北に向かう行動なのでしょうか？
- 今，あなたの[適切なクライエントの価値を挿入する]という価値は，あなたにどのようなアドバイスを与えてくれますか？
- それが，あなたではなく，誰か他の人やあなたのお子さんであったな

ら，どんなアドバイスをしてあげたいでしょうか？

　その際セラピストが注意しておくべきことは，セラピスト側が，クライエントの訴える懸念や理由などについて，その内容やその合理性云々に囚われ，この話し合い自体に夢中になってしまわないようにすることである。そうではなく，セラピストは，クライエントの訴える懸念に対し，その存在を認めたうえで（例：「マインドが色々考えてくれたことに感謝しましょう」），一貫して上記の質問へと軌道を戻す必要がある。セラピストがそのような振る舞いをクライエントに示すことで，クライエントは自ら困難に直面した際に，自分自身に何を尋ね軌道を戻すべきかをセラピストの姿勢から学ぶことができる。上記の質問とそれに対する応答のやりとりはまた，クライエントが過去の解決策の無効さを振り返り，全く異なった行動に出るべきであったことを改めて思い出すことを助けるだろう。つまり，このやりとりには，**創造的絶望**を再び呼び起こすような効果もあるのである。

脱フュージョンとマインドフルネスの技法

　ACTにおける根本的な質問に戻ること以外にも，セラピストは，クライエントがマインドや言葉による多くのトラップに対処するのを支援するため，さまざまな脱フュージョンの技法を用いることができる。これらの技法は，**実際の体験**から**体験に対するクライエントの評価**を切り離し，彼らが思いやりをもって自らの体験を観察するのに役立つよう計画されている。

マインドと言葉のトラップとを認識する

　世の中には，しばしば人を行き詰まらせてしまうような**言葉の慣習**が数多く存在する。とりわけ「**はい，でも**」というしゃべり方と**自分の考えを買う**ことは，クライエントを窮地に追い込み，そのまま捕え，彼らが先に進むことを妨げてしまうような，幅広く人々に影響する代表的な２つの問題である。クライエントは，その２つを理由として，自らの行動パターンを固持したり，回避や逃避の行動を正当化することがある。こういった理由から，裏を返せば，クライエントの言語行動における単純でちょっとし

た変化を起こすだけで，大きな変化を引き起こすことができる。そのように言語行動を変化させることは，クライエントが自らの生きたい人生に沿った活動を選択し，前進するための助けとなる。つまり，自らの思考を**買わない**ことによって，行き詰まりにはまるリスクを避けやすくなるだろう。

「でも」を取り去る

　クライエント，セラピスト共に最もよく遭遇する障壁が，**「はい・でも」トラップ**（"yes-but" trap）である。大体どんなときでも，クライエントは「外出はしたいです。**でも**，パニック発作を起こすのが怖いんです」のような発言の仕方をする。ここでクライエントが主張していることは，「外出は，それを恐れることと同時には起こり得ない」ということである。人は，その発言の前半の文末に「でも」をつけることによって，発言の前半部分を打ち消す。つまり，前半部分をなかったことにしてしまうのである。これは実際"but（でも）"という単語が文字どおり意味することである。英語の"but"の語は，"out"の語に由来しており，その言葉の前にあるすべてを打ち消すか，価値下げする[101]。そのため，クライエントが「外出したい，でもパニック発作を起こすのが怖い」と言うとき，彼らは外出しないことになる。彼らが家にいるのは，「でも」が「外出したい」を消してしまっているからである。それは一見，外出を不可能にしているように見える。不運にも，クライエントは，行動しないことの理由として毎日何度も「でも」を使っていることが多い。それによって彼らは，不必要に自らの生活を制限し，選択肢を減らしてしまっているのである。

　そこで，クライエントには，単に「でも」という言葉を「同時に（and）」に変えたらどうなるかを想像してもらう。「外出したい，**同時に**パニック発作を起こすのが怖い」というようにである。このようなちょっとした言い換えであっても，劇的な変化をもたらす可能性がある。クライエントがそのように発言するならば，彼らは実際に外出し，同時に，不安で心配になることが両立されるということである。これにより，クライエントは外出することが可能になる。この言い換えは，同時に，より正確で，正直な発言でもあるだろう。クライエントは，外出するという文脈における，パニック発作の生起を恐れているかもしれない。「でも」が彼らを動けなくするときはいつでも，代わって「同時に」と言ってみたらどうなるかをクライエントに想像してみてもらおう。それによって，彼らが自らの

生活においてさらにどれほどの余地をもつことになるかを想像してみよう。何かをおこなうための，どれほど多くのチャンスを得ることになるだろうか。彼らにとってどれほどの余地が開かれることになるだろうか？　彼らの発言から「でも」を取り払うことは，彼らがこれまでに試してきたことのなかで最も力を与えてくれることのひとつであるだろう。

　他のエクササイズと同様，これについても，セラピストが「でも」の代わりに「同時に」を使うモデルをトリートメントのなかでクライエントに示すことが重要である。こうした言葉の習慣は，私たちの言葉のレパートリーのなかに深く植えつけられており，少しずつしか変化させていくことができない。だからこそ，セラピストによる「同時に」の使用と「同時に」の語をクライエントが使用するというエクササイズが本質的に重要なのである。

思考を買わない

　これまでに紹介したエクササイズのほとんどは，クライエントに，自らのマインドがささやくことを真に受ける必要はないこと，そして，彼らは自らの思考そのものではないことを伝えることを目的としてきた。クライエントにとって自らの思考は，あたかも事実として実在するかに感じられることが多いが，実際には，思考は思考に過ぎない。たとえそれらの思考が極めて信憑性の高いものであったとしても，やはり思考は思考なのである。米国ではこの自明の理について，ほとんどの人々が子どもの頃に「棒や石でなら私の骨をへし折れても，悪口なんかじゃ私を傷つけられない」という言い回しで馴染んでいる。それでも，思考，評価，記憶といったものは，私たちがそれらを現実世界での棒や石と同じであるかのように扱い，それを文字どおりに受け取るならば，やはり，私たちを傷つける存在になりかねないだろう。実際に，クライエントは，しばしば，自らの思考を真に受けて（買って〔buy into〕）しまうだろう。それは，クライエントが，自らの体験における言語的な表象と言語的な世界とをあまりに真に受けたがために「**思考のプロセス**」が「**思考の内容**」によって覆い隠されてしまっていることを意味する[104]。

　クライエントが自らの思考を買わないようにするのに役立つ単純な方法は，クライエントがものごとを評価するような発言を言った後に「**…という考えがあります**」と続けて言うように促すことである。たとえば，クラ

イエントが「外出したらパニック発作が起きてしまうんです」と言うときには，「『外出したらパニック発作が起きてしまうんです』という考えがあります」と声に出して言ってもらう。同じように，クライエントが「不安や心配をコントロールする方法を身につけなければ，ものごとが悪い方向に向かってしまいます」と言うときには，「『不安や心配をコントロールする方法を身につけなければ，ものごとが悪い方向に向かってしまいます』という評価を私はしています」と声に出して言ってもらう。これは不自然に感じるようなやり方であるだろうが，こういった敢えて手間のかかる形で自分の思考を述べていくことは，自分自身の思考をありのままに（単なる思考として）捉えるのに役立ってくる。そのことをクライエントには伝えておこう。極めて恐ろしく強烈な思考でさえも，それは単なる思考でしかない。この技法は，クライエントが**自分自身**と**自分自身や体験についての評価**との間に必要な距離を開けるのに役立つ。

不安もパニックも単なる言葉でしかない

　思い出してみよう。不安，恐怖，パニックは，一般的には不快な感情体験であり，それらは明らかに，正常な人間の体験の枠内のものであった。不安障害のクライエントは，そういった感情体験を評価することで問題を生じさせていた。そして，そこでの評価に言語が大きく関わっていた。言語によって評価をおこなうことで，不安，恐怖，パニックは，単なる出来事ではなく「悪い」出来事へと変わる。つまり，それらは，実際に怪我や痛みをもたらしうる原因（例：棒や石）となるために，現実世界の実際の体験のように，対処されるべき出来事に変わるのである。しかし結局のところ，それらの評価というのもそれ自体は単なる言葉に過ぎない。そうした評価も，人それぞれがする学習の体験であり，さまざまな否定的な結果や意味とフュージョンしたものなのである。この種のフュージョンは，不安障害のクライエントにおいては問題を生じさせる傾向がある。なぜなら，この種のフュージョンは，クライエントにおける，ありのままの世界との接触を減らし，また，時間や労力を真に使うべきコントロール可能な出来事に対してではなく，不必要なところに使わせてしまうからである。パニックと不安が言葉以上の何ものでもないことを明らかにしながら，クライエントにおけるフュージョンを弱め，切り崩すための方法として，Hayes, Strosahl, Wilson[101]は，「**ミルク，ミルク，ミルク**」という極

めてシンプルなエササイズを提案している。我々は，このエクササイズをパニックと不安のために以下のように適用している。

セラピスト：ほかにも簡単なエクササイズをやってみませんか？　これをやるだけのウィリングネスをおもちですか？

クライエント：もちろん，やります。

セラピスト：では，「ミルク」という言葉について考えていただきたいと思います。どうぞ。さぁ，何が思い浮かびましたか？　教えてください。

クライエント：白くて，冷たくて，クリーミーな，コクのある飲み物をイメージしています。

セラピスト：なるほど。他には？

クライエント：えっと，ピーナツバターとジャムのサンドイッチ，チョコレートチップクッキー，シリアルなどとよく合うと思います。でもオレンジジュースとは合いませんね。

セラピスト：わかりました。では，「ミルク」というのは単なる言葉以上の色々なものを含んでいるということですね。その言葉について考えると，あなたは色々な体験をするようです。また，そのなかのいくつかは，ミルクそのものとはあまり関係がないようですね。

クライエント：実際，そういうことはよくありますよ。何か考え始めると，他の別のことが頭に浮かんでくるという感じで。

セラピスト：なるほど。では，それに関係したちょっとしたエクササイズをしてみましょう。「ミルク」[一瞬の間]「ミルク」[一瞬の間]「ミルク」[一瞬の間] と声に出して言ってみましょう。私も一緒に言ってみますよ。いいですか？ [セラピストとクライエントの両者が「ミルク，ミルク，ミルク，ミルク」と言い，それぞれの言葉の間に1秒間，間をあけ，20〜30回繰り返す。その後，セラピストはさらに速いスピードでこれをおこない，お互いがその言葉をきちんと発声するのが難しくなるくらいまで，さらに20回近く繰り返す。その後で，クライエントに再度「ミルク」と普通のスピード

で言い，その体験に関して何か変化があったかを振り返ってもらう。その際，クライエントに「あなたのミルクの体験，つまり感じ方はどうなりましたか？」と尋ねる]

クライエント：最初にミルクについて考えていたときのイメージや感覚がどこかにいってしまいました。かなり意識しないと，エクササイズをやる前にあったミルクのイメージは思い浮かべがたいですね。

セラピスト：一体何が起きたんでしょう。最初，「ミルク」という言葉は，色々な感覚，つまりさまざまな体験を生じさせましたよね。あなたはその体験を味わってみることもできました。でも，今は，それは単なる言葉なわけですよね。その言葉にはさっきまであった迫力がなくなってしまいました。では，あなたは，あなたをわずらわせる考えや感情についても，このエクササイズをやってみるだけのウィリングネスをもっていますか？ [クライエントが同意し，障壁に関連した言葉——たとえば，パニック，不安，心配，健康，強迫観念，痛み，感情的トラウマ——を思いついたら，ミルクという言葉の代わりにその言葉を使って，前のように繰り返す]

「言葉」や「問題となるような内容（例：感情，思考，イメージ）」には，評価，意味，その他の関係性がフュージョンする傾向がある。ミルクのエクササイズは，この傾向が生じるのを阻害することで，いかにして評価的なラベルが剝がされるかを実際に例として示す簡単な方法である。このエクササイズは，言葉に関連した通常の機能をはぎとり，私たちがその言葉によって指し示す対象ではなく，裸の言葉を体験させてくれる。

流れる思考（葉っぱ）の観察

クライエントによっては，この段階でも，不安に関連した思考や心配に対して観察者の視点でいることに困難を感じている場合もある。その場合，セラピストは，思考を思考として見るのに役立つ，さらに2つのマインドフルネスと脱フュージョンのエクササイズを導入することができる。そうした方法によって，クライエントは，思考の内容を変えようとしたり，そ

の内容と苦闘したりすることなく，ただ観察できるようになるだろう。そのエクササイズとは，川を漂いながら下っていく葉っぱの上に，考えをのせるというものである[47, 101]。このエクササイズでの基本的な課題は，思考や感情で自分の気が逸れているのに気づいたら，自分の思考や感情の存在に思いやりと優しい好奇心をもって気づき，認め，それらを無理やり追いやろうとしないというものである。以下は，そのやりとりの例である。

1. まず，新しいマインドフルネスのエクササイズをやってみたいかどうかをあなたに確認したいと思います。やってみますか？ *[クライエントの許可を得てから進める]*

2. まず，楽な姿勢で椅子に腰掛けてください。足を床につけて背筋を伸ばしてください。手や脚は組まずに，手は膝に置き，手の平は上向きでも下向きでも楽なほうでかまいません。ゆっくりと目を閉じてください。*[10秒の間]*

3. 少し時間をとり，身体の感覚に触れてください。特に身体が椅子や床に触れる感覚，もしくはその圧迫感を感じてみてください。*[10秒の間]*

4. あなたの注意や意識が，考え，心配，イメージ，身体の感覚，あるいは感情へとさまよってしまってもかまいません。それらの考えや感情に注意を向け，それらの存在を認めてあげてください。あなたの考えが流れていくのをただそれらに身を委ねて観察してください。ひとつが去ると次が来ます。それらの考えのもつ意味や一つ一つの関係について考えるのではなく，ただ観察してください。あなたのしている体験に対して，最大限の許しと優しいアクセプタンスの姿勢をとりましょう。変える必要のあるものは何一つありません。ただあなたの体験を体験として受け止めてください。あなたの体験を何か別のものに変える必要はないのです。*[15秒の間]*

5. さて，今度は小川の横に腰かけていると想像してください。*[10秒の間]* その小川を眺めていると，水面にたくさんの葉っぱが浮かん

でいます。それらの葉っぱを眺めていると，向こうからこちらへと，葉っぱがゆっくりと流れてきます。[15秒の間]

6. 考えが心に浮かんだら，一つ一つの考えを葉っぱにのせ，それぞれの葉があなたに近づいてくるのを観察します。そして，それがゆっくりと向こうへと離れていき，やがて視界から出ていくのを目で追いましょう。葉っぱが視界から流れ出ていったら，再び小川の方に注意を戻しましょう。次の葉っぱが新たな考えをのせて浮かんでくるのを待ちます。[10秒の間] 一枚の葉が浮かんできたら，再び，それが近づいてくるのをよく見て，視界から出ていくまで観察します。どんなものでもかまいません。浮かんできた考えを一つ一つ葉っぱにのせて，一つ一つ自由に流れさせてあげましょう。葉っぱが小川を流れるように，考えが浮かんでは流れていくのをイメージします。[15秒の間]

7. ちょうどチェスボードのエクササイズのときのような見方で，この小川についても考えてみることもできます。つまり，あなたがその小川になるのです。そして，それぞれの葉っぱを浮かべておきながら，流れる葉っぱが運ぶあなたの考えに注意を向けます。その流れを邪魔する必要はありません。ただ流れさせ，あるがままにさせておいてください。[15秒の間]

8. そして，準備ができたら，考えを解き放ち，あなたの注意を，徐々にこの部屋の中の音へと広げます。音を取り込んでいきましょう。[10秒の間] 今の優しい許しと自分自身を受け容れる感覚を，現在のこの瞬間に注いでいけるよう少しの時間をとりましょう。……では，準備ができたら，ゆっくりと目を開けてください。

安全信号と安全行動の予防

安全信号と安全行動（safety signals and behaviors）は，クライエントを軌道から逸らし目標から遠のけてしまう強力な障害物である。なぜならこれらは，感情に関しての再学習（例：消去のプロセス，脱フュージ

ョン）が生じるのに必要な基礎的なプロセスを妨げてしまうからである。安心を求めたり，与えたりすることや，反復的な確認，あるいは重要な他者と一緒にいてもらうなどの安全行動は，恐れている出来事をかわす機能があるのだ。

　一般的な安全信号には特定の人物や対象が含まれ，クライエントを不安や身体的な危害，きまりの悪さから回避させる特性をもったものである。その他の例には，人，水，お金（助けを求めるのに電話するため）の存在，携帯電話，薬のケース（中身の有無にかかわらず），武器を持っておくこと，非常口の目印を探しておくこと，旅行するときに慣れ親しんだ目印を探すこと，人がいない可能性が高いときに出かけること（例：早朝や夜遅く），あるいは夜ではなく昼間運転することなどがあげられる。

　それらの行動が問題であるのは，それらがかつての効果的でないようなコントロールのアジェンダの一部であり，また，そのアジェンダをいっそう永続化させてしまうからである。こうした安全信号と安全行動は，ある意味，自らの不安に関する思考や感情を寄せつけないようにするために，多様かつ，しばしばわかりにくい形でクライエントに用いられてきたシステム（習慣）の一部なのである。そういった理由から，セラピストは，セッション内・外でのエクササイズにおいて，安全信号や安全行動に留意しておく必要がある。さまざまな不安障害における安全行動や安全信号の具体的な例には以下のようなものがある。

- **社交不安障害**：視線を逸らす／反論あるいは対立的な発言を控える／従順になる／一般的な基準から逸れて見えないようにする／手が震えるのを恐れ，小さな物を手に持たない／薄着をしたり，ズボンのつり下げを使うなどして，震え，発汗，のぼせを防ぐ／静かに話す／グループの他の人へと他人の注意を逸らさせる／会話の沈黙を避ける／何を話すかについて過剰に準備しておく／厚化粧をする／会話を途切れさせないようにできる人を同伴する。

- **パニック障害**：できる限り早くその場から抜け出す／活動中に頭の中をいっぱいにする／再保証を求める／一番遅い車線でしか運転しない／非常に速いか遅いスピードで運転する／重要な他者を乗せているときしか運転しない／前もって高速の出口，病院，目立つ建物を調べ

ておく／携帯電話，緊急時の電話番号，過呼吸するための紙袋，食べ物（低血糖症）を持ち歩く／他者，薬，気を逸らしてくれるものに頼る。

- **GAD（全般性不安障害）**：ものを決める前にできる限りたくさんの情報を集めておく／再保証を求める／決定を他者に委ねる／要求や挑戦を避ける／過剰に時間に早くなる／考えられるすべての否定的な出来事ないし結果に備える。

- **OCD（強迫性障害）**：他者に再保証を求める／他者の安全を確認する／過度に清潔にする／常にウェットティッシュを持ち歩く。

- **PTSD（心的外傷後ストレス障害）**：過剰に警戒し，状況や人々をチェックする／自己防衛のための武器を持ち歩く／決まった人としか一緒に居ないか，ひとりで居ることの方を好む。

安全信号と安全行動を同定する

　最初のステップは，クライエントとセラピストが協力し合っての安全信号と安全行動の同定である。安全信号と安全行動には，はっきりとした明確なものから微妙でわかりにくいものまである。セラピストは，セッションでのエクササイズややりとりのなかでクライエントをよく観察し，後でクライエントに対し，破局的な結果を避けようと，あるいは恐怖や不安を低減させようとして，何かをおこなったかを尋ねる。セラピストとクライエントは，安全信号と安全行動のリストをまとめ，特に，クライエントが日常のなかでエクササイズや活動をおこなうようなときには，リストの各項目について継続的に評価をおこなっていく必要がある。クライエントが異なった状況において異なった安全信号と安全行動を利用していたり，あるいは似たような状況においていくつかの異なった安全信号と安全行動を利用していることも珍しくない[186]。

　クライエントと一緒に，クライエント独自の安全信号のリストを確認したら，リストの項目が一切ない状態で「あじわい」エクササイズと目標に向けた活動を実行するための具体的な方法について話し合う。また，「あじわい」エクササイズと目標に向けた活動に取り組んでいる際のクライエ

ントの安全行動について確認し，その課題を，安全行動をせずにおこなう方法について話し合う．

心理的柔軟性の向上とレパートリー拡大的な解決策の創造

ACTの観点からすると，安全行動とは，まさに体験の回避そのものである．それらは，時に意識的に，そして時には本人の気づかないところで自動的におこなわれている．そして，不安に関連した問題と結びついた恐ろしい出来事を避けたり，それを最小化したりするのである．安全性に導かれた活動というものは，その他のもがきや不安をコントロールしようという方略と同様，満ち足りた，豊かで，有意義な人生を送るうえでの妨げとなる傾向にある．この理由から，クライエントには，安全信号や安全行動が問題解決策としては役に立たないことを体験してもらうことが重要となる．クライエントは，安全信号と安全行動が，問題の維持に関わる機能を担っているということを必ず体験しておく必要があるのである．また，クライエントは，安全信号や安全行動が現実には，価値ある人生を送るためのクライエントの能力にかなりの制限をかけてしまっているということも体験的に理解しておく必要がある．

効果的に「あじわい」エクササイズや目標に向けた活動を実施するということは，すなわち，クライエントが安全信号や安全行動をやめた状態で，恐怖を喚起する状況に対し向き合うということである．言い換えれば，寄りかかる杖なしで，直接かつ無防備な状態で，その恐怖の状況に直面するということである．これまでクライエントが不安を喚起するような状況を乗り越えていくうえで，多くのクライエント自身の行動が彼らを助けてきたことだろう．しかし，そういった行動は，実際にはクライエントの人生を締めつけ，選択肢を狭めてしまうものであり，最終的には効果的な行動ではなかったわけである．セラピーもこの段階になれば，そういった問題の多くをすでに理解してきているだろう．しかし，クライエントは，時に安全信号や安全行動を手放すことを渋り，ウィリングネスのメーターを最大値に設定できないことがある．

そこで，クライエントには，そのような行動が，いかに彼らが価値ある人生を送るうえでの妨げになっているかを，身をもって体験することが重要となる．これはセッション内での**ミニ行動実験**（mini in-session behavioral experiments）を実施することで実現できるだろう[186]．ミニ行

動実験では，最初に，安全信号の存在下で，あるいは安全行動をおこなった状態でクライエントが「あじわい」エクササイズをおこなう。その後，今度は安全信号や安全行動なしで，「あじわい」エクササイズを繰り返すのである[186]。安全行動や安全信号が出現したら，セラピストは「それはどれくらい役立ちましたか？」や「あなたの体験は○○に関してどのようなことを告げていますか？ そのような行動はあなたが自分の人生で望む場所へとあなたを近づけてくれていますか？ それとも遠ざけてしまっているでしょうか？」と尋ねる。

　セラピストは，クライエントが「あじわい」エクササイズを繰り返しおこなうことで不安がどうなるかについて保証することはできない。セラピストがクライエントに対し保証しうるのは，そうしたエクササイズへの取り組みが，クライエントが長い間体験することのなかったクライエントにおける柔軟性と新たな選択をもたらしてくれるであろうことである。ACTの観点からは，それこそが，エクスポージャー，あるいは我々が「あじわい」エクササイズと呼ぶもののもつ最も重要な側面である。思い出してほしい。社交不安障害をもつ人にとって問題なのは，会議の席に加わるよう求められた際に，不安になったり，回避的になったりすることではない。問題なのは，彼らのレパートリーが回避ばかりへと狭められ，他には何も選択肢がないように見えてしまうことである[198]。「あじわい」エクササイズを実施することの最大の利点は，それがクライエントのレパートリーを拡大し，これまで回避してきた出来事に対するより柔軟な反応をするための余地を作り出すことにある。マインドフルネスと体験的な寛容さとを組み合わせたとき，「あじわい」エクササイズはある文脈を作り上げる。その文脈とは，クライエントが，たくさんの人生の出来事に対して全身全霊で関わるためのものである。この文脈は，また，その体験についてあれこれ考えたり意味づけしたりすることによって，体験自体を変えてしまおうと振る舞うのとは異なっている。「回避すること」がクライエントにとって，その後も選択のひとつではあり続ける一方で，クライエントは「あじわい」エクササイズを通して，「不安でいると同時に，発言はしないまでも会議に参加する」といった新たな選択肢を得るのである。そのようなクライエントは，その後も会議に参加し，今度は，不安でいると同時に，一言か二言発言するかもしれない。さらにその翌週には，会議に参加し，不安でいると同時に，問題提起をおこない，一言か二言発言するか

もしれない。不安のレベルには，それほど変化がないかもしれないが，それでもクライエントは，以前にはなかった新たな選択肢をもったことになる。やがては，不安のレベルも，消去のプロセスによって低減していく可能性もある。それは行動レパートリーを拡大する過程で生じた歓迎すべき副産物である。

価値に関連する問題

　価値や目標の達成に際しては，たくさんの障害が生じる可能性がある。ここでは，クライエントが示すそうした一般的な問題のいくつかを簡単にとりあげたい。

私は何にも価値を置いていません！

　クライエントのなかには，自分は何に対しても価値を置いていないという人もいるだろう。しかし，現実には，そういったクライエントであっても自分自身の価値をもっているものである。そうしたクライエントは，自らの価値に対し絶望しており，自らの価値を表現することに対しても恐れを抱いているのかもしれない。もしくは，彼らが自身の価値に対して全身全霊で向き合うだけの余地をもっていない，ということもあるだろう。時には，自分自身の傷をかばうことが苦闘の根源であることがある。特に価値というようなクライエントが大切に思うものに関連してなら，いっそうこれがあてはまる。たとえば，あるクライエントが次のように言うことがあった。「愛情溢れる家族の一員でありたい，なんて価値はもっていません。だって，愛情溢れる家族がどんなものなのか私にはわからないんですから。家族に近づこうとするといつも，皆は，私を突き放すんです。うちの家族はほんとうに機能不全な家族なので，私が，家族についての価値を考えることには，何も意味がないんです」と。このように，このクライエントは一方では，自分が家族に価値を置いていないことを主張しながらも，もう一方では，もっと家族に近づこうとしていること，そして家族を大事に思っていることを述べていた。この明らかな葛藤状態から彼女を救うべく，我々は彼女に自身の価値を同定する際に，価値に対する捉え方を変えてみるよう促した。つまり我々は，「私にこれが達成できるだろうか？」と自分自身に尋ねる代わりに，「私にとってこれは大切だろうか？」と尋

ねてみるよう彼女に勧めたのである。

　思い出してみよう。価値とは，目標とは異なり，結果を出すことではない。このクライエントの場合，価値を目標とその達成という側面から捉えていたのである。彼女の見方では，「私が家族のことを思っているならば，彼らも同じように，私に対し思いやりを見せ，応えてくれるはずだ」というように，結果に焦点をあてた形で価値を捉えていたのである。当時の彼女にとっては，たとえ家族が，彼女が家族に向けたのと同じだけの思いやりを彼女に向け返してくれないときであっても，それでも彼女は思いやりをもって家族に接することに価値を置き，そのような人生を送ることができるということを理解するのが難しかった。「町一番の愛情溢れる家族をもちたい」というほとんど不可能な目標設定が無意味であるという点では，彼女の考えは正しかった。しかし，自分の家庭のような機能不全の家族では，彼女の望むような愛情溢れる結果が得られないだろうと自ら知りながらも，それでも「家族を思いやる」という自らの価値を維持し，その価値に沿って活動していくということは，彼女にとって確実に可能な選択であったのである。

クライエントの価値と目標の予測

　なかには，「価値ある方向性」ワークシートを完成させると，自分が大切に思うことを簡単に同定できるクライエントもいる。彼らはよく，直感的に次のような反応を示す。「はい，私の価値ですね。私は養育，友人関係，レクリエーション，それと教育に価値を置いています」。そして，その後になって彼らは自らの価値を疑い，疑問視し始める。「私には十分お金があるだろうか？」「十分な時間があるだろうか？」「これをするほどに，私は賢くないのではないだろうか？」「これを選択したら友人はどう思うだろうか？」。こういった心配が溢れ，クライエントは頭がいっぱいになって手を止め，選択した価値を自分が本当にもっているのだろうかと自問し始めるのである。こういった際，セラピストは，クライエントのもつ心配に対して，すでに示してきたようないくつかの脱フュージョンの技法を用いることができるだろう。また，クライエントには，自らの思考に対して「良い」「悪い」の判断をしないことがアクセプタンスであったことを思い出してもらおう。実際のところ，価値に「良い価値」や「悪い価値」などというものは存在しないのである。どんなものであれ価値は価値であ

り，価値は，社会的・対人的な文脈におけるクライエントにとっての有効性から判断されるべきである。価値はまた，決断（decisions）とも異なる。価値は，正当化されたり，弁護されたりする必要のない**選択（choices）**なのだ。クライエントには，自らの直感的・身体的な感覚にしたがって，判断せず選択をおこなうよう後押ししよう。ここで我々は，**選択**の概念をクライエントに説明するため，"*Zen in the Art of Archery*（弓と禅）"（1953）[訳注]という Eugene Herrigel の本で紹介されている例を借りている。彼は，動物や幼児が，いかに，ためらいもなしに興味関心のある対象へと手を伸ばすかについて述べている。一方で，人間の大人は，自らの選択を評価し，興味関心のある対象に手を伸ばす前にためらいがちである。「私は本当にそれが欲しいのだろうか？」と自問することもあるだろう。私たちは皆，この点では赤ん坊や動物から学ぶことが多い。セラピストでもクライエントでも，私たちは，思慮深くありながらも，ためらわずに行動を選択することができる。クライエントには次のように尋ねてみよう。「あなたのマインド（頭脳）がなんと言おうと，あなたにとって価値ある方向に足を踏み込み，コミットし続け，そして進み続けていきますか？」

それは真にクライエントの価値なのか？

　時に，クライエントは，自分自身が述べた価値について，それほど乗り気でないように見えることがある。そういった場合には，彼らが述べた価値と目標とが本当に彼ら自身のものであって，社会的な圧力によるものや他者を喜ばせるためのものではないかを検討する必要がある。「価値ある方向性」ワークシートに取り組む際，クライエントは，社会的に望ましく聞こえるような価値や，彼らが大切にしている人から，彼らが期待されているような価値をあげることがあるのだ。そういった場合，クライエントに対しては，その述べられた価値が真に彼らの価値であり，周囲，友人，もしくは家族が彼らに強いている価値ではないことを確かめよう。その際，クライエントには「なぜ私はこれをするのだろうか？　私はこれを私自身のためにするのだろうか，それとも誰かのためにするのだろうか？」と自

訳注：日本語訳として，稲富栄次郎，上田武（翻訳），(1981)『弓と禅 改版』（福村出版）などがある。

分自身に問いかけてみるよう促す。価値を追求することは，自分自身の人生を発見，あるいは再発見することである。クライエントにはこのことについても思い出してもらおう。これはまさに，自分自身を第一に考えるべきときなのである。あなたのクライエントは飛行機での旅行に馴染みがあるだろうか。もしそうであれば，飛行機の機内で聞く，次のような安全に関する放送を耳にしたことがあるだろう。それは「酸素マスクが降りてきたら，**まずご自分のマスクをつけてから**，他の人のお手伝いをしてください」という指示である[108]。

　我々は，価値を選択しようとするクライエントに対し，その価値が結果として周囲（や自分自身）にどのような影響を及ぼすかということを無視させたいわけではない。まして快楽的で，利己的な人生を送るようクライエントに勧めているわけではない。たとえば，旅行をして，世界を見て回ることに価値を置いているクライエントがいたとしよう。また彼には，大切に思う妻と子どもたちがいたとしよう。その場合，クライエントが自らの行動が家族に及ぼすだろう影響を顧みずに，単純に自分が旅をしたくなったときに，自分が行ける場所ならどこでも今から，気が済むまで旅に出ようなどという決断をすれば，その判断はクライエントにとって賢明なものではないだろう。この状況で，クライエントは，家族の価値とその他の価値との間の現実的なせめぎ合いを体験し，それらのバランスをとらなければならないと感じるだろう。同じことが，価値に基づくほとんどの決断に対してもあてはまる。価値は，空白の何もない中に浮かび上がっているようなものではない。また，価値は1つの行動につき，1つだけ存在するようなものでもない。それらは，進行中の活動の流れの中にあり，重きを置くべき複数の，競合する決断の中にある。それでもクライエントには，思いやりのある人間として生きるという意味でも，まずは自分自身を第一に考えるよう促すのがよいだろう。これこそが核心なのである。自身の足，手，そして声がついてくるような善意に導かれた価値であれば，普通，それによって悪い方向に進むことはないのである。

価値に沿って生きるのは楽ではない

　もし，価値に沿って人生を送るのが簡単なことならば，明らかに，誰もがすでに価値ある人生を送っていることだろう。価値に沿って人生を送ることとは，コミットメントを続けるということである。それは私たちの誠

実さに対しての挑戦である．コミットメントとは，打ちのめされた後でも再び立ち上がることである．人生という旅路において障壁が現れるたび，それらが現れるまま存在するままに，それらに向き合うことが真のコミットメントである．クライエントが，自らの選択した人生の軌道に留まり続けるのが難しいと訴えることもあるだろう．そういった際にはセラピストは彼らに，その人生という名のバスを運転するのは彼ら自身であることを思い出してもらおう．クライエントの人生において，その行き先を決める主導権は彼ら自身の手の中にある．バスの規則にしたがわない，うるさい乗客たちの放つ言葉ではなく，クライエントの手や足がそのバスの舵(かじ)をとっているのである．結局のところ，思考は単なる言葉でしかなく，言葉はただの音である．乗客の飛ばすヤジの内容などは，価値ある方向へと進むことに比べれば，全くもって重要なことではない．

　またクライエントが価値に沿って人生を歩むことのリスクを訴える場合もあるだろう．変化を起こすことは確かにリスクを伴うことである．ものごとは，時に誤った方向に進みうるし，時には実際に間違った方向へと進むだろう．しかし，人生における最大のリスクとは，しばしば，一切のリスクを負わない行為に取り組んでしまうことである．人生において確かな結果などほとんどない．当然，未来を知ることなど不可能である．したがって，ほとんどの選択は，まさにそういった理由から，リスクを伴うことになる．超安全策を選択することは，何も変化しないことを保証するような確実な方法である．そのことだけは間違いないだろう．そしてもし何も変わらないのであれば，クライエントはもともと向かっていた場所へと進むだけのことである．その場所とは，彼らの価値の存在する場所なのだろうか？　それは彼らが本当に向かいたい先なのだろうか？

恐怖を連れて進む旅

　クライエントには，喜び，希望，夢，愛情と共に，そして，それらと同様に，不安，恐怖，痛みと共に旅をすることが必要である．明らかにこのことは，不安をもつほとんどのクライエントにとって大きな課題である．クライエントの前にこうした障壁が現れた際，彼らに「あなたにとって怖いところに行ってみることに100％のウィリングネスがありますか？」と尋ねてみよう．Trina Paulus は彼女の著書 *Hope for the Flowers*

(1973)のなかで次のように書いている。「どうすれば確実に蝶になれるのでしょうか？　そのためにはあなたが，飛びたくて仕方なくて，そのためにイモムシで居続けることを進んであきらめなくてはなりません」。クライエントには，変わる準備ができているか，そしてどうしても飛びたくて仕方ないがために，何年も避けてきたことをするためのウィリングネスがあるかを尋ねてみよう。仏教の言葉に「あなたが自ら行く先を決めないならば，あなたは最終的に自分が向けられた方向へと進むことになる」というものがある。クライエントにとっての価値の存在は，クライエントが「慢性的で疲労を生み出す不安のコントロール」という名の暗い目的地に向かうのを防いでくれるだろう。クライエントはすでに多くの時間をそこで過ごしてきた。価値のエクササイズやライフ・フォームを何週間かおこなった後で，多くのクライエントはおそらく，不安のコントロールの代償に気づき始め，自分はなりたい自分になれるのだろうかと自問し始めるかもしれない。また彼らは，不安をコントロールしようと費やしたすべての「時」が，実は，自分の価値や人生の目標に対して力をつぎ込めていない一瞬一瞬の時であったことにも気がつくかもしれない。ものごとの変化が見え始めるまでの時間をもどかしく感じるのも無理のないことである。クライエントには，価値ある人生が，一瞬一瞬の時間を経た小さなコミットメントからなるプロセスであることを思い出してもらおう。それは行動によって認識されはするが，それが認識されるのは，ただ後になって振り返ったときであろう。それは，一つ一つの小さな瞬間が改めて照らし出されたときである。そしてしばしば，後で振り返った際に，「やっと人生をうまく生きている」と初めて言えるのだ。

　「あじわい」エクササイズや「人生の目標に向けた活動」についてマインドフルネスをもって実践することは，正常な状態を手に入れたり，何らかの理想的な状態に達することではない。セラピストは，このことをクライエントに時々思い出してもらうのがよいだろう。そうした実践は，クライエントが自らと共に現在に留まり，クライエントの進むべき道をクライエントが歩み続けるうえでの助けとなる。たとえば，クライエントが，不安に関連した思考に対する自らの反応が，自分の望む活動をするうえでの妨げとなっていることに気づいたとしよう。その場合，セラピストはクライエントに対し「触れて，手放すのです」という言葉を使って，クライエントに「今，ここ」に戻ることを提案することができる。私たちは，それ

を思考として認めることで思考に触れ，それを感情であると気づくことで感情に触れ，それを評価であると気づくことで評価に触れるのである。そして，それらを手放すこと，また，踏み出すべき道へと進むため，私たちは，泡を羽根でなでるようにそれらに優しく触れるのである。ACTにおいて，リラクセーションは，身体の筋肉を緩めるためのものではない。それは，私たちのもがきを緩め，私たち自身を緩めるものである。クライエントが強烈な感情に気づくとき，このリラクセーションをクライエントが実践するということは，自分自身に対し，ささやかれている物語をその手から解き放ち，不安や恐怖に寄り添い，それらのための余地を作るということである。ちょうど「フィンガートラップ」エクササイズでそうであったのと同じことである。Chodron[28]はこれを「自らのエネルギーが生み出す不穏に対し，怯える心を開くこと」（文献28のp.29）と呼んでいる。私たちは，このプロセスを通して，感情的な苦痛の体験を受け容れ，これらと共に在ることを学ぶのである。

6 マインドフルなアクセプタンスと思いやりをもって，逆戻りに対処する

「生じてくるものを受け止め続けるように」と何度クライエントに伝えても，彼らは時に，このプログラムで学んだ技法を，自らの感情，思考，苦痛を伴う記憶を抑制したり，それらから逃避したりするための方法として用いてしまうことがある。そういった場合セラピストは，第10章で紹介した方法のいくつかを使ってクライエントに対し，アクセプタンスを不安を修正するための方法として誤用しないよう繰り返し伝える必要がある。変化とは段階的なものである。また，変化とは，自らの体験を責めることなく，自らを思いやり，感情的な不快へと向き合うことである。クライエントには，そのことを日々忘れることなく継続するよう覚えておいてもらおう。アクセプタンスやコミットメントを完璧に守れなかったからといって，自分自身を責めても意味がない。自分自身を修正しようとする試みは，必要でもなければ有益でもない。なぜならそれは，もがきと自己批判を意味するからである。自らを改善しようということは，結局，一時的な結果しかもたらしえない。長期に及ぶような変化が生じるのは，自らの不完全

さに対し，優しさ，思いやり，そして忍耐をもってアプローチすることで，自分自身を尊重するときだけである。アクセプタンスが変化のプロセスになるのは，体をリラックスさせようとするのではなく自然と自分がリラックスしはじめるときだけである[28]。自分自身，自らの不完全さ，そして自らの挫折，それらから逃げるのをやめたとき，変化が生じる。自分自身を受け容れることは，自分自身を変えることなのである。

　評価や回避というかつての習慣的なパターンへ，決して逆戻りしないように，などとはクライエント自身も期待できない。そのことをクライエントには伝えておこう。自らが自己評価や破局的な思考にのめり込んでいることに気がついたなら，そのことで，事を荒らげたり，自らを蹴落とすことなく，そういった思考を認めてあげることが大切である。Chödrön[28]の言葉を借りれば「自らに対する愛情と優しさなしに苦痛と共に存在するのであれば，それはただの戦争でしかない！」。自らに対しての思いやりと勇気が肝心なのはそのためである。クライエントには，ただ考えを考えとして認め，マインドネスフルネス・エクササイズの最中でもその他のときでも，呼吸に意識を戻し，取り組んでいた活動を続けるよう促そう。「思考」というラベルの存在は，「ただあるがままに観察する」ための合図となるだろう。この活動は，前進と進歩の指標である。「本質的に，実践していることは，いつも同じことなのである。自己嫌悪の連鎖反応に絡め取られるのではなく，我々は，次第に，その感情的反応の存在に気づき，握りしめていた物語を手放す術を学ぶのである」（文献28のp.33)。

　Chödrön[28]はまた，感情について興味深い記述の仕方をしている。すなわち，彼女によれば，感情とは，エネルギーと思考の組み合わせなのである。さらに彼女は，そのエネルギーを建設的に用いるための方法についても解説している。通常，感情は，私たちの内的な対話，すなわち私たちの評価的な思考を通して増大するものである。私たちは，思考に気づいた際にそれを「思考」であるとラベリングすることができるわけであるが，彼女はさらに私たちに，その思考の根底に何かが存在していることを気づかせてくれる。私たちの感情的な体験には，極めて重要な，鼓動するエネルギーが存在しており，根底にあるそのエネルギーには何も悪いところも，有害なところもない。本書のなかで我々が繰り返し指摘してきたように，不安そのものには何も有害性はないのである。私たちが実践すべきは，それと共に在り，それを体験し，ありのままにしておき，可能なときにはそ

れを有効利用することである。招かれざる感情的な苦痛がクライエントに生じるならば，セラピストはクライエントに，その物語，すなわち彼らの思考を手放し，そのエネルギーに直接つながるよう促す。そうして最後に残るのは，「感じる」という体験である。最後に残るのは，何が起きているかについての言語的なコメントではないのだ。クライエントには，身体の中のエネルギーを感じるよう促そう。それを行動に移したり，抑制したりすることなく，それと共に居ることができれば，それは彼らを目覚めさせ，目標に向けて動き出すためのエネルギーを与えてくれるだろう。それは，舞台への恐怖を抱えた状態で舞台を続ける，驚くほどたくさんの舞台役者たちにも似ている。彼らはすべての予期不安とアドレナリンとを彼らの講演に向かうエネルギーへとつぎ込んでいる。彼らがそのように振る舞うのは，自身のキャリアを捨てることで自分の大切にしている演じることを犠牲にしたくはないからである。だから，彼らは毎晩，毎晩，ウィリングネスをもって舞台に立ち，自らの大好きなことをし，不安と共に舞台に上がるのである。

7 次回までの「いき・る」エクササイズについての解説

- 「不安に対するアクセプタンス」エクササイズを実践し（毎日20分以上），記録フォームに記入してくること
- 「あじわい」エクササイズ（「内部感覚あじわい」エクササイズと「イメージあじわい」エクササイズのどちらか一方もしくは双方）あるいは「価値に沿った活動・あじわい」エクササイズのどれか1つもしくは全部を毎日実践し，記録フォームに記入してくること
- 「価値に沿った活動・あじわい」記録フォームと「目標の達成」記録フォームに記入することで，「あじわい」エクササイズの実践と「価値に沿った活動」を継続すること
- ライフ・フォームを使って不安と恐れに関連した体験を継続的にモニタリングしてくること
- 「毎日のACT」評価フォームに記入してくること

8 クライエントをトリートメントの終結に備えさせる（第12セッション）

　トリートメントの終結に向けて，再発防止や，ここまでに学習した方略を用いての継続的な自己セラピーのための計画について話し合うことは不可欠である。トリートメント終結後のクライエントの進歩状況を評価し，クライエントの後退もしくはかつての回避やコントロールのアジェンダへの逆戻りを最小に抑えるのに，毎月の電話によるフォローアップが有効である。

トリートメントの振り返りを支援する

　第12セッションでセラピストは，クライエントがこのトリートメント・プログラムにおいて，その原理，そこから学んだこと，そして，いかにしてそれを学んだかについて，自分自身で振り返れるよう支援する。また，最も影響力が大きく頻繁に生じていた障壁のいくつかについて改めて確認し，それらがほぼ確実に，これからも時々は現れるであろうことをクライエントに伝えておくことも重要である。クライエントが，多くのことを学んできたことも強調して伝えておこう。彼らはたくさんの変化を起こしてきたのだ。今や彼らが，不安に関連した思考や感情に対しておこなうアプローチの仕方は，以前のようなそれらから逃げようとする傾向とは異なっている。彼らは今，自らの価値と再びつながり，価値ある人生へと続く道を日々歩んでいる。クライエントに対し，彼らのこれまでの進歩を示すための良い方法は，初期の頃のライフ・フォームや「目標の達成」記録フォームを取り出して，当時と今とをクライエントに比較してみるよう促すというものである。彼らはきっとその違いに気がつくだろう。そして，彼らは自らに対しそうした変化を体験することを許すことだろう。

　クライエントが自らの前進と学びをこれからも維持していくうえで役立つ方法は数多く存在する。ここではセラピストとして我々が，クライエントと話し合っておくことのできる方法を2つほどあげておきたい。まず第一は，マインドフルネスとアクセプタンスのエクササイズの実践を，これからも続けていくことである。クライエントには，こういったエクササイ

ズの実践を，不安に関連した状況だけに限定してしまわないよう勧めておこう。マインドフルネスとアクセプタンスは，不安よりもずっと重要なのである。第二の方法は，トリートメント終結後も，毎週短期的な目標を設定し続けることである。クライエントは，自らにとって重要な領域において前進することを，自分自身にコミットメントをすることができる。そして，トリートメント中におこなってきたのと同じように，その前進を自らでモニタリングすることが可能である。

逆戻りと後退に備える

セラピストは，クライエントと彼らの逆戻りの可能性について話し合っておく必要がある。ACTのプログラムにおいて「**逆戻り (relapse)**」とは，クライエントが自ら選択した道を進もうとする試みにおいて，後退 (setbacks) してしまうことを意味する。そのような後退とは，価値に導かれたコミットメントの実行やその維持についての定期的な失敗である。それは，効果的でない回避やコントロールのアジェンダによる支配といった，かつてのクライエントの状態への逆戻りなのである。クライエントに対し，逆戻りすることが何度かは起こるだろうことを，心しておくよう伝えておこう。これによりクライエントは，逆戻りの後でも再び価値に沿った活動にコミットメントをすることが，留まるべき軌道にクライエントが戻るための鍵であることを学ぶだろう。そういったちょっとした失敗や後退は，不安症状の突発的な発生としてクライエントに体験されるかもしれない。そうした不安症状には，クライエントが，苦闘やウィリングネスの欠如，そしてコントロールの試みによって応じてしまうような症状，もしくは，安全信号や回避の復活があるだろう。こうした後退に対し，クライエントがいかにして対処するかが非常に重要なのである。この際，クライエントは，自らを完全な失敗者であると即座に評価し，その評価を理由に目標に近づこうとするすべての努力をやめることを正当化してしまうかもしれない。このときクライエントが体験するのは，それこそがまさに，全身全霊で人間らしくいるという体験なのである。私たちの価値は通常変化しない。なぜなら私たちは常にそれに一致した振る舞いをすることはできないからである。クライエントには，自らへの思いやりとマインドフルなアクセプタンスをもって，自己非難的な思考に対処し，それらをまた人生

のバスの厄介な乗客として接するよう促そう。彼らのするべき選択は，進むよう乗客が騒ぎ立てる方向ではなく，彼ら自身が本当に望む方向へとバスを運転し続けることなのである。

ハイリスクな状況を同定しておく

　クライエントの活動がうまくいっている間に，前もって，より困難な状況が訪れた際にいかにそれに対処するかを考えておくことも逆戻りの予防につながる。ハイリスクな状況とは，クライエントを，かつての回避やコントロールのアジェンダへと陥れるような，出来事，思考，行動，感情的な反応が生じる状況のことである。考えられる状況としては，否定的な感情状態や対人的な衝突，そして社会的なプレッシャーや全般的な生活上のストレスがあるだろう。マインドフルやアクセプタンスについての継続的な実践は，そのような出来事が再発のきっかけとなるリスクを緩和する可能性はあるものの，そのような出来事の実際の体験そのものを防ぐことは意味しないし，実際そうすることもできない。そのような出来事が生じる可能性は，クライエントが自らの人生を広げていくにつれて高まるだろう。ここでセラピストがしておくべきことは，クライエントに対しこのための準備をさせることである。すなわち，クライエントが，そのような出来事に屈することなくそれを歓迎し，大切に思うものに向かって目を離すことなく前進し，全身全霊で生きるということである。

　ハイリスクな状況とその際の対処法のリストを作っておくことも有用である。セラピストは，そのリストの作成を手助けすることができるだろう。手始めに扱いやすいのは，クライエントがここまでのセラピーのなかで体験した逆戻りと，そのときクライエントがどのようにそれに対処してきたかについて，改めて話し合うことである。このやりとりの狙いは，後退に影響しうる要因についてクライエントの認識を高め，これまでに学んできたことを生かして後退に対処するための準備をクライエントができるようにすることにある。

　クライエントは，突然の不安やパニックの再発の際に，自らがそれをコントロール，あるいはマネジメントしようとしていることに気づくまで，自身が逆戻りしていることには気づかないかもしれない。その場合，クライエントは，「あじわい」エクササイズにおいて学んだマインドフルな観

察の実践をおこなうべきである。実際に，通常そのような突然の再発は，「あじわい」エクササイズによって体験されるべきものが存在していることを意味する。セラピストは，クライエントに対し，彼らにはすでに，それらの出来事や状況を切り抜けるだけのスキルがあることを強調してもいいだろう。最終的には，どの状況も，人間的な体験の成す全体性の一部であり，時間的には限られたものである。ここまでのセラピーでは，そのような出来事や生じうるその他の出来事と共に生きるという新たな方法をクライエントに提供してきた。クライエントに，自分には困難な状況にも対処できるだけの能力があると認識してもらうことが，セラピー終結後も改善を継続していくうえで必須である。クライエントに対しては，「目標達成」記録フォームを改めて振り返ることで，これまでクライエントが成し遂げてきたことを思い出してもらおう。順調に進んでいる時期に「目標達成」記録フォームを見直すことは，彼らが留まるべき軌道に留まり続けるための効果的な方法であり，逆戻りが生じた際にもこの認識を保っておくうえでも有用かつ重要な方法である。

「目標達成」記録フォーム
「いき・る」エクササイズ 12

　まず「目標」に名前をつけ，最初の行にそれを記入します（1つの目標に対し1枚の記録フォームを作成します）。その下には，その目標を立て，それをやるとコミットした日付を記入します。さらに下の表の左の欄には，目標を達成するために必要な活動（小目標）を記入してください。真ん中の欄には，左の欄の活動をすることにコミットした日付を記録してください。右の欄には，左の欄の活動をやり終えた日付を記録します。一番上の行に書いた目標を達成したら，それを達成した日付も記録しておきましょう。

目標の名前：＿＿＿＿＿＿＿＿＿＿＿＿＿＿＿＿＿＿＿＿＿＿＿＿＿＿＿＿

目標をやるとコミットした日：＿＿＿＿＿＿年　　　月　　　日

目標を達成した日：＿＿＿＿＿＿年　　　月　　　日

やるべき活動（小目標）	やるとコミットした日	やり終えた日

第12章 実践的な課題と今後の方向性

あなたの思考を注意深く観察しなさい。あなたの言葉になるように。あなたの言葉を観察しなさい。あなたの行動になるように。あなたの行動について考えなさい。あなたの習慣になるように。あなたの習慣を知り観察しなさい。あなたの価値になるように。あなたの価値を理解し，受け容れなさい。あなたの運命になるように。

—— マハトマ・ガンディー[訳注]

ACT のこれから

　心理療法およびカウンセリングに関して，人間の苦悩の軽減を約束する新たな「より良い」アプローチの関連書籍が溢れている。我々は，不安障害に苦しむ人々に適用される ACT のアプローチが，その他の確立されたアプローチよりも優れている，あるいはそれら以上に有用であると簡単に約束することはできない。その可能性もあるし，そうでない可能性もある。ただ時間のみがその答えを知るだろう。一方で，我々がある程度確信をもって言えることもある。ACT は首尾一貫した哲学的基礎，興味深いトリートメント技術，そして急速な進歩をみせる実証的基盤を有している。したがって我々は， ACT が今後も長期にわたって発展し続けるだろうと確信をもって言うことができる。そして，我々はそのような ACT の発展が，より広範な人間の苦悩の緩和へと我々を近づけてくれることを願って

訳注：Mahatma Gandhi；インド独立の父。「非暴力，不服従」によってイギリスからインドを独立させた政治的指導者。

いる。

　このようにいくらか控え目な形でこの最終章を始めるのにはわけがある。我々の多くは，世界を今よりももっと良くしていきたいと心から願っている。これはひとつの価値であるだろう。その価値をセラピーという文脈のなかで捉えれば，しばしば我々の価値は次のように表現できる。すなわち，**「我々のクライエントが，セラピーの終結後も継続してより良い人生を送り続けられるよう臨床活動に取り組んでいくこと」**である。それこそが我々がセラピストとしてこの世に残すレガシー（遺産）であり，我々が普段「優れたセラピーの成果」と呼ぶものである。本書を通して我々がここまでにしてきたように，新たなトリートメント技術を実践的な形で広めようとする際にはリスクも伴う。つまり，提示されたプロトコルの形式が，本来，クライエントに合わせ柔軟になされるべき実践に対し，強く影響を与え過ぎてしまうという問題である。我々が考えるにそういった状態は望ましからぬものである。本書全体を通して，我々は，不安をもつクライエントにACTを適用するための概念的，そして実践的基礎を示してきた。本書で提示したものは，不安をもつ人にACTをおこなうための「唯一無二の方法（プロトコル）」ではない。むしろ，我々は，本書で扱ったテーマについて，寛容さ，創造性，柔軟性，純粋性，好奇心，謙虚さ，分かち合い，敬意，そして自由な探究の精神をもって，読者に使用してもらえることを願っている。そういった精神こそが，我々筆者が本書を書き進めるうえでの指針であったし，人間としての苦悩を抱えたさまざまな人々に対し，ACTを含めたすべての心理療法的アプローチを適用する際に必要な姿勢であると我々は信じている。我々はまた，今後にも取り組むべき課題が残されており，この先がまだまだ長いことも理解している。完璧な心理療法などというものはこの世に存在しない。それはACTの場合も同じである。したがって，読者が目の前の不安を抱えるクライエントに対しACTを用いるなかで，いくらかの実践的なチャレンジを探究していくことは，現実的であるし適切なことだと考えられる。また，それは第3世代の行動療法がこの先何年もかけて向かって行く道でもあるだろう。

ACTを用いるうえでの実践的な課題

　我々は，ACTがトリートメント・アプローチであり，単なるトリートメント技術ではないと述べてきた。それはむしろ，人間の苦悩を概念化することで自ずと導かれた結果なのである。ここで強調される人間の苦悩の概念化とは，言葉によるトラップや行き詰まり，有効でない自己調整のプロセス，およびそこに由来する価値ある人生を送るうえでの障壁である。こういった対象に関するセラピー的なスタンスや概念化は，長きにわたり，行動主義以外の心理療法によって認められ受け容れられてきた。読者のなかには，読者自身の受けたトレーニングや経験とフィットするということで，ACTのアプローチと技術に対し快く感じる方もあるだろう。一方，他の読者にとって，ACTはそう簡単には受け容れられないかもしれない。我々の多くが「症状を除去する」という伝統のなかでトレーニングを受けていることを考えれば，それは理解できないことではない。しかし，我々は，ACTのモデルが読者や読者のクライエントにとっての障壁へとなってしまわないことを願っている。

反直感的なアプローチ

　ACTのアプローチは直感に反したものである。特に西洋で学んだ大部分のセラピストにとっては，人間の苦悩を軽減するためにすべき，もしくは，する必要があるとして学んできたこととは全く逆をいくアプローチである。読者が関わっているクライエントの多く（全員ではないであろうが）は，このアプローチについて，当初期待したものとは違った心理療法（もしくはカウンセリング）であると感じることだろう。つまり，彼らにとっても，セラピーとは，望まない体験に焦点をあてることで，苦悩を軽減するためのものなのである。不安を抱える人々にとって，普通，苦悩が起こるのは，望まない内容（すなわち，思考，感情，身体感覚，行動傾向）や，そのような体験を生じうる状況に対し，焦点をあてているからである。本書を通しこれまでみてきたように，ACTでは，その観点をくつがえす。すなわち，人々が自らの苦痛に対しておこなっている振る舞いがいかに人生の妨げとなり苦悩を生じさせているかに焦点をあてる。したが

って，ACTの狙いは，人々を修正することではない。なぜなら彼ら自身が問題なわけではなく，彼らはただ解き放たれる必要があるだけだからである。

　このトリートメントのもつ反直感的な性質は，ある側面ではトリートメントを有効なものにしているだろう。しかし，この特徴はまた，読者がクライエントに対しACTを効果的に適用するうえでの障害ともなりうるだろう。我々セラピストもまた我々のクライエントと同じ境遇にあるのだということを思い出してみよう。我々セラピストも，自らの苦悩に対して言葉のゲームをしてきているのである。読者においても，不安をもつクライエントが試みてきたのと同じような解決策をこれまでに求めてきた可能性は十分高い。そのなかにはおそらく，自らの苦悩をマネジメントし，コントロールしようという方略も含まれていたことだろう。読者においてはまた，まさにこのシステムのうちで，専門的なトレーニングや経験を積んできた可能性も高い。その結果として，読者においても，コントロールや症状に焦点をあてた話し方にふと逆戻りしてしまったり，あるいは否定的に評価された体験に対しては，より社会的に望ましい体験を促進することで軽減される，というようにクライエントに提案してしまうことがあるかもしれない。つまり，セラピストは，セラピスト自身が非アクセプタンスのモデルをクライエントに示してしまっていることに気がつくことがあるかもしれない。また，クライエントの問題の原因についての洞察を得ようとして，クライエントの過去を詳細に調べたりしていることに気がつくかもしれない。あるいは，クライエントの体験している不快感を取り去るために，場合によっては，いくらかは自分自身の不快感を取り除くために，クライエントに対し，解決策，説明などといったものを提供したくなっていることにも気がつくかもしれない。そういった行動は，まさに不安をもつクライエントのほとんどが，セラピーに来る以前からずっとおこなってきたことなのである。ACTは，それと同じことをさらにおこなうためのものではない。

　だからこそ読者が，セラピストとしての専門的な役割のなかで，また自らの生活のなかで，ACTモデルを十分に理解しておくことが重要である。アクセプタンスは，人から指示されたり，あたかもそのふりをしたりしてできるものではない。非アクセプタンスというものは，セラピーのプロセスにおいて，セラピストにもクライエントにも，わかりにくい微妙な形で

生じる可能性がある。セラピストにおける非アクセプタンスが，セラピスト自身に気づかれぬまま見過ごされたなら，後に引っ込みのつかないようなセラピーに対するクライエントの間違った期待を高めてしまうだろう。すでに述べてきたように，非アクセプタンスは，まさに ACT のアプローチがそこからクライエントを解放しようと支援している社会的・言語的システム（social-verbal system；すなわち，規制，理由，正当性，評価，回避，コントロール）に，むしろ加担してしまう傾向がある。このトリートメントの反直感的な性質が有効であるのはそのためなのだ。反直感的であることは，より柔軟で，非評価的で，より体験に基づいた活動をおこなうための余地を作り出すことで，言語的・認知的な形のコントロールを弱める機能をもっている。それは何かの魔法ではない。まやかしでもなければ，魔法の鏡でもない。それはただ，そういうものなのである。読者が，セラピーにおける ACT の各技法の適用に関して悩むことがあるならば，その時はぜひ，実際に読者自身の生活や臨床活動のなかでそれを試してみてほしい。そうすることにより，ACT が**体験的で直感的**なものであることをより体感できるだろう。

クライエントの抵抗に対処する

抵抗は，面接室でも毎日の生活のなかでも至る所に存在している。事実上，すべての心理療法家（カウンセラー）は，どのような形にせよ，クライエントの抵抗を体験してきている。すべての人間が，自らの体験の何らかの側面に対して抵抗しているのである。抵抗は，さまざまな形をとって現れるが，そこにはしばしば，次のような根本的な葛藤がみられる。すなわち，「すべきこと」や「すべきでないこと」を知っていながら，一方では，しばしば不可解な理由によりそれを「できないこと」や「しないということ」である。時に，我々は，その理由すらはっきり知ることができない。ACT の用語で考えれば，抵抗とは基本的には，有効な活動の妨げとなる言語行動である。それは，変化と成長のうえで生じる自然なプロセスであり，人々を行き詰まりに留まらせるようなプロセスである。クライエントにとって重要なことは，「責任」をもつことによって自らの人生の主導権を握るということなのである！

「活動への抵抗」と「責任」

　不安をもつクライエントは，大抵かなりの抵抗をもってセラピーにやって来る。ある程度は，彼ら自身も自らの人生ですべきことについて知ってはいるものの，それを始めたり，実行したりできないでいるのである。彼らは自動操縦状態で，マインドが「こうである」あるいは「こうすべきである」とささやく言葉に耳を傾け，言われるがまま反応している。つまり，不安というモンスターが彼らの人生を取り仕切っているのだ。不安のラジオ・ニュースが，24時間毎日放送され続け，自分自身や世界に対しての以前からの習慣的な関わり方をひたすら繰り返す。その背景には，古くからのプログラムが横たわっており，マインドのささやきにしたがって，特定の行動が自動的になされる仕組みになっている。そのシステムのなかではクライエントにおける「責任（response-ability）」の余地はほとんど存在しない。なぜならそのシステムこそがすべてを取り仕切っているからである。そのシステム自体が，疑いを投げかけられたり直接的な形で挑戦をしかけられることは決してない。システムに歯向かうという行動自体が，そのプログラムには存在しないのである。つまり，システムを脅かす行動が起きそうになった際には，抵抗が生じるのである。不安のラジオ・ニュースに新たな言葉を発信するだけの余地はない。すべてが今のままで，変わる必要のないものなのである。

　セラピーに訪れるという行為そのものは，代替策を得ることによってそのシステムに対抗しようという試みである。しかしそのシステムが不変である限り，システムを直接的に問題にするようなトリートメント的試みは，さらに多くの抵抗を生じさせることになる。ACTがまず，そのシステム，すなわち，変化への抵抗に焦点をあてるのはそのためである。本書に含まれるすべての手続きは，時に明確でありながらも，しばしば，わかりにくく微妙な形でのクライエントにおける抵抗（例：非ウィリングネス，体験の回避，認知的フュージョン）を切り崩すためのものである。そして，各手続きは，心理的柔軟性，体験に対する寛容さ，責任，そして価値に沿った活動を促すことによって，これを実現しようとするのである。メタファーや体験的エクササイズはクライエントにおける抵抗を弱めるが，それはひとつには，そういった手続きがプログラミング[訳注1]の問題を浮き彫りにするからである。我々は，クライエントがラジオのチャンネルを「不安の

ラジオ・ニュース」から「そのまんまラジオ・ニュース」へと切り替えるよう励ます。不安というモンスターに餌をやる必要はない。「責任」の所在はクライエントにあり，クライエントは自らにとって最も大切なことをすることができる。マインドが「南へ行け！　さもないと，ひどいことになるぞ」と放送を続けている間も，そのバスは北に向かうことが可能である。しかしながら，そこにたどり着くには，クライエントがそのプログラミングが単にプログラミングでしかないという可能性に対し，心を開いている必要がある。プログラムはいつだってそこにあるだろう。クライエントは，今までの行動を繰り返すことによってプログラミングにさらに力を与えることもできれば，プログラムを真に受けずに，自らの手足を使ってこれまでとは違ったことをおこなうこともできる。それは選択や責任，そして勇気が顔を出す瞬間であり，しばしばセラピーにおける転換期でもある。同時にそれは，クライエントがこれまでどのように生きてきたか，今，そして将来どのように生きたいかということ対し，クライエントが向き合ったときに生じるものである。

コミットメント[訳注2]が得られないとき

　最もよくある抵抗の形には，そのひとつとして，クライエントがおこなうとコミットした課題を実際には実行できないというものがある。こうした際，セラピストは，課題の遂行の妨げとなったものを検討し，前の章において解説した方略のいくつかを使って，その障害を乗り越えられるよう，価値に沿った活動を推し進めていく必要がある。そのプロセスにおいてセラピストは，クライエントがコミットしたはずの課題が，実際にはクライエントの価値と明確に結びついていなかったり，もしくは，クライエントがその課題と価値との結びつきを意識できないでいる可能性について注意

訳注1：ここでの「プログラミング」および「システム」とは，「習慣」として捉えることもできる。
訳注2：原典では "compliance" である。"compliance" の語は「服薬遵守」とも訳されるようにセラピー（服薬を含む）に対するクライエント（患者）の従順さを意味する言葉であり，近年は「adherence（粘着，固守，支持）」という，よりクライエント（患者）の主体性を尊重した言葉の使用が推奨されている（参考：World Health Organization, 2003. Adherence to long-term care）。本書ではすでに頻出している「コミットメント」の語を用いることとした。

を向ける必要がある。また，コミットメントが得られないことは，イコール，失敗ではないこともセラピストとしては心に留めておく必要があるだろう。「コミットメントを続けられなければ，変化は見込めないでしょうね」といった発言でクライエントにプレッシャーをかけてしまったり，脅してしまうような行為は慎むべきである。セラピストによるそういった発言は，強制的でこそあっても効果的ではない。つまりは，自己非難のモデルでしかないだろう。そんなときこそ，対人的・社会的なプレッシャーや対決，ないし抵抗の解釈を用いるのではなく，セラピストの側がアクセプタンスと思いやりのモデルを示してみせるべきときである。

どれほど慎重に舞台を整えようと，クライエントが価値ある活動をおこなうかどうかの選択は，唯一クライエントの手に委ねられている。先に進まないということも，それが実際にひとつの選択である限り，正当な選択だといえる。そうした状況においてもクライエントと共に取り組むための最も洗練された（そして，最も思いやりのある）方法は，彼らが直面している葛藤と彼ら自身とを完全に承認（validate）することである。セラピストは，「もしこれが私の人生だったとして，あなたの見ているような結果を私が見ているのであれば，先に進まないことを選択することは容易に理解できます」と言うかもしれない（文献101のp.260）。

すでに述べているように，コミットメントとは，それをすること，そして100％本気であることを意味する。間違っても，コミットメントは，クライエントが決してそれを破らないということではない。重要なのは，コミットメントを破ってしまったら，クライエントがそれに再度コミットメント（リコミットメント）をおこない，本気になり，自らの選択した道に戻るということである。

抵抗は，選択，成長，そして変化である

コンプライアンスの問題を含め，抵抗とは，それ自体，良いものでも悪いものでもない。抵抗とはただ抵抗であり，クライエントが，一人の人間としての読者（セラピスト）と共に在り，そして自分自身のもつ側面と共に在ることを反映したものである。抵抗は，クライエントの目標や価値と

いう文脈において，脱フュージョンされたり，受け容れられたり，体験されたりしうる。それこそが重要なポイントなのである。クライエントの抵抗が生じた際には，読者は，自分自身が，クライエントと同じ目線でクライエントに向き合えているかを見直してみよう。そのアジェンダを設定しているのは誰なのか？　読者自身が，セラピストとして，そして一人の人間として，バスの運転手の役割をしてしまってはいないだろうか？　読者自身がクライエントのためにアジェンダを設定してしまっているのか，それともクライエント自身がアジェンダを設定しているのか？　抵抗というものは，クライエントをさらに強く促したり，彼らの目標を設定してあげたり，彼らに選択をさせるよう強いたり，といった試みによっては克服できない。そのように無理に進めようとすれば，結果的に抵抗を強めるだけだろう。そんなとき，セラピストは，彼らに対し，これまで有効でなかったことを体験させ，いつもと異なるラジオ番組を選択可能であるという体験を促すこともできる。変化とは，クライエントのみに与えられた選択なのである。

　抵抗についても同じことがいえる。たとえば，不安をもつ多くのクライエントは，助けを求めて面接室にやってくる。セラピストは，助けるためにそこにいるわけだが，それにもかかわらずクライエントは提供される支援の試みに対し抵抗を示す。その意味では，抵抗の存在は，支援が提供され，それを受けるという，セラピストとクライエントがその場所に存在している理由に反していると考えられる。さらに，この状態は，セラピストを「与える立場」，クライエントを「受け取る立場」へと押し込めてしまうような潜在的なトラップでもある。抵抗は，そのような関係からは自然に生じるものなのだ。一方が提供されているものを受け取りたくないような場合には，特にそうである。

　むしろ，我々は読者に，トリートメントにおける瞬間のなかで，抵抗がクライエントにとっていかに働いているかということに焦点をあて続けるよう勧めたい。抵抗は，単に，価値ある人生に対する障壁のひとつでしかないのだろうか？　抵抗はクライエントを北に，あるいは南に向かわせているだろうか？　抵抗が変化と成長のプロセスであり，結果ではないことをマインドフルに捉えよう。それは，それが快適かどうかという問題ではない。それは馴染みのあるもの，すなわちそのプログラミングに向き合い，これまでと違うこと，おそらくこれまでと根本的に違うことをするという

ことである。この捉え方は，以下の禅の言葉のなかにみごとに表されている。

その声は言った。「崖の縁(へり)へ行け」
彼らは言った。「嫌だ！　落っこちてしまう」
その声は言った。「崖の縁へ行け」
彼らは言った。「嫌だ！　落っこちてしまう」
その声は言った。「崖の縁へ行け」
そして彼らは，その声に押し出され一歩を踏み出すと，
決して落ちることはなかった。

――作者不明

　Jan Luckingham Fable[144]は，抵抗の段階を経て，人が，気づきとアクセプタンスとに向けて進歩していくさまを「『しまった！　またやってしまった』『しまった！　またやってしまった』『しまった！　もう少しでまたやるところだった』」として表現している。ここでの「しまった！　もう少しでまたやるところだった」という段階は，活動が始まり変化が生じる段階であり，抵抗がウィリングネスへと変わり，価値へと歩み始める瞬間である。必ずしも，アクセプタンスと変化とは，二人三脚のようにきれいに並列しては起こらないのかもしれない。アクセプタンスの姿勢をもっている場合でさえ，失敗したり，倒れたり，コミットメントを維持できなかったり，自己喪失に陥り，やるつもりであることをしなかったりすることが，時にはあるものである。

服薬によるマネジメントとその中止の扱いについて

　知ってのとおり，不安をもつクライエントの多くに，過去もしくは現在に，何らかの抗不安薬や抗うつ薬を用いた経験があるだろう。実際，クライエントは不安の第一選択のトリートメントとして薬に頼る場合が多い。彼らは，アスピリンが頭痛を軽減するのと同様に，症状の軽減こそが健康と生活機能を回復させるというように考えているのである。多くの薬（例：ベンゾジアゼピン，三環系抗うつ薬，SSRI）が，不安障害関連の症状に対し，その軽減効果をもっている[190]。しかし一方では，その多くは

不快を引き起こす副作用のせいであるが,ほとんどのクライエントは,できることなら服薬は控えたいとも考えている。また,そうは考えていないクライエントでも,症状が軽減したからといって必ずしも人生を取り戻すことにはならない,というシンプルな真実にやがては触れることになる。彼らの気づきは,まさにそのとおりなのだ。知られる限り,「人生」の特効薬などというものは存在しない。読者の接するクライエントもそのことを感じているであろう。そうでなければ,彼らはセラピストである読者と共にその部屋の中にいなかっただろうから。

薬物療法の限界

我々は,大規模な臨床試験から,不安に対する薬物療法が通常,心理療法よりも早急な症状の軽減をもたらすことを知っている。しかし,薬物療法は,長期的にみれば治癒的なものではなく,しばしば心理療法よりも高い再発率を示す。たとえば,パニック障害に対するCBTは,短期的にみれば薬物療法(イミプラミン)の効果に劣るものの,長期的には薬物療法の効果を凌ぐ効果をもっている[11, 22, 32, 34]。また,社交不安障害に関しても同様の結果が確認されている[113, 187]。ただし,強迫性障害(OCD)と全般性不安障害(GAD)に関しては,CBT単独およびSSRI単独の場合と比較すると,併用トリートメントがより良い長期的効果を示す傾向にある[33, 128, 160]。ちなみに,PTSDの併用トリートメントの有効性に関しては,意味のある結論を導くにはまだ限定的なデータしか得られていない。概して,こういった研究結果からは,ひとつのシンプルな結論を引き出すことができる。すなわち,薬物療法単独,あるいは薬物療法と心理療法の併用トリートメントと比較してみても,心理療法および生活を変えることのみが,ほとんどの不安障害に対してベストな長期的結果を示しているということである。

ACTの文脈での服薬

不安障害に対するACTにおいて,服薬が取り立てて問題となることはない。クライエントにおける過去および現在の服薬に関しての確認は,セッションの早期の段階でおこなわれるのが通常である。たとえば,創造的

絶望を促すということにおいて，セラピストは，クライエントが抗不安薬を服用している理由を慎重に検討するであろう。クライエントは，不安を体験しないように薬に頼っているのであろうか？　もし，そうであれば，アクセプタンスとマインドフルネスのエクササイズによって体験的にそのことを扱うべきである。たとえば，不安やパニックのためにベンゾジアゼピンに頼っていたクライエントも，不安やパニックをマインドがささやく内容としてではなく，ありのままに体験するようになるだろう。さらにクライエントがウィリングになれば，クライエントは，薬に頼らないようにしようと思うようになるかもしれない。

　その一方で，実際のところ，服薬はACTに関連したトリートメントのプロセスを妨げる可能性もある。次のように考えてみよう。ほとんどの抗不安薬は，不安障害に関連した心理的な内容について，その頻度，強度，および持続期間を減少させる。それはまさにクライエントが望む結果である（「私のコントロールの試みがついに実を結んだ！」）。このことは，一生懸命に努力しさえすれば，私たちは自らの内的世界をうまくコントロールすることができるかのような幻想を作り出すだろう。その意味でACTの観点からすると，これは問題であると捉えられる。第4章で述べたように，ほとんどの調査研究が支持する結果は，その全く反対である。ACTとは，心理的な内容に対し，全身全霊で防御せずに向き合うことであったことを思い出してみよう。抗不安薬が心理的な内容への全身全霊で向き合うことを邪魔する機能をもつならば，そこに現実的なリスクが伴うことになる。すなわち，クライエントは服薬により，トリートメントからの十分な利益を得られなくなるかもしれない。服薬することで心理的な内容のもつ特性を変容させることが可能である限り，クライエントは，その心理的な内容と全身全霊で向き合うことはできないのである！　そうした状況下では，心理的な内容を喚起する「あじわい」エクササイズを実施することができない。このことは服薬の中止に伴うトリートメントにおける後退，ないし逆戻りを助長する可能性がある。現在，不安障害に対するACTを進めていくうえで，服薬の使用についてどう扱っていくべきかに関しては，確固たるエビデンスに支持された指針は存在していない。しかしながら，我々はここでも，不安障害のための併用トリートメントの有効性に関する新たなデータから判断して，服薬によって得られるかもしれない一時的な症状改善に向けてではなく，セラピーにおける努力に頼った変化の方向に

向けて，クライエントを支援していくことを提案したい。

非アクセプタンス的な世界におけるトリートメントによる恩恵の維持

　これはおそらく，読者がクライエントにACTのアプローチを適用するうえで直面する最も重要かつ実際的な課題であろう。疑いようもなく，困難な心理的・体験的な内容をコントロールすることが，クライエントの世界においては，その中心に位置づけられている。彼らの世界においては，アクセプタンス，マインドフルネス，寛容さ，純粋性，体験的な形での知，および価値に導かれた行動は，間違いなく低く評価されている。それは，読者と読者のクライエントがセラピーで達成しようとしてきたこととは反対の方向性をもった文脈である。そのため逆戻りや後退といったリスクの存在はかなり現実的な問題である。しかし，そのリスクについては，セラピーの終結前に直接的な形で扱い，取り上げることができる。

「逆戻り」と「価値に沿った活動」

　トリートメントから得られた恩恵は，クライエントが価値ある人生に正面から向き合い，選択した価値に沿った生き方に日々コミットすることで維持される可能性が高い。明らかに，これは「言うは易く，行うは難し」といったところである。クライエントは，自らの日々の生活のなかにあらゆる心理的な内容が現れることを心しておくべきである。クライエントにとって大切なことは，それがどんなに小さなものであれ，トラップにはまり込んでしまわないようにすることである。トラップにはまるとは，その心理的な内容によって価値ある方向への動きを妨げられることである。「逆戻り」とは，症状の再発や問題となる内容が再び現れることではない。むしろそれは，問題となる内容に対しての反応の仕方がかつてのそれに戻ること，つまり，問題となる内容をもたないようにしようという方法へと後退することである。言い換えれば，逆戻りは，我々が第4章で考察した体験の回避のループに絡め取られることである。そのようなループに絡め取られた場合，クライエントはかつての習慣へと陥り，その中をぐるぐると回るだけで身動きがとれなくなってしまう。

価値ある人生は「全か無か」ではない

　価値ある人生は「全か無か」ではない。それはするか，しないかというものではないのである[101]。それは，手に入れたり，失ったりというものでもない。価値はたとえ目に留まらなかったとしても，常にそこに存在する。価値はまた変化するかもしれないが，それに沿った生き方が維持できないからというだけでどこかに行ってしまうようなものでもない。その人がどこにいようと，北は北なのである。価値は，セラピーの終結後もそこに存在し続ける。

　たとえ世界で最高の親であっても，時には，つまずき，その行動が望ましい親業という価値を反映できないこともあるだろう。そのような場合，親業に価値を置いている人は，良い親であることを大切にするために，軌道修正を目指して必要なことをする。思い出してみよう。価値とは明確な最終地点をもたない方向性である。それらは，時間と共に変化するかもしれない。それはそれでかまわない。問題なのは，価値が変わらないのに，逆戻りによって価値が変化したかに見えてしまうときである。通常，その際に変化したのは，実際の価値ではなく，それらの価値を実行する自分の能力への自信である。そのような場合，セラピストは，第9章にある「人生のコンパス」に戻ってみるのがよいだろう。クライエントに「人生のコンパス」や「バス・ドライバー」エクササイズを思い出してもらうことによって，以下の点について考慮してみるようクライエントに求めるのである。

　　あなたの価値の山，「*[クライエントの価値を選んで挿入] 山*」に向かって人生のバスを北に運転しているところを想像してください。その道中，あなたは道を間違え，自らの道からはずれて1時間も南に向かってしまっているのに気づきます。さて，あなたならどうしますか？　あなたのマインドはどうすべきだと言っていますか？　あなたはある意味道に迷っているわけですが，進むべき方向性をもっていないわけではありません。バスの向きを変え，その山に向けて北に進みたいのに，それを邪魔しているのは何でしょう？　その山にたどり着くことが重要であるならば，あなたがすべきは，そのバスの運転席につき，その山に向かって北の方角に運転し続けることです。さて，あ

なたのマインドや身体が，親切なつもりながら，ごちゃごちゃと不安に関する考えや感情についてささやきます。私はそのいくらかの不安や感情を，あなたのバスへと投げ入れてみることにします。覚えていますか？ それらはあなたと一緒にバスに乗っている乗客です。価値の山への道をたどるとき，彼らが乗り込んできて「俺たちに注目しろ，向きを変えて戻るんだ。俺たちが居るからには価値の山へ運転なんてさせないぞ。俺たちの方が重要な存在なんだ。俺たちを放っておくな。そっちに行くな！ 迂回しろ。その方が安全で簡単だ。お前の気分を良くしてくれるぞ」と叫んでいます。あなたはどうするでしょうか？ そこで止まってしまっては山にたどり着けません。回り道をしても同じことです。そこに自分自身を連れて行けるのはあなたしかいないのです。そして，すべてを一緒に連れて行く以外の選択はないのです。

このように「バス・ドライバー」メタファーに戻ることで，逆戻りというものが基本的には自らの選択と行動に関わるものであることを明らかにできる。また，このメタファーは，時に私たちが，自らの価値に沿った生き方をできなくなってしまう，という現実を表している。つまり，価値に沿って生き続けるには，私たちが大切にする人生の方向性に向けた活動に取り組むべく，毎日，新たなコミットメントをし続けることが必要なのである。逆戻りとは，不安や恐怖，ないし何らかの感覚が蘇ってくることとも違う。それらはいずれもが，それ自体で生きることの一部分なのである。人生を価値あるもの，そして有意義なものにする小さな活動にコミットしないことこそが逆戻りなのだ。言うなれば，それは，生きていないということなのである！ そうだからこそ我々は，繰り返し本書全体を通して価値を強調してきたのである。

クライエントの自律性と成長を促すためのブースター・セッション（追加セッション）

トリートメントの進歩を評価するための賢明な方法は，徐々にクライエントとのセッションの回数を減らしていくことである。Hayes, Strosahl, Wilson[101]は，定期的なセラピーというサポートなしでもクライエントがどれほどうまくやっているかを評価することを「フィールド実験

(field experiments)」と呼んでいる。それはまた，セラピーの終結時点が適切であったかどうかを判断するのにも有用である。我々の経験から大まかに言うと，ブースター・セッション（追加セッション）を週1回から月1回，そして3カ月に1回程度へと徐々に間隔を開けていくのが適切である。本書は12回のセッションからなる週1回のプログラムとして書かれているものの，セッションの合計回数をどうするかや，最後の方のセッションの間隔をどれくらい開けるかは柔軟に判断すべきである。ブースター・セッションで扱う内容は，個々のクライエントの置かれた環境によって変わってくる。大抵の場合には，選択された価値の方向へと進むクライエントの試みを再考したり，体験の回避を起こしがちな弱点についてや，それがいかにしてクライエントを進むべき道から逸れさせているかについて取りあげることだろう。より全般的には，それまでのセラピーの過程で話し合われた概念のいくらかについてそこで補強をおこなうべきである。我々セラピストが，十分に機能的な人間の成長と発達を促そうとしていることも覚えておこう。それは，一生涯続く，相当の努力とコミットメントを要するプロセスである。また，それは，セラピーが終結したからといって終わるようなものではない。セラピーは，その後も継続されるべきこのプロセスにおいて，クライエントが最初の一歩を踏み出すためのあくまでも手助けでしかないのである。

ACTにおける不安の軽減がもつ意味

　本書全体を通して示してきたように，不安は，クライエントが「あじわい」エクササイズや目標に向けての活動に取り組むにつれて軽減される可能性が高い。広場恐怖をもち，車の運転に恐怖を感じる男性がいたとしよう。彼には日常場面でドライブをするというエクスポージャーをおこなう際，それを2つの異なった方法で実施することができる。1つ目は，彼が恐怖反応を消去し，車の運転に関する破局的な思考を修正するために，とりあえず車を1時間運転するというものである（従来型のエクスポージャー）。2つ目は，彼の選択した価値に沿った活動という文脈で，たとえば職業訓練に関する情報を集めるために職業安定所まで車を1時間運転することである（「あじわい」エクササイズ）。もし，単に不安を軽減させるだけの目的でなら，これら2つのエクスポージャーにそれほど違いはないだ

ろう。消去の原理は，かつて避けていた活動に対し，なぜクライエントが取り組んでいるのかという理由にかかわらず作用するからである。しかしながら興味深いことに，価値に沿った活動をおこなうという文脈においては，消去は，単に条件性の恐怖反応を消去する以上の効果をもたらしうるのである。かつておこなってきた回避行動は，ルール（例：「職を得るには，まず不安をマネジメントしなければならない」）あるいは評価（例：「あまりにも不安で運転できない」）などによって引き起こされていたと考えることができる。価値に沿った活動の重要性と比べれば，ルールや評価に引き出された活動などといったものは，それほど重要ではないかもしれない。もしクライエントの現在の活動が，そのことを証明するのであれば，ルールや評価と回避行動とのつながりを弱めることができるだろう。精神病性障害をもつ人を対象にした興味深い研究がある。Bach と Hayes[5]は，精神病性障害をもつ患者に対する ACT と通常のトリートメント（treatment as usual；TAU）の比較研究をおこない，ACT 群では，患者の「望まない認知（幻覚や妄想）」のもつ信憑性が，TAU よりも劇的に低下したことを明らかにした。興味深いことに，ACT では，「望まない認知」の頻度も低下したが，TAU 群ほどではなかった。それでも，ACT 群の患者らは，TAU の患者に比べて，再入院する可能性が 50％も低かったのである。

　我々が不安の軽減をトリートメント目標として重視しない理由は，それがかつてのコントロールのアジェンダをこの場に呼び戻してしまうからである。たとえ微妙な形であってもセラピストが不安の軽減を約束してしまうと，それよってかつての体験の回避の傾向が強化され，ACT のプロセスの側を切り崩してしまいかねない。一方で，セラピストは，クライエントのもつ不安の軽減をも含みうる目標に対しては敏感であるべきである（第 6 章における第 1 セッションも参照）。もはや不安の軽減は，クライエントの唯一の目標でも最重要目標でもなくなっていることだろう。それでも，なかにはある程度それにしがみついたままのクライエントもいるかもしれない。我々はセラピストとして，そのことを尊重し，アクセプトする必要がある。ACT に独断的な教義（ドグマ）は存在しない。クライエントが ACT を 100％鵜呑みにする必要はないのである。かつての回避のアジェンダを手放し，価値ある目標への道に踏み出し，そして進み続けることが何よりも大切である。それができている以上は，時に不安のない人生

を夢見たり願ったりすることがあったところで，それでも彼らは正しい方向に向かっているといえるだろう。不安のコントロールや軽減がトリートメント目標ではない，とクライエントに断言する代わりに，我々は次の方法を提案したい。それは，セラピーの場を，不安と共に前進するための新たな方法を学ぶための機会として，一貫して位置づけるという方法である。それは，自らにとって重要な活動をするプロセスにおいて，不安そのものや不安の軽減という目標の存在を障害物とさせてしまわないということである。「あじわい」エクササイズや目標に向けた活動は，クライエントに対して，不安を体験する際の新しく，より柔軟な対応の仕方を学び，実践するための機会を提供する。我々の場合，クライエントからの不安の軽減に関しての問いには，あえて答えず未解決のままにしておくようにしている。クライエント自身の体験がやがてその答えを出すであろう。

行動療法としてのACTの前進

ACTはまさに行動療法の伝統を受け継ぐものであり，その伝統に背くようなものではない。ACTは，行動療法のムーヴメントのなかに，これまでとは根本的に異なった心理的健康観や人間の苦悩についてのモデルを組み込んでいる。そのうえで，ACTではトリートメントにおいて価値を置く目標に対して明確に焦点をあてる。すなわち，その目標とは，人のもつ価値，成長，および尊厳を促進することである。それは，人間の苦悩をノーマライズ（普通のことと捉える）し，臨床的な着眼点を「気分が良い，ゆえにより良い人生である」という方向から，「**より良い人生である，ゆえに気分が良い**」という方向へと向け直してくれる。

我々はどこまで先に進めるだろう

我々が解説してきたトリートメントのアジェンダは，不安障害に対する一般的なメインストリームのCBTとは根本的に異なっている。我々は，それをできる限りACTに沿ったものにしようとしてきた。同時に，我々は，新たな領域へと足を踏み込んでいるところでもある。ACTがまさに現在，開発中のものであることを我々は認識しているが，一方で，セラピ

ーにおける価値ある重要なことを我々はすでに摑んでいるとも考えている。行動療法のなかでも急速に成長してきているグループのセラピストたちも我々と同様のことを考えているようである[93]。

　症状と症候群に焦点をあてた変化のアジェンダは，精神医学のみならず行動療法をも特徴づけるようになってきた。ACT を含む第3世代の行動療法家は，それに対し異議を唱えているのである。ACT を含む第3世代の行動療法は，臨床的に有意で，クライエントの人生を変えるような幅広く機能的なアウトカムやプロセス志向の変化に焦点をあてており，アクセプタンスというのもそのようなプロセスのひとつである。セラピーを価値に沿った活動のためのものとして構造化することは，人生や目的の達成のために，思考や感情を変えるためのものとしてセラピーを構造化することとはかなり異なっている。こうしたムーヴメントは，いくつかの実証的な取り組みの領域にも進出しているが，研究者や臨床家らがどの程度までこの動きに同意して取り組んでいくかはまだ明らかにはなっていない。アクセプタンス，マインドフルネス，価値，選択，スピリチュアリティ，コミットメント，意味や目的，そういった概念の強調については，研究者や臨床家の一部にとっては，きっと，行動療法における非伝統的な概念に対する一時的な流行の再来としか見えないだろう。実際，そうである可能性もある。しかし，いくつかの理由によりその可能性は低いと我々は考えている。

ACT はいくつもの面で前進している

　第一に，ACT は，まさに人間の言語と認知の本質に焦点をあてた確固たる実証的基礎を備えている。それは，首尾一貫した哲学的および理論的基礎に由来するものであり，そこから導かれた確固たる行動の原理に基づいている（すなわち，機能的文脈主義と関係フレーム理論[101, 106]）。第1世代の行動療法における，その初期から現在に至る継続的な成功の多くをまさに踏み固めたのが，このボトムアップ的なアプローチなのだ。実際，不安の問題に対してのエクスポージャー・セラピーなど，この方式にしたがったトリートメントは，極めて奏功しており，現在もその影響力を維持している[8]。

　第二に，ACT における哲学的，理論的，および実証的基礎から紡ぎ出されたより糸は，極めて統合されたものであり，自ずとそこから応用技術

を生み出してきた。そして，ACT の応用プロセスとアウトカム研究は，現在急速に進んでおり，トリートメントの発展は，アクセプタンスに関わる基礎的，および概念的な研究領域での進歩と密接に結びついている[88]。こういった基礎と応用との強い結束は極めて稀なものであり，ACT のもつ実証的基盤は ACT のもつ大きな強みである。心理療法の一時的な流行は，たくさんの追従者を引きつけながらも，好ましいアウトカムが継続しないといった事態を生み出すものである。しかし，ACT のもつ特徴は，そうした事態から ACT を守ることになるだろう。

　第三に，ACT の研究やその応用に関わる多くの人々は，グローバルな交流をおこなっており，皆が親切で協力し合っている。その増え続けるメンバーは，同じ目的をもって，さまざまな情報を共有し，かなり専門的な情報交換までも可能としている。そのメンバーの誰もが人間の苦悩に対する理解と心理的健康の促進の向上にコミットメントをしているのである。そこで扱われる健康観のモデルは，まさに何度も述べてきたように，心理的苦悩やトリートメントの成功の判断に用いられるような健康や幸福，そして症状を基盤とした西洋的な見方とは著しく対照的なものである。ACT に関わるグループ全体が活気に満ち，精力的であり，独断的な教義を控えている。多くの研究者や実践家が，ACT をその限界まで高めようと取り組んでいるのだ。彼らは，我々と同じように間違いを犯すことにすらウィリングであり，どんな隠された意図ももってはいない。このレベルでのコミュニケーションは，比較的珍しく，非常に求められている形で科学と実践の統合的な前進を促している。

　最後に，ACT は行動療法である。ACT は，洋の東西を問わずさまざまな心理療法の技法を援用し，統合したものではある。しかし，その概念と実践の両側面において，ACT は心理学的な科学にしっかりと根差している。概念的なレベルで言えば，ACT は，言語行動やその他の行動に関しての分析を含んだ**「行動分析学」**における新たな発展から引き出され，それを利用したものである（詳細については文献 90 を参照）。また，実践的なレベルで言えば，ACT は，体験学習と，価値に関連した行動の変容と活性化に焦点をあてたものであり，それらは，優れた行動療法の実践がもつ特質でもある。行動療法は，厳密で実証的な検証に力を入れてきたことに大きな特徴があり，行動療法が顕著な成功を収め，発展し，影響力をもつに至った理由は，ひとつにはそこにある。ACT もこの行動療法の特

徴とまさに同じ特徴をもって発展してきた。ますます積み上げられてきている実証的な後ろ盾をもって，ACTのもつこうした起源と強みが，ACTにおける急速なペースでのさらなる進展に向けた，独自的で確固たる基盤を提供するものと期待される。

我々の未来

ACTを含めた第3世代の行動療法の将来は，これらのもつ実践的な有用性にかかっている。ACTのトリートメントに至っては，その実践はもちろんのこと，学ぶこと自体，容易なことではない。ACTにおける実証的な基盤は発展しつつあるものの，不安障害に対しての確立されたCBTと比べるとまだ予備的なものでしかない。そのことについては，我々は課題であると捉えており，同時に好機であるとも認識している。

発展し続ける実証的な基盤

ACTが今現在もっている力をこれからも維持し続けられるかどうかは，ACTが，セラピストとクライエントが納得できるようなアウトカムを生み出していけるかにかかっているだろう。臨床的なアウトカム研究についての包括的なレビュー[97]と*Behavior Therapy*誌（2004, Vol.35, Issue 4）の特集号で発表された多くの研究は，ACTが，うつ病，薬物乱用，慢性疼痛，摂食障害から，職場でのストレスやかなり深刻なケース（例：精神病性障害，文献5を参照）も含めたその他の問題まで，通常では考え難いほど広範な臨床的問題に対して有効な介入であることを明らかにしている。ACTはまた，OCD[188]や抜毛癖[189]などの，不安に関連した問題への有効性も証明されている。これまでのほとんどのアウトカム研究で示される主要な所見のひとつには，ACTが否定的な，あるいは望ましくない思考について，その信憑性を有意かつ急速に低下させるというものがある。興味深いことに，多くの場合，そのような思考やその他の望ましくない「症状」の頻度も低下するものの，そのような減少はアウトカムとしては標的にされてはいない。

アクセプタンス，脱フュージョン，およびウィリングネスなどのACT

の中核的プロセスを検討した研究のいくつかは，不安を対象として実施されてきた[51, 127, 141, 188]。これまでに発表された，ACTの構成要素に関するすべての研究は，いずれもが肯定的な結果を示している。また，そうしたすべての取り組みが，ACTが単に特定の症状のみに特化した狭い領域に対するトリートメント・パッケージではないという見方と一貫している。ACTはそれよりもずっと広範な対象に対するものなのである。Hayesが本書の序章で指摘しているように，ACTはひとつのモデルであり，アプローチであり，一連の関連し合う技術である。ACTに関するデータは，基礎的なプロセスから，実験的な精神病理学，トリートメント要素についてのボトムアップ的な研究，変化のプロセスの研究，そしてアウトカム研究といった範囲に及んでいる。それは，苦痛の核となっているプロセスを扱うことによって，人間の苦悩の核心を理解するよう計画されており，ACTが広範囲の心理的問題に効果的なのはまさにそのためである。

　我々が本書で概説してきたトリートメント・プログラムは，現在のところパッケージ全体としては実証的に検証されてはいないが，プロトコルに含まれるそれぞれの要素のほとんどが実証的に裏づけられている。そうした実証的な裏づけは，実験的な精神病理学的研究と臨床的アウトカム研究のいずれか，もしくは双方からなされている。このようにして本書で我々が述べているトリートメント技術とアプローチを支える実証的なデータは増え続けている。世界中のいくつもの場所で，今日，研究者らが構成要素の分析をおこなったり，変化のプロセスを試験したりして，実験的手法やランダム化比較試験（randomized clinical trials）によって精力的にACTを検証している。心理学的なコミュニティに対してこのACTのアプローチを提示する時期がやってきたのである。

　それらすべてのデータが必ずしも不安に関連した研究から得られたものではないが，それ自体は取り立てて問題ではない。なぜなら，ACTで扱う病理学的プロセス（例：体験の回避やコントロール）や，変化のプロセス（より高いアクセプタンス，ウィリングネス，脱フュージョン，および価値ある生き方）は，薬物乱用，うつ病，ないし慢性疼痛などの他の対象に対してと同様，不安に対してもあてはまるからである。人間の苦悩の現れ方は，人によって異なりはするものの，根底にある問題はそういった基礎的なプロセスを中心に展開する傾向にある。不安障害の領域において，この取り組みをさらに発展させるには，ACTのアプローチを，臨床家や

研究者らにとって扱いやすいひとつの技術にまとめあげる必要がある。そして次のステップでは，系統的な実証的検討が必要である。たとえば，我々は，現在UCLA（カリフォルニア大学ロサンゼルス校）で我々のプログラムを従来のCBTと比較するランダム化比較試験を行っており，ニューヨーク州のアルバニーでも関連した試験が近々始まる予定である。我々は，読者の中にも，単一のケースレポート，ないしその他の研究を通してこのトリートメントに関する取り組みを報告することで，この実証的な試みに寄与する読者が現れることを切に願っている。それを可能にするのが，本書の大きな目的のひとつである。

今後の課題

ACTの力を維持するうえでのACTのコミュニティが直面する課題は他にもある。たとえば，このトリートメントを含めACTのプログラムの基礎であると考えられている中核的なプロセスに関して，我々がそれを評価するための信頼できるアセスメント手段をもつことは随分先になりそうである。たとえば，体験の回避やアクセプタンスのアセスメントは，AAQ[102]によって測定され，改定版AAQの開発も取り組まれてはいるが（例：Frank Bond），いずれにせよ，それらは自己報告式のアセスメントに限定されている。アクセプタンスという概念が，自己報告という手段によってアセスメントされるのがベストであるかについては明らかではない。我々が考えるには，アクセプタンスや非アクセプタンスは活動，すなわち人々がおこなうことなのであって，活動について言及したり考えたりすることではない。そのため，アクセプタンスを行動的にアセスメントするための方法が今後必要であると我々は考えている。脱フュージョンに関してはそれほどでもないものの，マインドフルネスや価値においても測定に関する同様の問題が存在している。こうした主要な概念とプロセスをアセスメントするためのより適切で多目的な方法を開発する試みが進行中であるが，我々はまだそのアセスメント手法を手にしてはいないのだ。

ACTがマニュアル化可能であるか，また，されるべきかについてもいくらかの懸念がある。ACTをひとつのアプローチとして捉えている人々にあっては，マニュアル化には否定的であるだろう。我々を含め，ACTをそのアプローチによって導かれるひとつの技術として見ている人々は，

当然マニュアル化には賛同を示すであろう。我々は明らかに本書で示したトリートメントをマニュアル化するために労を惜しむことなく進んできた。我々は，この活動にはかなり苦戦しながらも，ACTを正しく理解しようとしてきた。ACTやその関連する技術について，それらを用いたいと願うセラピストが誰でもそれを利用しやすいものにする必要があるだろう。我々がそれに適う実用的なツールを提供できていれば嬉しい。ACTの普及を目指すという意味では，単にセミナーやワークショップを開催するだけでは十分とはいえない。もちろん，ACTについての要点を抑え，この領域における最新の情報を摑んでいくという意味では，読者にもACTのワークショップへの参加を勧めたい。一方で，やはり普及という観点からは，ワークショップの開催のみでは十分な費用対効果は期待できないこともあり，効率的ではないと我々は考えている。また，個々のセラピストが新たな心理療法の適用法を学ぶということを考えても，それで十分とはいえないだろう。

　今日，トリートメント・マニュアルは，かつてないほどに必要とされてきている。Barlowら[9]が提案しているように，こうしたマニュアルは簡潔で，使いやすいものである必要がある。そのために，不安障害の種類ごとに多様なプロトコルを構築するのではなく，すべての不安障害を対象とした単一のトリートメント原理に焦点をあてる必要があるのである。これはまさに，我々が本書のプロトコルで採用している統合的アプローチにあてはまる。国の助成金を受けた新たな心理療法をテストする臨床試験のなかでも，やはりマニュアルの使用が義務づけられている。マニュアルは，トリートメントが実証的に裏づけられたものとして考慮されるためにも必要である。そして，それらは普及の試みにも役立ち，トリートメント的な目的から見ても有用である。それが柔軟な形で用いられ，また明確な論拠や概念化に基づき用いられたならば，本書で我々が強調してきたように，マニュアルは，読者と読者のクライエントにとって，かなり有用であり，セラピーのアウトカムを向上させる傾向にあるといえる[173]。同時に，我々が提供しているプロトコルの解説に対し「書いてあるとおり」にしたがう必要性はないことを強調しておきたい。むしろ，本書に書かれたことを指針もしくは枠組みとして用いながら，読者とクライエントとの取り組みに生かしてほしい。現場でのその瞬間に留まりながら，我々の示したアプローチや技術を，その臨床に基づいて引き出していってほしい。決して，

その逆ではないのである。本書は読者が取り組んでいるクライエントに対してのトリートメントのアジェンダを設定するためのものではない。それでは，ACTに矛盾したものとなってしまい，望ましい臨床実践ではなくなってしまう。

展望

　違いをもたらすということが，まさに心理療法の意図するところである。本書は，人間の苦悩に直面するセラピストに対し，ACTを利用しやすくしようという精神のもとに考案された。その苦悩がセラピスト自身のものであれ，クライエントのものであれかまわない。本書は，不安や恐怖に苦しむ目の前のクライエントの人生に，読者が何らかの違いをもたらすのを支援すべく作成されたのである。読者とそのクライエントが引き起こそうとする変化は，非常に広範で徹底的なものである。想像してみてほしい。もしあなたがそれを達成すれば，そこで引き起こされた変化はクライエントの人生に広範な影響をもたらすことになるのである。その波及はさまざまな領域へと及ぶ。彼らの家族，仕事，人生から喜びや楽しみを引き出す能力，自由な活動，拡大された選択肢や機会，新たな友人関係，そしてより深い対人関係などへと広がるだろう。それは，我々のクライエントが人生を送り，喜びを見つけ，そして苦しみが最大の意味をもつ領域なのである。そのような領域においてクライエントがどう活動していくかは，彼らにとって何が一番重要であるか次第である。そして人生はセラピーが終わってからもずっと続いていくのである。活動とは，何もない真空の中で起こるものではない。私たちがどう生きるかで他の人にも影響を与えるのである。静かな水面に小石を投げ入れると，それが作り出した波紋は，小石が消えた後もいつまでもそこに残り，そして大きく広がっていく。セラピーもそうした小石と似たところがある。それは我々セラピストにとってのレガシー（遺産）であり，本書で示したトリートメント・プログラムで達成を目指したレガシーである。不安をもつクライエントのために我々が示したACTのアプローチはひとつの小石である。我々が願っているのは，クライエントが握りしめていた綱を手放し，代わって，その小石を自らの手で拾い上げることなのである。

付　録

付録A

Acceptance and Action Questionnaire (AAQ-Rev-19)

以下のそれぞれの記述があなたにとってどれくらいあてはまるかについて，それぞれの項目の隣にある数字に丸をつけてください。それぞれの評価には，以下1～7の得点を使ってください。

1	2	3	4	5	6	7
全くあてはまらない	ほぼあてはまらない	めったにあてはまらない	時々あてはまる	よくあてはまる	ほとんどいつもあてはまる	常にあてはまる

1. 何が正しいかわからないときでも，問題に対して対応できる。　1 2 3 4 5 6 7
2. 落ち込んだり，不安になったりすると，自分のすべきことができなくなる。　1 2 3 4 5 6 7
3. 気に入らない考えや感情について考えないようにすることで，それらを抑え込もうとする。　1 2 3 4 5 6 7
4. 落ち込んだり，不安になったりしても大丈夫である。　1 2 3 4 5 6 7
5. 不安や心配，感情をコントロールできるだろうかと不安になることはめったにない。　1 2 3 4 5 6 7
6. 何か大切なことをするためには，心配事をすべて解消しなければならない。　1 2 3 4 5 6 7
7. 自分の感情を恐れてはいない。　1 2 3 4 5 6 7
8. 落ち込んだり，不安になったりすることを必死に避けようとする。　1 2 3 4 5 6 7
9. 不安は悪いものである。　1 2 3 4 5 6 7
10. 気がかりなことがあっても，人生において自分の進むべき道を見定め前進することができると思う。　1 2 3 4 5 6 7
11. もしも人生における苦痛な体験すべてを魔法のように取り除くことができるのなら，実際にそうするだろう。　1 2 3 4 5 6 7
12. 私は人生をコントロールできている。　1 2 3 4 5 6 7
13. たとえ，ある課題にうんざりしても，最後までやり遂げることができる。　1 2 3 4 5 6 7
14. 心配することで成功が妨げられる可能性がある。　1 2 3 4 5 6 7
15. その時の感情にしたがって行動すべきである。　1 2 3 4 5 6 7
16. 一旦，何かをすると約束したら，たとえ後になって気分が乗らなくても，最後までやり遂げるだろう。　1 2 3 4 5 6 7
17. すでにしてしまったことや次どうすればいいかについて，よく頭を悩ませている。　1 2 3 4 5 6 7
18. 何かを否定的に評価した際に，それが単なる自分自身の反応であり，客観的な事実ではないということに大抵気がつける。　1 2 3 4 5 6 7
19. 自分と周囲を比べると，周囲のほとんどの人は，自分よりも人生にうまく対処しているように思う。　1 2 3 4 5 6 7

付録B

White Bear Suppression Inventory (WBSI)

以下の1〜5の得点を使って，それぞれの項目について，どれくらいあてはまるか丸をつけてください。

1	2	3	4	5
全くあてはまらない	ややあてはまらない	どちらともいえない	ややあてはまる	とてもあてはまる

1. できれば考えたくないことがある。　　　　　　　　　1 2 3 4 5
2. 時々，なぜ自分がそう考えているのか不思議に思う。　1 2 3 4 5
3. 考えが止められないことがある。　　　　　　　　　　1 2 3 4 5
4. 消すことのできないようなイメージが頭の中に浮かぶ。1 2 3 4 5
5. 考え事をしていると，頻繁にある1つの考えにいきつく。1 2 3 4 5
6. あることについて考えないようにできたらいいのにと思う。1 2 3 4 5
7. 時々，考えが先走ってしまい，それを止めたいと思う。1 2 3 4 5
8. 常に問題を頭の中から追い出そうとしている。　　　　1 2 3 4 5
9. ある考えが，頭の中に浮かび続ける。　　　　　　　　1 2 3 4 5
10. 考えが頭に浮かんでこないようにと，わざと忙しくし続けていることがある。1 2 3 4 5
11. 考えないようにしていることがある。　　　　　　　　1 2 3 4 5
12. 時々，考えることを本当に止めたいと願う。　　　　　1 2 3 4 5
13. 考えから気を逸らすために何かをすることが多い。　　1 2 3 4 5
14. 考えないようにしていることを考えてしまうことが多い。1 2 3 4 5
15. 人には言えないことをたくさん考えている。　　　　　1 2 3 4 5

付録C

Mindfulness Attention Awareness Scale (MAAS)

以下の1〜6の得点を使って，それぞれの項目についてどの程度あてはまるか丸をつけてください．

1	2	3	4	5	6
ほぼ常にあてはまる	とてもよくあてはまる	よくあてはまる	たまにあてはまる	ごくたまにあてはまる	ほぼ全くあてはまらない

1. 何らかの感情を体験しても，後になるまで気づかないでいることがある。 1 2 3 4 5 6
2. 不注意だったり意識が足りなかったり，あるいは他のことを考えていたがために，物を壊してしまったり，何かをこぼしてしまったりすることがある。 1 2 3 4 5 6
3. 今現在起きていることに注意を向け続けるのが難しいと感じる。 1 2 3 4 5 6
4. 道を歩きながら，そのときの体験に注意を払うことなく，ただ目的地へ向かってせかせかと歩きがちである。 1 2 3 4 5 6
5. 自分の身体の緊張や不快の存在について，それらがかなり強くなってはじめて気づく。 1 2 3 4 5 6
6. 聞いてもすぐに人の名前を忘れてしまう。
7. 自分のしていることに対しての自覚が薄く，自分が「自動的に」動いているような感じがする。 1 2 3 4 5 6
8. 十分な注意を払わずに，急ぐように作業を終わらせる。 1 2 3 4 5 6
9. 達成したい目標を意識しすぎて，そこに向かう過程で自分自身が今していることに対しての意識を失ってしまう。 1 2 3 4 5 6
10. 自分のしていることを十分意識できないまま，機械的に仕事や課題に取り組む。 1 2 3 4 5 6
11. 人の話を聞きながら，関係のないことをしていることがある。 1 2 3 4 5 6
12. あたかも「自動操縦」のような状態で乗り物を運転して出かけ，着いてからなぜここに来たのだろうと考えることがある。 1 2 3 4 5 6
13. 将来や過去のことに気をとられていることがある。 1 2 3 4 5 6
14. 十分な注意を払わずに，ものごとをおこなっていることがある。 1 2 3 4 5 6
15. 食べることを意識せずに食べ物を口に入れていることがある。 1 2 3 4 5 6

文　献

1) American Psychiatric Association (2000). *Diagnostic and statistical manual of mental disorders* (4th ed.). Washington, DC: Author.
2) Antony, M. M., & Barlow, D. H. (2002). Specific phobias. In D. H. Barlow (Ed.), *Anxiety and its disorders: The nature and treatment of anxiety and panic* (2nd ed.) (pp. 380-417). New York: Guilford Press.
3) Antony, M. M., Orsillo, S. M., & Roemer, L. (2001). *Practitioner's guide to empirically based measures of anxiety*. New York: Kluwer Academic/Plenum.
4) Ascher, L. M. (1989). Paradoxical intention and recursive anxiety. In L. M. Ascher (Ed.), *Therapeutic paradox* (pp. 93-136). New York: Guilford.
5) Bach, P., & Hayes, S. C. (2002). The use of Acceptance and Commitment Therapy to prevent the rehospitalization of psychotic patients: A randomized controlled trial. *Journal of Consulting and Clinical Psychology, 70* (5), 1129-1139.
6) Barlow, D. H. (1988). *Anxiety and its disorders: The nature and treatment of anxiety and panic*. New York: Guilford Press.
7) Barlow, D. H. (2001). *Clinical handbook of psychological disorders: A step-by-step treatment manual* (3rd ed.). New York: Guilford.
8) Barlow, D. H. (2002). *Anxiety and its disorders: The nature and treatment of anxiety and panic* (2nd ed.). New York: Guilford Press.
9) Barlow, D. H., Allen, L. B., & Choate, M. L. (2004). Toward a unified treatment for emotional disorders. *Behavior Therapy, 35*, 205-230.
10) Barlow, D. H., & Durand, V. M. (2004). *Essentials of abnormal psychology* (4th ed.). New York: Wadsworth.
11) Barlow, D. H., Gorman, J. M., Shear, M. K., & Woods, S. W. (2000). Cognitive-behavioral therapy, imipramine, or their combination for panic disorder: A randomized controlled trial. *Journal of the American Medical Association, 283*, 2529-2536.
12) Beck, A. T., & Emery, G. (1985). *Anxiety disorders and phobias: A cognitive perspective*. New York: Basic Books.
13) Becker, C. B., & Zayfert, C. (2001). Integrating DBT-based techniques and concepts to facilitate treatment for PTSD. *Cognitive and Behavioral Practice, 8*, 107-122.
14) Biglan, A., & Hayes, S. C. (1996). Should the behavioral sciences become more pragmatic? The case for functional contextualism in research on human behavior. *Applied and Preventive Psychology: Current Scientific Perspectives, 5*, 47-57.
15) Bishop, S. R., Lau, M., Shapiro, S., Carlson, L., Anderson, N., Carmody, J., et al. (2004). Mindfulness: A proposed operationalized definition. *Clinical Psychology: Science and Practice, 11*, 230-241.
16) Blackledge, J. T., & Hayes, S. C. (2001). Emotion regulation in Acceptance and Commitment Therapy. *JCLP/In Session: Psychotherapy in Practice, 57*, 243-255.
17) Bond, F. W. & Bunce, D. (2000). Mediators of change in emotion-focused and problem-focused worksite stress management interventions. *Journal of Occupational Health Psychology, 5*, 156-163.
18) Bond, F. W., & Bunce, D. (2003). The role of acceptance and job control in mental health, job satisfaction, and work performance. *Journal of Applied Psychology, 88*, 1057-1067.

19) Borkovec, T. D., Alcaine, O., & Behar, E. (2004). Avoidance theory of worry and generalized anxiety disorder. In R. G. Heimberg, C. L. Turk & D. S. Mennin (Eds.), *Generalized anxiety disorder: Advances in research and practice* (pp. 77-108). New York: Guilford Press.
20) Borkovec, T. D., & Newman, M. G. (1998). Worry and generalized anxiety disorder. In A. S. Bellack & M. Hersen (Series Eds.), *Comprehensive Clinical Psychology* (Vol. 6, pp. 439-459). New York: Elsevier.
21) Bouton, M. E., Mineka, S., & Barlow, D. H. (2001). A modern learning theory perspective on the etiology of panic disorder. *Psychological Review, 108*, 4-32.
22) Boyer, W. (1995). Serotonin uptake inhibitors are superior to imipramine and alprazolam in alleviating panic attacks: A meta-analysis. *International Journal of Clinical Psychopharmacology, 10*, 45-49.
23) Brown, K. W., & Ryan, R. M. (2003). The benefits of being mindful: Mindfulness and its role in psychological well-being. *Journal of Personality and Social Psychology, 84*, 822-848.
24) Brown, T. A., & Barlow, D. H. (2002). Classification of anxiety and mood disorders. In D. H. Barlow (Ed.), *Anxiety and its disorders: The nature and treatment of anxiety and panic* (2nd ed.) (pp. 292-327). New York: Guilford Press.
25) Brown, T. A., DiNardo, P. A., & Barlow, D. H. (1994). *Anxiety Disorders Interview Schedule for DSM-IV*. Boulder, CO: Graywind.
26) Centers for Disease Control and Prevention (2002). *Web-based Injury Statistics Query and Reporting System (WISQARS) [Online]*. National Center for Injury Prevention and Control, Centers for Disease Control and Prevention. Available from: URL: www.cdc.gov/ ncipc/wisqars.
27) Chambless, D. L., & Gracely, E. J. (1989). Fear of fear and the anxiety disorders. *Cognitive Therapy and Research, 13*, 9-20.
28) Chödrön, P. (2001). *The places that scare you*. Boston: Shambhala.
29) Chorpita, B. F., & Barlow, D. H. (1998). The development of anxiety: The role of control in the early environment. *Psychological Bulletin, 124*, 3-21.
30) Cioffi, D., & Holloway, J. (1993). Delayed costs of suppressed pain. *Journal of Personality and Social Psychology, 64*, 274-282.
31) Clark, D. M., Ball, S., & Pape, D. (1991). An experimental investigation of thought suppression. *Behaviour Research and Therapy, 29*, 253-257.
32) Clum, G. A., Clum, G. A., & Surls, R. (1993). A meta-analysis of treatments for panic disorder. *Journal of Consulting and Clinical Psychology, 61*, 317-326.
33) Cottraux, J., Note, I., Cungi, C., Legeron, P., Heim, F., Chneiweiss, L., et al. (1995). A controlled study of cognitive behaviour therapy with buspirone or placebo in panic disorder with agoraphobia. *British Journal of Psychiatry, 167*, 635-641.
34) Cox, B. J., Endler, N.S., Lee, P.S., & Swinson, R.P. (1992). A meta-analysis of treatments for panic disorder with agoraphobia: Imipramine, alprazolam, and in vivo exposure. *Journal of Behaviour Therapy and Experimental Psychiatry, 23*, 175-182.
35) Cox, B. J., Swinson, R. P., Norton, G. R., & Kuch, K. (1991). Anticipatory anxiety and avoidance in panic disorder with agoraphobia. *Behaviour Research and Therapy, 29*, 363-365.
36) Craske, M. G. (1991). Phobic fear and panic attacks: The same emotional states triggered by different cues? *Clinical Psychology Review, 11*, 599-620.
37) Craske, M. G. (1999). *Anxiety disorders: Psychological approaches to theory and treatment*. Boulder, CO: Westview Press.
38) Craske, M. G. (2003). *Origins of phobias and anxiety disorders: Why women more than men?* Amsterdam: Elsevier.

39) Craske, M. G. (2005). *Cognitive-behavioral treatment of anxiety disorders.* Unpublished treatment manual. Available from the author at Department of Psychology, University of California at Los Angeles.
40) Craske, M. G., Antony, M. M., & Barlow, D. H. (1997). *Mastery of your specific phobia.* Boulder, CO: Graywind.
41) Craske, M. G., & Barlow, D. H. (2000). *Mastery of your anxiety and panic, 3rd ed. (MAP III).* Boulder, CO: Graywind.
42) Craske, M. G., Miller, P. P., Rotunda, R., & Barlow, D. H. (1990). A descriptive report of features of initial unexpected panic attacks in minimal and extensive avoiders. *Behaviour Research and Therapy, 28,* 395-400.
43) Craske, M. G., Rowe, M., Lewin, M., & Noriega-Dimitri, R. (1997). Interoceptive exposure versus breathing retraining within cognitive-behavioural therapy for panic disorder with agoraphobia. *British Journal of Clinical Psychology, 36,* 85-99.
44) Craske, M. G., Street, L., & Barlow, D. H. (1989). Instructions to focus upon or distract from internal cues during exposure treatment of agoraphobic avoidance. *Behaviour Research and Therapy, 27,* 663-672.
45) Dahl, J. (in press). *Living beyond your pain.* Oakland, CA: New Harbinger Publications.
46) Dahl, J., Wilson, K. G., & Nilsson, A. (2004). Acceptance and commitment therapy and the treatment of persons at risk for long-term disability resulting from stress and pain symptoms: A preliminary randomized trial. *Behavior Therapy, 35,* 785-802.
47) Davis, M. D., Eshelman, E. R., & McKay, M. (2000). *The relaxation and stress reduction workbook* (5th ed.). Oakland, CA: New Harbinger Publications.
48) Denollet, J., Sys, S. U., Stoobant, N., Rombouts, H., Gillebert, T. C., & Brutsaert, D. L. (1996). Personality as an independent predictor of long-term mortality in patients with coronary heart disease. *The Lancet, 347,* 417-421.
49) Dollard, J., & Miller, N. E. (1950). *Personality and psychotherapy: An analysis in terms of learning, thinking, and culture.* New York: McGraw-Hill.
50) Eaton, W. W., Dryman, A., & Weissman, M. M. (1991) Panic and phobia. In L. N. Robins, & D. A. Regier (Eds.), *Psychiatric disorders in America: The epidemiologic catchment area study* (pp. 155-179). New York: The Free Press.
51) Eifert, G. H., & Heffner, M. (2003). The effects of acceptance versus control contexts on avoidance of panic-related symptoms. *Journal of Behavior Therapy and Experimental Psychiatry, 34,* 293-312.
52) Eifert, G. H., & Wilson, P. H. (1991). The triple response approach to assessment: A conceptual and methodological appraisal. *Behaviour Research and Therapy, 29,* 283-292.
53) Eifert, G. H., & Zvolensky, M. J. (2004). Somatoform disorders and psychological factors in physical health and illness. In J. E. Maddux & B. A. Winstead (Eds.), *Psychopathology: Contemporary issues, theory, and research* (p. 281-300). Hillsdale, NJ: Erlbaum.
54) Eifert, G. H., Zvolensky, M. J., & Lejuez, C. W. (2000). Heart-focused anxiety and chest pain: A conceptual and clinical review. *Clinical Psychology: Science and Practice, 7,* 403-417.
55) Ellis, A. (2004). *The road to tolerance: The philosophy of rational emotive behavior therapy.* Amherst, NY: Prometheus.
56) Ellis, A., & Robb, H. (1994). Acceptance in rational-emotive therapy. In S. C. Hayes, N. S. Jacobson, V. M. Follette, & M. J. Dougher (Eds.), *Acceptance and change: Content and context in psychotherapy* (pp. 91-102). Reno, NV: Context Press.
57) Eysenck, H. J. (1987). Behavior therapy. In H. J. Eysenck & I. Martin (Eds.), *Theoretical foundations of behavior therapy* (pp. 3-34). New York: Plenum.
58) Feldner, M. T., Zvolensky, M. J., Eifert, G. H., & Spira, A. P. (2003). Emotional avoidance: An experimental test of individual differences and response suppression during biological challenge. *Behaviour Research and Therapy, 41,* 403-411.

59) First, M. B., Spitzer, R. L., Gibbon, M., & Williams, J. B. W. (1996). *Structured Clinical Interview for DSM-IV Axis I Disorders, Clinician Version* (SCID-CV). Washington, DC: American Psychiatric Press.
60) Foa, E. B., & Emmelkamp, P. M. G. (1983). *Failures in behavior therapy.* New York: Wiley.
61) Foa, E. B., & Kozak, M. J. (1997a). Beyond the efficacy ceiling? Cognitive behavior therapy in search of a theory. *Behavior Therapy, 28,* 601-611.
62) Foa, E. B., & Kozak, M. J. (1997b). *Mastery of obsessive-compulsive disorder (OCD): A cognitive-behavioral approach.* Boulder, CO: Graywind.
63) Folke F., & Parling, T. (2004). *Acceptance and Commitment Therapy in group format for individuals who are unemployed and on sick leave suffering from depression: A randomized controlled trial.* Thesis, University of Uppsala, Uppsala, Sweden.
64) Forsyth, J. P. (2000). A process-oriented behavioral approach to the etiology, maintainance, and treatment of anxiety-related disorders. In M. J. Dougher (Ed.), *Clinical behavior analysis* (pp. 153-180). Reno, NV: Context Press.
65) Forsyth, J. P., Daleiden, E., & Chorpita, B. F. (2000). Response primacy in fear conditioning: Disentangling the contributions of the UCS vs. the UCR. *The Psychological Record, 50,* 17-33.
66) Forsyth, J. P., & Eifert, G. H. (1996). The language of feeling and the feeling of anxiety: Contributions of the behaviorisms toward understanding the function-altering effects of language. *The Psychological Record, 46,* 607-649.
67) Forsyth, J. P., & Eifert, G. H. (1998a). Phobic anxiety and panic: An integrative behavioral account of their origin and treatment. In J. J. Plaud & G. H. Eifert (Eds.), *From Behavior Theory to Behavior Therapy* (pp. 38-67). Needham, MA: Allyn & Bacon.
68) Forsyth, J. P., & Eifert, G. H. (1998b). Response intensity of systemic alarms in content-specific fear conditioning: Comparing 20% versus 13% CO_2-enriched air as a UCS. *Journal of Abnormal Psychology, 107,* 291-304.
69) Forsyth, J. P., Eifert, G. H., & Barrios, V. (in press). Fear conditioning research as a clinical analogue. In M. G. Craske, D. Hermans, & D. Vansteenwegen (Eds.), *Fear and learning: Basic science to clinical application.* Washington, DC: American Psychological Association.
70) Forsyth, J. P., Eifert, G. H., & Thompson, R. N. (1996). Systemic alarms in fear conditioning— II: An experimental methodology using 20% CO_2 inhalation as a UCS. *Behavior Therapy, 27,* 391-415.
71) Forsyth, J. P., Parker, J. D., & Finlay, C. G. (2003). Anxiety sensitivity, controllability, and experiential avoidance and their relation to drug of choice and addiction severity in a residential sample of substance-abusing veterans. *Addictive Behaviors, 28,* 851-870.
72) Freud, S. (1920). *Introductory lectures on psychoanalysis.* New York: Norton.
73) Friman, P. C., Hayes, S. C., & Wilson, K. G. (1998). Why behavior analysts should study emotion: The example of anxiety. *Journal of Applied Behavior Analysis, 31,* 137-156.
74) Gaudiano, B. A., & Herbert, J. D. (in press). Acute treatment of inpatients with psychotic symptoms using Acceptance and Commitment Therapy. *Behaviour Research and Therapy.*
75) Gifford, E. V., Kohlenberg, B. S., Hayes, S. C., Antonuccio, D. O., Piasecki, M. M., Rasmussen-Hall, M. L., & et al. (2004). Applying a functional acceptance based model to smoking cessation: An initial trial of Acceptance and Commitment Therapy. *Behavior Therapy, 35,* 689-705.
76) Gold, D. B., & Wegner, D. M. (1995). Origins of ruminative thought: Trauma, incompleteness, nondisclosure, and suppression. *Journal of Applied Social Psychology, 25,* 1245-1261.

77) Greco, L. A., & Eifert, G. H. (2004). Treating parent-adolescent conflict: Is acceptance the missing link for an integrative family therapy? *Cognitive and Behavioral Practice, 11,* 305-314.
78) Greenberg, L. (1994). Acceptance in experiential therapy. In S. C. Hayes, N. S. Jacobson, V. M. Follette, & M. J. Dougher (Eds.), *Acceptance and change: Content and context in psychotherapy* (pp. 53-67). Reno, NV: Context Press.
79) Gregg, J. (2004). *Development of an acceptance-based treatment for the self-management of diabetes.* Unpublished doctoral dissertation, University of Nevada, Reno.
80) Gross, J. J. (1998). Antecedent and response-focused emotion regulation. *Journal of Personality and Social Psychology, 74,* 224-237.
81) Gross, J. J. (2002). Emotion regulation: Affective, cognitive, and social consequences. *Psychophysiology, 39,* 281-291.
82) Gross, J. J., & Levenson, R. W. (1997). Hiding feelings: The acute effects of inhibiting negative and positive emotion. *Journal of Abnormal Psychology, 106,* 95-103.
83) Gutiérrez, O., Luciano, C., Rodríguez, M., & Fink, B. C. (2004). Comparison between an acceptance-based and a cognitive-control-based protocol for coping with pain. *Behavior Therapy, 35,* 767-784.
84) Hand-Boniakowski, J. (1997). Hope. *Metaphoria,* Vol. 4, No. 7, Issue 43. Retrieved on January 13, 2005, from http://www.metaphoria.org/ac4t9703.html
85) Hayes, S. C. (1993). Analytic goals and the varieties of scientific contextualism. In S. C. Hayes, L. J. Hayes, H. W. Reese, & T. R. Sarbin (Eds.), *Varieties of scientific contextualism* (pp. 11-27). Reno, NV: Context Press.
86) Hayes, S. C. (1994). Content, context, and the types of psychological acceptance. In S. C. Hayes, N. S. Jacobson, V. M. Follette, & M. J. Dougher (Eds.), *Acceptance and change: Content and context in psychotherapy* (pp. 13-32). Reno, NV: Context Press.
87) Hayes, S. C. (2002). Acceptance, mindfulness, and science. *Clinical Psychology: Science and Practice, 9,* 101-106.
88) Hayes, S. C. (2004a). Acceptance and Commitment Therapy and the new behavior therapies: Mindfulness, acceptance, and relationship. In S. C. Hayes, V. M., Follette, & M. Linehan (Eds.), *Mindfulness and acceptance: Expanding the cognitive-behavioral tradition* (pp. 1-29). New York: Guilford Press.
89) Hayes, S. C. (2004b). Acceptance and Commitment Therapy, Relational Frame Theory, and the third wave of behavior therapy. *Behavior Therapy, 35,* 639-665.
90) Hayes, S. C., Barnes-Holmes, D., & Roche, B. (2001). *Relational frame theory: A post-Skinnerian account of human language and cognition.* New York: Kluwer-Plenum.
91) Hayes, S. C., Bissett, R., Korn, Z., Zettle, R. D., Rosenfarb, I., Cooper, L., et al. (1999). The impact of acceptance versus control rationales on pain tolerance. *The Psychological Record, 49,* 33-47.
92) Hayes, S. C., Bissett, R., Roget, N., Padilla, M., Kohlenberg, B. S., Fisher, G., Masuda, A., Pistorello, J., Rye, A. K., Berry, K., & Niccolls, R. (2004). The impact of acceptance and commitment training and multicultural training on the stigmatizing attitudes and professional burnout of substance abuse counselors. *Behavior Therapy, 35,* 821-835.
93) Hayes, S. C., Follette, V. M., & Linehan, M. M. (Eds.). (2004). *Mindfulness and acceptance: Expanding the cognitive behavioral tradition.* New York: Guilford Press.
94) Hayes, S. C., Hayes, L. J., Reese, H. W., & Sarbin, T. R. (Eds.). (1993). *Varieties of scientific contextualism.* Reno, NV: Context Press.
95) Hayes, S. C., Jacobson, N. S., Follette, V. M., & Dougher, M. J. (Eds.). (1994). *Acceptance and change: Content and context in psychotherapy.* Reno, NV: Context Press.
96) Hayes, S. C., Luoma, J., Bond, F., & Masuda, A. (in press). Acceptance and Commitment Therapy: Model, processes, and outcomes. *Behaviour Research and Therapy.*

97) Hayes, S. C., Masuda, A., Bissett, R., Luoma, J., & Guerrero, L. F. (2004). DBT, FAP, and ACT: How empirically oriented are the new behavior therapy technologies? *Behavior Therapy, 35,* 35-54.
98) Hayes, S. C., & Pankey, J. (2003). Psychological acceptance. In W. T. O'Donohue, J. E. Fisher, & S. C. Hayes (Eds.), *Cognitive behavior therapy: Applying empirically supported techniques in your practice* (pp. 4-9). New York: Wiley.
99) Hayes, S. C., & Shenk, C. (2004). Operationalizing mindfulness without unnecessary attachments. *Clinical Psychology: Science and Practice, 11,* 249-254.
100) Hayes, S. C., & Strosahl, K. D. (Eds.).(2004). *A Practical Guide to Acceptance and Commitment Therapy.* New York: Springer-Verlag.
101) Hayes, S. C., Strosahl, K. D., & Wilson, K. G. (1999). *Acceptance and Commitment Therapy: An experiential approach to behavior change.* New York: Guilford Press.
102) Hayes, S. C., Strosahl, K., Wilson, K. G., Bissett, R. T., Pistorello, J., Toarmino, D., et al. (2004). The Acceptance and Action Questionnaire (AAQ) as a measure of experiential avoidance. *The Psychological Record, 54,* 553-578.
103) Hayes, S. C., & Wilson, K. G. (1994). Acceptance and commitment therapy: Altering the verbal support for experiential avoidance. *The Behavior Analyst, 17,* 289-303.
104) Hayes, S. C., & Wilson, K. G. (2003). Mindfulness: Method and process. *Clinical Psychology: Science and Practice, 10,* 161-165.
105) Hayes, S. C., Wilson, K., Afari, N., & McCurry, S. (1990, November). *The use of Acceptance and Commitment Therapy in the treatment of agoraphobia.* Paper presented at the meeting of the Association for Advancement of Behavior Therapy, San Francisco.
106) Hayes, S. C., Wilson, K. G., Gifford, E. V., Bissett, R., Piasecki, M., Batten, S. V., et al. (2004). A randomized controlled trial of twelve-step facilitation and acceptance and commitment therapy with polysubstance abusing methadone maintained opiate addicts. *Behavior Therapy, 35,* 667-688.
107) Hayes, S. C., Wilson, K. G., Gifford, E. V., Follette, V. M., & Strosahl, K. (1996). Experiential avoidance and behavioral disorders: A functional dimensional approach to diagnosis and treatment. *Journal of Consulting and Clinical Psychology, 64,* 1152-1168.
108) Heffner, M., & Eifert, G. H. (2004). *The anorexia workbook: How to accept yourself, heal suffering, and reclaim your life.* Oakland, CA: New Harbinger Publications.
109) Heffner, M., Eifert, G. H., Parker, B. T., Hernandez, D. H., & Sperry, J. A. (2003). Valued directions: Acceptance and Commitment Therapy in the treatment of alcohol dependence. *Cognitive and Behavioral Practice, 10,* 379-384.
110) Heffner, M., Greco, L. A., & Eifert, G. H. (2003). Pretend you are a turtle: Children's responses to metaphorical and literal relaxation instructions. *Child Family and Behavior Therapy, 25,* 19-33.
111) Heffner, M., Sperry, J., Eifert, G. H., & Detweiler, M. (2002). Acceptance and Commitment Therapy in the treatment of an adolescent female with anorexia nervosa: A case study. *Cognitive and Behavioral Practice, 9,* 232-236.
112) Heide, F. J., & Borkovec, T. D. (1983). Relaxation-induced anxiety: Paradoxical anxiety enhancement due to relaxation training. *Journal of Consulting and Clinical Psychology, 51,* 171-182.
113) Heimberg, R. G., Juster, H. R., Brown, E. J., Holle, C., Schneier, F. R., & Gitow, A. (1994, November). *Cognitive-behavioral versus pharmacological treatment of social phobia: Posttreatment and follow-up effects.* Paper presented at the Annual Meeting of the Association for Advancement of Behaviour Therapy, San Diego, CA.
114) Hennessey, T. M., Rucker, W. B., & McDiarmid, C. G. (1979). Classical conditioning in paramecia. *Animal Learning and Behavior, 7,* 417-423.
115) Herrigel, E. (1953). *Zen in the art of archery.* New York: Random House.

116) Hollon, S. D., & Kendall, P. C. (1980). Cognitive self-statements in depression: Development of an Automatic Thoughts Questionnaire. *Cognitive Therapy and Research, 4*, 383-395.
117) Hofmann, S. G., & Barlow, D. H. (2002). Social phobia. In D. H. Barlow (Ed.), *Anxiety and its disorders: The nature and treatment of anxiety and panic* (2nd ed.) (pp. 454-476). New York: Guilford Press.
118) Hopko, D. R., Hopko, S. D., & Lejuez, C. W. (2004). Behavioral activation as an intervention for co-existent depressive and anxiety symptoms. *Clinical Case Studies, 3*, 37-48.
119) Hopko, D. R., Lejuez, C. W., Ruggiero, K. J., & Eifert, G. H. (2003). Behavioral activation as a treatment for depression: Procedures, principles, and progress. *Clinical Psychology Review, 23*, 699-717.
120) Jacobson, N. S., Christensen, A., Prince, S. E., Cordova, J., & Eldridge, K. (2000). Integrative behavioral couple therapy: An acceptance-based, promising new treatment for couple discord. *Journal of Consulting and Clinical Psychology, 68*, 351-355.
121) Jaycox, L. H., & Foa, E. B. (1998). Post-traumatic stress disorder. In A. S. Bellack & M. Hersen (Series Eds.), *Comprehensive Clinical Psychology* (Vol. 6, pp. 499-517). New York: Elsevier.
122) Juster, H. R., & Heimberg, R. G. (1998). Social phobia. In A. S. Bellack & M. Hersen (Series Eds.), *Comprehensive Clinical Psychology* (Vol. 6, pp. 475-498). New York: Elsevier.
123) Kabat-Zinn, J. (1990). *Full catastrophe living: Using the wisdom of your body and mind to face stress, pain, and illness.* New York: Delacorte.
124) Kabat-Zinn, J. (2005). *Coming to our senses: Healing ourselves and the world through mindfulness.* New York: Hyperion.
125) Karekla, M. (2004). *A comparison between acceptance-enhanced panic control and panic control treatment for panic disorder.* University of Albany, SUNY, Albany, New York. Unpublished Doctoral Dissertation.
126) Karekla, M., & Forsyth, J. P. (2004, November). A comparison between acceptance-enhanced cognitive behavioral and Panic Control Treatment for panic disorder. In S. M. Orsillo (Chair), *Acceptance-based behavioral therapies: New directions in the treatment development across the diagnostic spectrum.* Paper presented at the 38th annual meeting of the Association for Advancement of Behavior Therapy, New Orleans, LA.
127) Karekla, M., Forsyth, J. P., & Kelly, M. M. (2004). Emotional avoidance and panicogenic responding to a biological challenge procedure. *Behavior Therapy, 35*, 725-746.
128) Kasvikis, Y., & Marks, I. (1988). Clomipramine, self-exposure, and therapist-accompanied exposure in obsessive-compulsive ritualizers: Two-year follow-up. *Journal of Anxiety Disorders, 2*, 291-298.
129) Kessler, R. C., McGonagle, K. A., Zhao, S., Nelson, C. B., Hughes, M., Eshleman, S., et al. (1994). Lifetime and 12-month prevalence of DSM-III-R psychiatric disorders in the United States: Results from the National Comorbidity Study. *Archives of General Psychiatry, 51*, 8-19.
130) Khan, A., Leventhal, R. M., Khan, S., & Brown, W. A. (2002). Suicide risk in patients with anxiety disorders: A meta-analysis of the FDA database. *Journal of Affective Disorders, 68*, 183-190.
131) Kohlenberg, R. J., & Tsai, M. (1991). *Functional analytic psychotherapy: Creating intense and curative relationships.* New York: Plenum.
132) Koster, E. H., Rassin, E. G., Crombez, G., & Näring, G. W. (2003). The paradoxical effects of suppressing anxious thoughts during imminent threat. *Behaviour Research and Therapy, 41*, 1113-1120

133) Lang, P. J. (1993). The network model of emotion: Motivational connections. In R. S. Wyer & T. K. Srull (Eds.), *Perspectives on anger and emotion: Advances in social cognition* (Vol. 6, pp. 109-133). Hillsdale, NJ: Erlbaum.
134) Lavy, E. H., & van den Hout, M. A. (1990). Thought suppression induces intrusions. *Behavioural Psychotherapy, 18*, 251-258.
135) Leary, M. R. (1986). Affective and behavioral consequences of shyness: Implications for theory, measurement, and research. In W. H. Jones, J. M. Cheek, & S. R. Briggs (Eds.), *Shyness: Perspectives on research and treatment* (pp. 27-38). New York: Plenum.
136) LeDoux, J. E. (1996) *The Emotional Brain.* New York: Simon and Schuster.
137) LeDoux, J. E. (2000) Emotion circuits in the brain. *Annual Review of Neuroscience, 23*, 155-184.
138) Lejuez, C. W., Eifert, G. H., Zvolensky, M. J., & Richards, J. B. (2000). Preference between predictable and unpredictable administrations of 20% carbon dioxide–enriched air: Implications for understanding the etiology of panic disorder. *Journal of Experimental Psychology: Applied, 6*, 349-358.
139) Lejuez, C. W., Hopko, D. R., & Hopko, S. D. (2001). A brief behavioral activation treatment for depression: Treatment manual. *Behavior Modification, 25*, 255-286.
140) Lejuez, C. W., Hopko, D. R., & Hopko, S. D. (2002). *The brief behavioral activation treatment for depression (BATD): A comprehensive patient guide.* Boston: Pearson Custom Publishing.
141) Levitt, J. T., Brown, T. A., Orsillo, S. M., & Barlow, D. H. (2004). The effects of acceptance versus suppression of emotion on subjective and psychophysiological response to carbon dioxide challenge in patients with panic disorder. *Behavior Therapy, 35*, 747-766.
142) Linehan, M. M. (1993). *Skills training manual for treating borderline personality disorder.* New York: Guilford Press.
143) Linehan, M. M. (1994). Acceptance and change: The central dialectic in psychotherapy. In S. C. Hayes, N. S. Jacobson, V. M. Follette, & M. J. Dougher (Eds.), *Acceptance and change: Content and context in psychotherapy* (pp. 73-86). Reno, NV: Context Press.
144) Luckingham Fable, J. (1998). *Some thoughts about resistance.* Fairfield, CT: Center for Transformational Psychotherapy. Available at http:/www. Forhealing.org/resistance.html
145) Marks, I. M. (1979). Conditioning models for clinical syndromes are out of date. *The Behavioral and Brain Sciences, 2*, 175-177.
146) Masuda, A., Hayes, S. C., Sackett, C. F., & Twohig, M. P. (2004). Cognitive defusion and self-relevant negative thoughts: Examining the impact of a ninety year old technique. *Behaviour Research and Therapy, 42*, 477-485.
147) McCracken, L. M, Vowles, K. E., & Eccleston, C. (in press). Acceptance-based treatment for persons with complex, long-standing chronic pain: A preliminary analysis of treatment outcome in comparison to a waiting phase. *Behaviour Research and Therapy.*
148) McDowell, J. J. (1982). The importance of Hernstein's mathematical statement of the law of effect for behavior therapy. *American Psychologist, 37*, 771-779.
149) Mennin, D. S., Heimberg, R. G., Turk, C. L., & Fresco, D. M. (2002). Applying an emotion regulation framework to integrative approaches to generalized anxiety disorder. *Clinical Psychology: Science and Practice, 9*, 85-90.
150) Menzies, R. G., & Clarke, J. C. (1995). The etiology of phobias: A nonassociative account. *Clinical Psychology Review, 15*, 23-48.
151) Mower, O. H. (1939). A stimulus-response analysis of anxiety and its role as a reinforcing agent. *Psychological Review, 46*, 553-565.
152) Mower, O. H. (1960). *Learning theory and behavior.* New York: Wiley.

153) Nardone, G., & Watzlawick, P. (1993). Clinical practice, processes, and procedures. In G. Nardone & P. Watzlawick (Eds.), *The art of change* (pp. 45-72). San Francisco: Jossey-Bass.
154) Orsillo, S. M., Roemer, L., Lerner, J. B., & Tull, M. T. (2004). Acceptance, mindfulness, and cognitive-behavioral therapy: Comparisons, contrasts, and application to anxiety. In S. C. Hayes, V. M., Follette, & M. M. Linehan (Eds.), *Mindfulness and acceptance: Expanding the cognitive-behavioral tradition* (pp. 66-95). New York: Guilford Press.
155) Otto, M. W., & Deckersbach, T. (1998). Cognitive-behavioral therapy for panic disorder: Theory, strategies, and outcome. In J. F. Rosenbaum & M. H. Pollack (Eds.), *Panic disorder and its treatment* (pp. 181-204). New York: Marcel Dekker.
156) Paulus, T. (1973). *Hope for the flowers*. Mahwah, NJ: Paulist Press.
157) Pennebaker, J. W., & Beall, S. K. (1986). Confronting a traumatic event: Toward an understanding of inhibition and disease. *Journal of Abnormal Psychology, 95*, 274-281.
158) Perls, F. P. (1973). *The Gestalt approach and eye-witness to therapy*. Palo Alto, CA: Science and Behavior Books.
159) Peterson, R. A., & Reiss, S. (1992). *Anxiety Sensitivity Index Manual* (2nd ed.). Worthington, OH: International Diagnostic Systems.
160) Power, K. G., Simpson, R. J., Swanson, V., & Wallace, L. A. (1990). A controlled comparison of cognitive-behaviour therapy, diazepam, and placebo, alone and in combination, for the treatment of generalized anxiety disorder. *Journal of Anxiety Disorders, 4*, 267-292.
161) Purdon, C. (1999). Thought suppression and psychopathology. *Behaviour Research and Therapy, 37*, 1029-1054.
162) Rachman, S. (1976). The passing of the two-stage theory of fear and avoidance: Fresh possibilities. *Behaviour Research and Therapy, 14*, 125-131.
163) Rachman, S. (1977). The conditioning theory of fear acquisition: A critical examination. *Behaviour Research and Therapy, 15*, 375–387.
164) Rachman, S. (1991). Neo-conditioning and the classical theory of fear acquisition. *Clinical Psychology Review, 11*, 155-173.
165) Rapee, R. M. (Ed.) (1996). *Current controversies in the anxiety disorders*. New York: Guilford Press.
166) Reiss, S., Peterson, R. A., Gursky, D. M., & McNally, R. J. (1986). Anxiety sensitivity, anxiety frequency and the predictions of fearfulness. *Behaviour Research and Therapy, 24*, 1-8.
167) Robins, C. J. (2002). Zen principles and mindfulness practice in Dialectical Behavior Therapy. *Cognitive and Behavioral Practice, 9*, 50-57.
168) Roemer, E., & Orsillo, S.M. (2002). Expanding our conceptualization of and treatment for generalized anxiety disorder: Integrating mindfulness/acceptance-based approaches with existing cognitive-behavioral models. *Clinical Psychology: Science and Practice, 9*, 54-68.
169) Rogers, C. R. (1961). *On becoming a person: A therapist's view of psychotherapy*. Boston: Houghton Mifflin.
170) Salkovskis, P. (1998). Panic disorder. In A. S. Bellack & M. Hersen (Series Eds.), *Comprehensive Clinical Psychology* (Vol. 6, pp. 400-437). New York: Elsevier.
171) Samoilov, A., & Goldfried, M. R. (2000). Role of emotion in cognitive-behavior therapy. *Clinical Psychology: Science and Practice, 7*, 373-385.

172) Schmidt, N. B., Woolaway-Bicke, K., Trakowski, J., Santiago, H., Storey, J., Koselka, M., et al. (2000). Dismantling cognitive-behavioral treatment for panic disorder: Questioning the utility of breathing retraining. *Journal of Consulting and Clinical Psychology*, 68, 417-424.
173) Schulte, D., & Eifert, G. H. (2002). What to do when manuals fail: The dual model of psychotherapy. *Clinical Psychology: Science and Practice*, 9, 312-328.
174) Segal, Z. V., Williams, J. M. G., & Teasdale, J. D. (2002). *Mindfulness-based cognitive therapy for depression: A new approach to preventing relapse*. New York: Guilford.
175) Selden, N. R. W., Everitt, B. J., Jarrard, L. E., Robbins, T. W. (1991) Complementary roles for the amygdala and hippocampus in aversive conditioning to explicit and contextual cues. *Neuroscience*, 42, 335-50.
176) Seligman, M. E. P. (1971). Phobias and preparedness. *Behavior Therapy*, 2, 307-320.
177) Shafran, R., Thordarson, D. S., & Rachman, S. (1996). Thought-action fusion in obsessive compulsive disorder. *Journal of Anxiety Disorders*, 10, 379-391.
178) Sloan, D. M. (2004). Emotion regulation in action: Emotional reactivity in experiential avoidance. *Behaviour Research and Therapy*, 42, 1257-1270.
179) Smari, J. (2001). Fifteen years of suppression of white bears and other thoughts: What are the lessons for obsessive-compulsive disorder research and treatment? *Scandinavian Journal of Behaviour Therapy*, 30, 147-160.
180) Solomon, R. L., & Wynne, L. C. (1954). Traumatic avoidance learning: The principles of anxiety conservation and partial irreversibility. *Psychological Review*, 61, 353-385.
181) Spira, A. P., Zvolensky, M. J., Eifert, G. H., & Feldner, M. T. (2004). Avoidance-oriented coping as a predictor of anxiety-based physical stress: A test using biological challenge. *Journal of Anxiety Disorders*, 18, 309-323.
182) Staats, A. W., & Eifert, G. H. (1990). The paradigmatic behaviorism theory of emotions: Basis for unification. *Clinical Psychology Review*, 10, 539-566.
183) Steketee, G. S., & Barlow, D. H. (2002). Specific phobias. In D. H. Barlow (Ed.), *Anxiety and its disorders: The nature and treatment of anxiety and panic* (2nd ed.) (pp. 516-550). New York: Guilford Press.
184) Steketee, G. S., & Frost, R. O. (1998). Obsessive-compulsive disorder. In A. S. Bellack & M. Hersen (Series Eds.), *Comprehensive Clinical Psychology* (Vol. 6, pp. 367-398). New York: Elsevier.
185) Strosahl, K. D., Hayes, S. C., Wilson, K. G., & Gifford, E. V. (2004). An ACT primer: Core therapy processes, intervention strategies, and therapist competencies. In S. C. Hayes & K. D. Strosahl (Eds.), *Acceptance and Commitment Therapy: A practical clinical guide* (pp. 31-58). New York: Springer Science.
186) Taylor, S. (2000). *Understanding and treating panic disorder*. Chichester, UK: Wiley.
187) Turner, S. M., Beidel, D. C., & Jacob, R. G. (1994). Social phobia: A comparison of behaviour therapy and atenolol. *Journal of Clinical and Consulting Psychology*, 62, 350-358.
188) Twohig, M. P., Hayes, S. C., & Masuda, A. (in press). Increasing willingness to experience obsessions: Acceptance and Commitment Therapy as a treatment for obsessive compulsive disorder. *Behavior Therapy*.
189) Twohig, M. P., & Woods, D. W. (2004). A preliminary investigation of Acceptance and Commitment Therapy and habit reversal as a treatment for trichotillomania. *Behavior Therapy*, 35, 803-820.
190) Van Ameringen, M., Mancini, C., Oakman, J. M., & Farvolden, P. (2000). In K. J. Palmer (Ed.), *Pharmacotherapy of anxiety disorders* (pp. 17-30). Hong Kong: Adis International.
191) Watson, J. B., & Rayner, R. (1920). Conditioned emotional reactions. *Journal of Experimental Psychology*, 3, 1-14.

192) Wegner, D. M. (1994). Ironic processes of mental control. *Psychological Review, 101*, 34-52.
193) Wegner, D. M., Schneider, D. J., Carter, S. R., & White, T. L. (1987). Paradoxical effects of thought suppression. *Journal of Personality and Social Psychology, 53*, 5-13.
194) Wegner, D. M., Schneider, D. J., Knutson, B., & McMahon, S. R. (1991). Polluting the stream of consciousness: The effect of thought suppression on the mind's environment. *Cognitive Therapy and Research, 15*, 141-152.
195) Wegner, D. M., & Zanakos, S. (1994). Chronic thought suppression. *Journal of Personality, 62*, 615-640.
196) Williams, S. L. (2004). Anxiety. In J. E. Maddux & B. A. Winstead (Eds.), *Psychopathology: Contemporary issues, theory, and research* (pp. 127-154). Hillsdale, NJ: Erlbaum.
197) Wilson, K. G., & Groom, J. (2002). *The Valued Living Questionnaire*. Available from the first author at the Department of Psychology, University of Mississippi, Oxford, MS.
198) Wilson, K. G., & Murrell, A. R. (2004). Values-centered interventions: Setting a course for behavioral treatment. In S. C. Hayes, V. M. Follette, & M. M. Linehan (Eds.), *Mindfulness and acceptance: Expanding the cognitive-behavioral tradition* (pp. 120-151). New York: Guilford Press.
199) Wilson, K. G., & Roberts, M. (2002). Core principles in acceptance and commitment therapy: An application to anorexia nervosa. *Cognitive and Behavioral Practice, 9*, 237-243.
200) Wolpe, J. (1958). *Psychotherapy by reciprocal inhibition*. Stanford, CA: Stanford University Press.
201) Wolpe, J., & Rowan, V. C. (1988). Panic disorder: A product of classical conditioning. *Behaviour Research and Therapy, 26*, 441-450.
202) Yerkes, R. M., & Dodson, J. D. (1908). The relation of strength of stimulus to rapidity of habit formation. *Journal of Comparative Neurology and Psychology, 18*, 459-482.
203) Zettle, R. D. (2003). Acceptance and commitment therapy (ACT) versus systematic desensitization in treatment of mathematics anxiety. *The Psychological Record, 53*, 197-215.
204) Zettle, R. D., & Hayes, S. C. (1986). Dysfunctional control by client verbal behavior: The context of reason giving. *The Analysis of Verbal Behavior, 4*, 30-38.
205) Zettle, R. D., & Raines, J. C. (1989). Group cognitive and contextual therapies in treatment of depression. *Journal of Clinical Psychology, 45*, 438-445.
206) Zinbarg, R. E., Craske, M. G., & Barlow, D. H. (1993). *Mastery of your anxiety and worry*. Boulder, CO: Graywind.
207) Zuercher-White, E. (1997). *Treating panic disorder and agoraphobia: A step-by-step guide*. Oakland, CA: New Harbinger Publications.
208) Zvolensky, M. J., Lejuez, C. W., & Eifert, G. H. (1998). The role of control in anxious responding: An experimental test using repeated administrations of 20% CO_2-enriched air. *Behavior Therapy, 29*, 193-209.
209) Zvolensky, M. J., Lejuez, C. W., & Eifert, G. H. (2000). Prediction and control: Operational definitions for the experimental analysis of anxiety. *Behaviour Research and Therapy, 38*, 653-663.

監訳者あとがき

　本書はアクセプタンス&コミットメント・セラピー（ACT）という心理療法について，その実際の面接の**始まりから終わりまで**を描いたガイドラインです。ACT とは，認知行動療法でありながらもこれまでの認知行動療法以上に，クライエントの**価値や苦痛を含めた人生全体を大切にする**という特徴があります。これまで行動療法を含めたさまざまな心理療法の先達たちが，時に明確に，時に暗に示していた心理療法の核心を ACT でははっきりと，そして具体的な手順とともに示しています。実際，ACT を始めたセラピストは，面接のなかでクライエントの価値に触れることで，セッションの意味合いが大きく変容することを実感するでしょう。また，そのためには系統立てた手順が大切であることもセラピストは体験することでしょう。

　本書では，各セッションの内容はもちろん各エクササイズの時間までもが事細かに示されています。具体的な手順が示されることで，読者の皆さんがこれまで以上に ACT というトリートメントの実践をイメージしやすくなることを目指しています。同時に，読者の皆さんは本書を読むことで，「ACT をするためには，こうでなければならない」という思いや「ACT は自分とクライエントの現状にはそぐわない」といった考えを抱かれるかもしれません。しかし，本書の目的は実践家を構造化されたマニュアルにあてはめることにあるわけでは**ありません**。むしろ本書の目的は，**現場の柔軟な実践のなかに ACT をうまく取り込んでいただく**ことにあるのです。つまり，本書で示す時間や手順にこだわる必要は全くないのです（ただし，ACT のトリートメント・モデルに依拠する必要はあります）。たとえば，本書のプログラムで全体の流れをイメージしながら，『ACT をまなぶ』や『ACT を実践する』そして『よくわかる ACT』といった関連書籍を手に取り，状況に合わせもっと自由に ACT を使うことができます。ACT という道具をどのように臨床に活かすかは，読者の皆さん次第なのです。

　ACT が第3世代の行動療法として注目を浴びる一方で，現場の方々に

とってACTを実践に活かすことはしばしば心細いことかもしれません。ACTを始めようとする多くのセラピストがそうであるように，読者の皆さんもたとえば「絶望から始めよう」といったACTのプロセスに不安を覚え，足踏みすることもあるかもしれません。しかし，わが国でもすでに多くの実践家の方々がACTの有用性に目を向け実践を始めています。ACTのスーパービジョンや事例検討の場も，今後，読者の皆さんを含めた私たちの手によって徐々に整えられていくことでしょう。本書の内容に沿ったクライエント向けワークブックの日本語訳[注]も発売されており，本書の内容をクライエントと進めていく際に非常に役立つと期待できます。本書が不安にもがくクライエントとその援助者にとって，いくらかでもお役に立つことを心から祈っています。

最後に，本書の監訳作業にあたっては，わが国でACTの実践および研究にコミットしている方々の協力をいただくことができました。大阪淀屋橋 臨床行動分析研究会（日本行動分析学会後援）の木下大輔さん，廣瀬眞理子さん，古田智女さんからのご協力をいただきました。また，特に同志社大学大学院心理学研究科の酒井美枝さんと坂野朝子さんからは各章にわたり詳細なコメントをいただきました。ご協力をいただけたことに心より感謝いたします。

2012年2月10日
三田村 仰，武藤 崇

なお，日本語によるACTについての最新の情報は，ACT Japan (The Japanese Association for Contextual Behavioral Science) の公式ホームページから入手することができます。
http://www.act-japan-acbs.jp/

注：ジョン・P・フォーサイス，ゲオルグ・H・アイファート（著），熊野宏昭，奈良元壽（監訳），西川美樹他（訳），(2012)『不安・恐れ・心配から自由になるマインドフルネス・ワークブック―豊かな人生を築くためのアクセプタンス＆コミットメント・セラピー（ACT）』，明石書店．このワークブックでは，本書で「『あじわい』エクササイズ」と意訳した個所（意訳の経緯は本書p.309を参照）をそのまま「FEELエクササイズ」，本書で「ライフ・フォーム」とした個所を「LIFE質問表」とするなどの違いはありますが，本質的に互換性のある内容となっています。

索引

欧語

3つの反応モード 180
Accept 147
Accept 思考や感情を受け容れる 10
Acceptance and Action Questionnaire (AAQ) 94, 126
ACT vi, vii, 9, 10, 11, 13, 14, 15, 56, 111
ACT セラピストの基本スタンスにおけるコア・コンピテンシー 162
ACT の焦点 174
ACT のトリートメント・スタンスにおけるコア・コンピテンシー（中核的な能力） 163
Automatic Thoughts Questionnaire-B (ATQ) 130
Barlow 7, 20, 21, 27, 29, 35, 37, 38, 39
Bishop 106
Borkovec 40, 77
CBT v, 6, 7, 8, 14, 15, 52, 53, 56, 58, 60, 79, 88, 91, 104, 110, 111, 116, 119, 130, 144
Choose 9, 157
Choose Direction（方向性を選択する） 147
Choose 方向性を選択する 10
DSM 5, 18, 25, 26, 179
DSM-Ⅳ 38, 52
DSM-Ⅳ-TR 4
DSM-Ⅳ不安障害面接スケジュール（Anxiety Disorders Interview Schedule for DSM-Ⅳ；ADIS-Ⅳ）121
Ellis 73, 86
exposure 14
Foa 33
Freud 104
GAD 37, 39, 40, 41
Gross 75
Hayes 112, 134, 140, 163, 195, 225, 265, 300, 303, 360, 397, 399
Linehan 80, 97, 249, 250
Maslow 140
Mindfulness Attention Awareness Scale (MAAS) 127
OCD 37
PTSD 36, 79, 81
QOL 86, 132, 149, 168
Rayner 46
Segal 173, 250
Skinner vi
Strosahl 155, 163, 225, 265, 303, 360, 397
Take action：行動を起こす 10, 147, 159
Watson 46
Wegner 77
White Bear Suppression Inventory (WBSI) 127
willingness（ウィリングネス） 297
Wilson 163, 225, 265, 303, 360, 397

日本語

あ 行

あきらめ 102
アクセプタンス 13,57,97,98,100,104,107,110,112,117,119,120,128,144,147,154
アクセプタンス＆コミットメント・セラピー（acceptance & commitment therapy；ACT） v,8,9
アクセプト 9
足跡（feet） 289
「あじわいイメージ」記録フォーム 331
「あじわい」エクササイズ viii,118,294,307,309
「あじわい感覚」および「あじわいイメージ」記録フォーム 134
「あじわい感覚」記録フォーム 322
アセスメント 119,121,122,126,128,129,158
温かみ（warmth） 162
頭でっかちな状態（mindiness） 157
「穴に落ちた少女」のメタファー 207
アルバート坊や 46
安全信号と安全行動（safety signals and behaviors） 364
「いき・る」エクササイズ 118,189,193,118
「息を止める」エクササイズ 317
偉大なる師（great teacher） 108
今，ここ 99,106,135,146,169,191
今，この瞬間 106,107,108,112,155,156,157,193
「イメージあじわい」エクササイズ 327
イメージ・エクスポージャー 86
イメージの階層表 327
イメージの誘導 52
インテーク 178
ヴィパッサナー瞑想（観瞑想） 105,106
ウィリングに（嫌がらずに進んで） 55
ウィリングネス（積極性） 42,57,81,93,95,97,99,118,119,126,128,151,154,156,249
「ウィリングネスのメーター」メタファー 300
受け容れ（Accept） 9
嘘発見器のメタファー 259
エクササイズ 156
エクスポージャー 7,13,14,16,52,58,60,88,108,117,119,154,161,307,348
エビデンス 349
思いやり（compassion） 162,163

か 行

解決策 132,149
「階段上り・踏み台昇降」エクササイズ 317
「回転」エクササイズ 316
「ガイドによるあじわい」エクササイズ 322
回避 83
回避行動 12,26,30,32,41,44,50,60
回避のアジェンダ 133
回避のトラップ 114
「鏡の中の自分を見つめる」エクササイズ 317
学習 23,24,44,45,46,50,51,88,89,90,112,154,171,175,183,188
学習の歴史 108
学習理論 iii,45
「過呼吸」エクササイズ 316

索引 431

価値 118,133,149,160,161,266
価値ある人生の方向性 159
価値ある方向性 158
「価値ある方向性」ワークシート 134,
　265,269
価値とコミットされた活動 131
「価値」と「目標」 159
価値に沿った活動 128,162,171
「価値に沿った活動・あじわい」記録フ
　ォーム 135,340
価値に導かれた活動 175
「価値のコンパス」のワークシート 159
活動の階層表 350,352
活動を選択する際の基準 351
蛾のメタファー 87
「考えと感情に対するアクセプタンス」
　エクササイズ 214
「考えと感情に対するアクセプタンス」
　エクササイズ(教示) 215
「考えと感情に対するアクセプタンス」
　記録フォーム 242
考えを買う 357
関係活動 (relational activity) 112,
　113
関係づけ 72
関係反応 (relational response) 112
「関係フレーム理論 (relational frame
　theory ; RFT)」 vi
観察学習 51
観察者としての自己 155,157,276
観察者の視点(文脈としての自己) 273
感情学習 52
感情コントロール 74
感情制御 (emotional regulation) 47,
　48,50,53,54,56,57,59,61,75,76,
　88,90,94
感情の回避 90,93,94

機械主義(的) iv,v
機能 vii
機能的な思考 53
機能的文脈主義 (functional contextualism) v
機能分析心理療法 (Functional Analytic Psychotherapy ; FAP) 56,
　170
希望 207
技法の道具袋 (bag of tricks) 145
逆説的 26,57,76,77,78,147,152,154
逆説的な発言 152
逆戻り (relapse) 162,375,379,395
協同関係 169
強迫観念 35
強迫行為 35
強迫性障害 (obsessive compulsive disorder ; OCD) 12,35,53,74,82,
　127
恐怖 22,23,42,49
恐怖症 127
恐怖と不安 21,180
恐怖と不安の3つ組モデル (tripartite
　model) 120
恐怖の利点 181
恐怖への恐怖 12
恐怖を引き起こすイメージのリスト
　327
議論 166
「苦痛と生活上の困難」評価フォーム
　179
苦闘 87
苦闘とコントロール 158
苦闘とコントロールというアジェンダ
　148
苦闘やコントロールのアジェンダ 154
苦悩 (suffering) 80

クライエントの自律性と成長　397
クリーンな不快（clean discomfort）
　　　128
経験的に裏づけられた心理療法　104
系統的脱感作　52
ケースの概念化　119
言語象徴的なプロセス　142
言語ツール　156
言語的・象徴的な認知プロセス　44
言語的な評価のトラップ　157
言語によるトラップ　163
言語能力　111
言語のダーク・サイド（暗黒の側面）
　　　128,142
言語のトラップ　106,111
顕在的（オバート）な行動　113,153
現在への中心性（present-centeredness）
　　　103
現実（in vivo）エクスポージャー　86
現象論的な重複　37
健全な不安　79
後退（setbacks）　379
行動活性化（behavioral activation）
　　　16,161,173,349
行動傾向　117,180
行動主義　iii,iv,v,vi,vii
行動的（な）素因　91,93
行動的反応　180
行動に対する直接観察　123
行動分析学　402
行動療法　iii,iv,v,44,110,117
行動レパートリー　369
行動を起こす（Take action）　9
呼吸再訓練　52
克服とコントロール　53,55,58
「克服とコントロール」のアジェンダ
　　　52

心（hearts）とマインド（minds）　160
古典的条件づけ　44,46,61
言葉の慣習　357
個別化　345
コミットメント　9,131,159,161,263
「今週，不安のために何をあきらめただ
　　　ろう？」記録フォーム　220,243
コントロール　76,78,80,92
コントロールというアジェンダ　171
コントロールのアジェンダ　155

さ　行

再度コミット（recommitting）　162
サマタ瞑想（止瞑想）　105
字義的な思考（literal thinking）　152
刺激性制御（stimulus control）　107
自己　152
思考（マインド）を買う　167
「思考と衝動をカードに書く」エクササ
　　　イズ　334
思考の内容　359
思考のプロセス　359
思考や感情からの回避　52
思考や感情の回避　51
思考を買わない　359
自己開示　168
自己非難　210
自己報告式アセスメント　121
自殺　83,84
システム　91,152,388
実証的に支持された（empirically
　　　supported）　120
私的体験　18,148
私的出来事　54,55,61,78,81,91,126,
　　　152
自転車の乗り方を覚える　190
自転車の乗り方を初めて学ぶ　337

自動操縦　41
自分自身の墓碑銘を書く　244
社会的学習　90
社会的・言語的システム（social-verbal system　387
尺度　120
社交不安　149
社交不安障害　30, 36, 37, 82
習慣　173
柔軟性　13, 42, 57, 105, 114, 126, 143, 168, 174
柔軟な（健全な）反応　51
十分に機能する人間　141, 144, 154, 183
主訴　178
「主訴そのまま」（第1水準 first order）iv
受動的（パッシブ）アクセプタンス　97, 102
純粋性（genuineness）　162
障害　49, 141, 143, 175, 180, 184
消去　118
状況的文脈　113
状況に対するエクスポージャー（situational exposure）　348
消去の原理　307
消去のプロセス　117, 348
条件づけ　45, 72
症状・症候群焦点型の変化のアジェンダ（symptom-and syndrome-focused change agenda）　56
（症状の）克服とコントロール（mastery and control）　6, 7
承認（validate）　390
障壁（バリア）　132, 141, 142, 156, 158, 162
進行中のプロセス　352
「人生のコンパス」ワークシート　292

人生の方向性　158
人生の目標（life goals）　131, 351
人生の目標に向けた活動　350
人生の目標に向けての活動　249
身体的覚醒　32, 33, 40
心的外傷後ストレス障害（post-traumatic stress disorder；PTSD）　12, 32
心配　40
心配エクスポージャー　52
信憑性（believability）　131
心理教育　175, 193
心理的柔軟性　93, 95, 98, 118, 163, 166
心理的な柔軟性　143
心理的（な）素因（diathesis）　89, 94
随伴性　114
スーパービジョン　178
すること（doing/driven）モード　256
生物学的な準備性（biologically prepared）　30
生理的反応　180
責任（response-ability）　210
責任（responsibility）　189
積極的な態度（ウィリングネス）　14
セッション内エクスポージャー　315
説得　166
絶望から始めよう（創造的絶望）　148, 151, 206, 221
「絶望から始めよう（創造的絶望）」エクササイズ　200
絶望のもつ創造的な側面　151
狭い領域（narrowband）での臨床的アウトカム　58
狭い領域でのアウトカムと広い領域でのアウトカム　58
セラピストのコア・スキル　139

セラピストのスキルとコンピテンシー 140
セルフモニタリング（自分自身に対する観察）193
先行傾向（predisposition）126
選択 9, 95, 132
選択する 157
センタリング・エクササイズ 192
全般性不安障害（generalized anxiety disorder；GAD）34, 39, 53, 82
創造的絶望 125, 155, 166, 171

た　行

ダーティーな不快（dirty discomfort）128
第1世代，第2世代の行動療法 61
第1，第2世代の認知／行動療法 vii
第2水準の変容 second-order change vii
第3世代の行動療法 55
「第3世代」の認知／行動療法 v
対応法則（matching law）350
体験恐怖症（experience phobia）57
体験的エクササイズ 86, 118, 147, 156
体験的で直接的な随伴性 166
体験的な知（experiential knowing）103
体験的に知る 166
体験のアクセプタンス 99
体験の回避（experiential avoidance）12, 13, 18, 41, 78, 81, 83, 84, 86, 88, 89, 90, 93, 94, 101, 108, 110, 114, 117, 157, 163, 174
「体験の回避」障害 91
体験の回避という回り道 93
体験の観察フォーム 124

ダウン・レギュレーション（down-regulate）48
脱破局化（decatastrophizing）52
脱フュージョン（defusion）109, 115, 128, 130, 131, 132, 152, 153, 154, 156
脱フュージョン技法 108
「チェスボード」メタファー＆エクササイズ 280
チャイニーズ・フィンガー・トラップ 174
「チャイニーズ・フィンガー・トラップ」エクササイズ 225
治癒 190
直接的な体験 190, 191
綱引き 103
強い信頼に基づく秘密保持 178
抵抗 387
テーラー・メイド 146, 164
徹底的なアクセプタンス 98
手放す（letting go）173
でも 129
「でも」を取り去る 358
…という考えがあります 359
動機づけ 171
統合的行動的カップル療法 56
洞察 168
闘争か逃走か 22, 27, 180
逃避 83
特性（trait）126
特定の恐怖症 12, 24, 29, 36, 53
トラウマ的な出来事 32, 33, 36
トラップ 113, 142, 156, 158, 165
トリートメントの中核的要素 139
トリートメント・マニュアル 406

な　行

内的な障壁 132

「内部感覚あじわい」エクササイズ
　　315, 319
内部感覚エクスポージャー　77, 315
内容としての自己　276
流れる思考（葉っぱ）の観察　362
日常場面でのエクスポージャー　348
日常場面における内部感覚エクスポージャー（naturalistic interoceptive exposure）　348
認知的・言語的なプロセス　92
認知行動療法（cognitive behavioral therapy；CBT）　iv, 5, 43, 44
認知再構成　7, 52, 130
認知的反応　180
認知的フュージョン　114, 128, 131, 156
能動的アクセプタンス　97, 102, 103

は 行

はい，でも　357
「はい・でも」トラップ（"yes-but" trap）　358
破局的思考　56
「バス・ドライバー」エクササイズ　303
「バス・ドライバー」のメタファー　303
パニック障害　21, 25, 27, 28, 36, 37, 52, 79, 81, 122
パニック発作　24, 27, 28, 29, 31, 33, 37, 45, 70, 79, 112, 113, 130, 160
パブロフの条件　307
パラドックス　82, 108, 168
判断と記述　326
反応システムズ　29
反応のレパートリー　114
反応妨害法　52, 60
非アクセプタンス　79, 80, 81, 90, 91, 95, 98, 103
非ウィリング（unwilling）　55, 79

非ウィリングネス　81, 87, 91, 117, 149, 183
非機能的な思考　53
ビター・スイートな（ほろ苦い）体験　225
否定的感情に対する恐れ　12
比喩的な教示と字義的な教示　153
評価的思考　113, 114
広い領域でのアウトカム（broadband outcome）　59
広場恐怖　12, 27, 28
不安　22, 23, 42, 49, 144
不安感受性（anxiety sensitivity）　122
不安感受性尺度（Anxiety Sensitivity Index；ASI）　122
不安障害（anxiety disorders）　4, 5, 6, 7, 8, 14, 15, 19, 20, 21, 22, 26, 34, 36, 37, 38, 39, 41, 43, 44, 45, 46, 47, 48, 50, 52, 57, 81, 84, 88, 91, 111, 114, 116
「不安というトラに餌をやる」メタファー　212
「不安というモンスターとの綱引き」エクササイズ　230
「不安に関する考えや感情とのバレーボール」メタファー　277
「不安に対するアクセプタンス」エクササイズ　246, 248, 250, 251
「不安に対するアクセプタンス」記録フォーム　268
不安の階層表　117
「不安のラジオニュース」メタファー　285
フィールド実験（field experiments）　397
ブースター・セッション（追加セッション）　397
服薬　392

負の強化　88,89
フュージョン　71,106,113,114,170
フラディング　52
プログラミング　388
文脈　112,113,169
文脈主義的　v,vi
文脈的な要因　114
文脈としての自己　157,276
平静の信念（serenity creed）　11,102,103
変化とコントロールのアジェンダ　100
変化のアジェンダ　8,111,116,117,151
弁証法的行動療法　56
ペンのエクササイズ　298
ホームワーク（宿題）　189
「細いストローを使っての呼吸」エクササイズ　317
墓碑銘　160
「墓碑銘」エクササイズ　238

ま 行

「毎日のACT」評価フォーム（Daily ACT Rating）　124,128,195,197
マインド（mind）　10,99,105,106,108,114,153,157,165,168,188
マインド（頭脳）　150,151,196
マインドフル　102,119,149
マインドフルネス　105,106,107,108,109,110,112,144,154
マインドフルネス・エクササイズ　103,214
マインドフルネス認知療法（mindfulness-based cognitive therapy）　56,173
マインドフルネス瞑想　106
マニュアル　406
自ら進んで（ウィリングに）　54

ミニ行動実験（mini in-session behavioral experiments）　367
ミルク，ミルク，ミルク　360
明確な活動計画　350
メタファー　87,147,152,156,164,165,168,174
もがき（もしくは苦闘）　186
目標　118,133,266,352
「目標達成」記録フォーム　135,382
目標に向けた活動（goal-related behavior）　99
物語　152,156
モンスター　175

や 行

薬物療法　393
有効性（workability）　121,155,166,167,203
有用　148
予期不安　39,180
余地（スペース）　25,61,98,105,141,148,163,184,186,193

ら 行

ライフ・フォーム（「人生をより深く味わうための」フォーム：Living in Full Experience：LIFE）　124,194,196
ラポール　176
ランダム化比較試験（randomized clinical trials）　404
理由づけ　152,157,170
料理本的（a cook-book-type fashion）　16,145
リラクセーション　7,48,52,56,77,108,109,153
臨床関連行動　169,170

ルール 146, 166, 167
レスポンデント条件づけ 307
レパートリー 368

◆著者

ゲオルグ・H・アイファート (Georg H. Eifert, Ph.D.)

カリフォルニア州，オレンジ，チャップマン大学心理学部の教授，学部長。不安および感情障害における原因とトリートメントについての100を超える出版物があり，Behavior Analysis and Therapyにおいて1990年代の研究者トップ30に選ばれた。Behavior Therapy and Research Societyの臨床特別研究員であり，国内外の非常に多くの心理学会に加盟し，いくつもの第一級の臨床心理学の雑誌の編集を務めている。またニューヨーク州公認の臨床心理学者である。著書に"*The Anorexia Workbook*"や"*From Behavior Theory To Behavior Therapy*"などがある。

ジョン・P・フォーサイス (John P. Forsyth, Ph.D.)

ニューヨーク州立大学オルバニー校心理学部の准教授，不安障害研究プログラム責任者。不安障害におけるアクセプタンスと体験の回避，および感情制御のプロセスについて幅広く業績がある。これまでにACTに関する基礎的・応用的な仕事に10年を優に超える長きに亘って携わっている。ニューヨーク州公認の臨床心理学者であり，いくつもの第一級の臨床心理学関連の雑誌の編集を務め，"*Journal of Behavior Therapy and Experimental Psychiatry*"の共同編集者でもある。

〈序文〉
スティーブン・C・ヘイズ (Steven C. Hayes, Ph.D.)

ネバダ大学リノ校の心理学教室の創立教授。"*Acceptance and Commitment Therapy*"や"*Relational Frame Theory*"をはじめ多くの著書と論文があり，ACTの創始者の一人である。

◆監訳者

三田村 仰（みたむら　たかし）

茨城県生まれ。臨床心理士，産業カウンセラー。
2004年に日本大学文理学部を卒業，2006年に日本大学大学院文学研究科修了（修士〔心理学〕；日本大学），2009年に関西学院大学大学院文学研究科を満期退学，2011年に博士（心理学；関西学院大学）を取得。2006年より，みどりトータル・ヘルス研究所カウンセリンググループ非常勤心理士，2011年より同志社大学心理臨床センター嘱託相談員，同志社大学心理学部および同大学院心理学研究科嘱託講師，京都大学大学院医学研究科教務補佐員に加え，2012年よりCBTセンター非常勤カウンセラー，現在に至る。著書に『構造構成主義研究4』（分担執筆，北大路書房，2010），『ACTハンドブック』（分担執筆，星和書店，2011）などがある。

武藤　崇（むとう　たかし）

埼玉県生まれ。臨床心理士。
1992年に筑波大学第二学群人間学類を卒業，1998年に筑波大学大学院心身障害学研究科修了（博士〔心身障害学〕；筑波大学）。筑波大学心身障害学系技官・助手（1998～2001年），立命館大学文学部助教授・准教授（2001～2010年）を経て，2010年より同志社大学心理学部教授，現在に至る。ACBS（The Association for Contextual Behavioral Science）の日本支部である「ACT Japan」の代表（2010年～現在）。また，ネバダ大学リノ校客員研究教授として，S. C. ヘイズ博士の研究室に所属（2007～2008年）。著書・訳書に『ACTハンドブック』（編著，星和書店，2011），『ACT（アクセプタンス&コミットメント・セラピー）をはじめる』（共訳書，星和書店，2010）などがある。

◆訳者

三田村 仰（監訳者略歴参照）

武藤　崇（監訳者略歴参照）

荒井まゆみ（あらい　まゆみ）

1994年からシアトル市在住。米国・ワシントン州シアトル市ワシントン大学女性学部卒業。2001年からシアトルの法律事務所勤務。現在は，シアトル市にて翻訳活動に専念。星和書店より訳書多数。

不安障害のための ACT(アクセプタンス&コミットメント・セラピー)
─────────────────────────────────
2012 年 11 月 21 日　初版第 1 刷発行
2024 年 1 月 22 日　初版第 3 刷発行

　著　者　ゲオルグ・H・アイファート,
　　　　　ジョン・P・フォーサイス
　監訳者　三田村 仰,武藤 崇
　訳　者　三田村 仰,武藤 崇,荒井まゆみ
　発行者　石澤雄司
　発行所　㍿星　和　書　店
　　　　　〒168-0074　東京都杉並区上高井戸 1-2-5
　　　　　電話　03 (3329) 0031 (営業部)／03 (3329) 0033 (編集部)
　　　　　FAX　03 (5374) 7186 (営業部)／03 (5374) 7185 (編集部)
　　　　　http://www.seiwa-pb.co.jp
　印刷・製本　株式会社 光邦
─────────────────────────────────
ⓒ 2012　星和書店　　Printed in Japan　　ISBN978-4-7911-0827-5

・ 本書に掲載する著作物の複製権・翻訳権・上映権・譲渡権・公衆送信権 (送信可能化権を含む) は (株) 星和書店が管理する権利です。
・ JCOPY 〈(社)出版者著作権管理機構 委託出版物〉
　本書の無断複製は著作権法上での例外を除き禁じられています。複製される場合は、そのつど事前に (社) 出版者著作権管理機構 (電話 03-5244-5088,
　FAX 03-5244-5089, e-mail：info@jcopy.or.jp) の許諾を得てください。

ACT(アクセプタンス&コミットメント・セラピー)をはじめる

セルフヘルプのためのワークブック

[著] S・C・ヘイズ、S・スミス
[訳] 武藤 崇、原井宏明、吉岡昌子、岡嶋美代
B5判　344頁　定価：本体2,400円+税

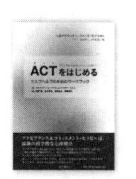

ACTは、新次元の認知行動療法といわれる最新の科学的な心理療法。本書により、うつや不安など否定的思考をスルリとかわし、よりよく生きる方法を身につけることができる。楽しい練習課題満載。

よくわかるACT(アクセプタンス&コミットメント・セラピー)〈改訂第2版〉

明日から使えるACT入門

[著] ラス・ハリス
[監訳] 武藤 崇、嶋 大樹、坂野朝子　[訳] 武藤 崇、嶋 大樹、川島寛子

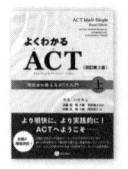

上巻
A5判　336頁
定価：本体3,300円+税

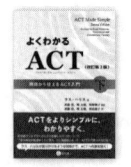

下巻
A5判　320頁
定価：本体3,200円+税

ACT(アクセプタンス&コミットメント・セラピー)を学ぶ初学者、実践家にとって必読の入門書。著名な実践家ラス・ハリスが語りかけるように明快な解説で、臨床に使える新たな要素も満載の改訂版が登場。

発行：星和書店　http://www.seiwa-pb.co.jp

ACT（アクセプタンス＆コミットメント・セラピー）をまなぶ

セラピストのための機能的な臨床スキル・トレーニング・マニュアル

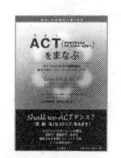

[著] J・B・ルオマ、S・C・ヘイズ、R・D・ウォルサー
[監訳] 熊野宏昭、高橋 史、武藤 崇

A5判　628頁　定価：本体3,500円+税

本書は、ACTの基礎を学ぶのに欠かせないワークブックである。豊富な事例を含む解説や実践エクササイズで、ACT臨床家として必要な姿勢や技法を身につけることができる。

『ACT（アクセプタンス＆コミットメント・セラピー）をまなぶ』学習用DVD

ACTをみる：エキスパートによる面接の実際

ジェイソン・B・ルオマ、スティーブン・C・ヘイズ、ロビン・D・ウォルサー
[監訳] 熊野宏昭、高橋 史、武藤 崇

A5判　DVD1枚（字幕なし）収録時間 2時間7分
[付属テキスト] 104頁　定価：本体 6,000 円 + 税

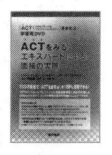

DVDの視聴で書籍『ACTをまなぶ』を120％活用できる！
スクリプトのすべてを掲載した読みやすい日本語テキスト付き。

発行：星和書店　http://www.seiwa-pb.co.jp

ACTハンドブック
（アクセプタンス&コミットメント・セラピー）

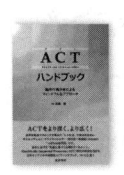

臨床行動分析による
マインドフルなアプローチ

[編] 武藤 崇

A5判　384頁　定価：本体3,200円+税

ACTの哲学や理論から、ACTのトリートメント・モデル、そのエビデンス、他のセラピーやトリートメント・モデルとの比較・対照まで、本書一冊で、ACTの全体像を知ることができる。

認知行動療法家のための
ACT（アクセプタンス&コミットメント・セラピー）ガイドブック

[著] ジョセフ・V・チャロッキ、アン・ベイリー
[監訳] 武藤 崇、嶋田洋徳
[訳] 武藤 崇、嶋田洋徳、黒澤麻美、佐藤美奈子

A5判　300頁　定価：本体3,200円+税

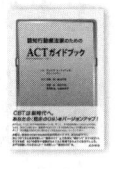

認知行動療法家は、すでにACTの技法を知っているし、その技法を使ってさえいる。本書は、新時代のCBTのための完全利用ガイドである。認知行動療法家がすでに身につけてきた技法を新しい"臨床のOS"上で実際に"動かして"みる。そうすれば、ACTの哲学や理論がスルスルと理解できるようになるだろう。

発行：星和書店　http://www.seiwa-pb.co.jp

使いこなすACT(アクセプタンス&コミットメント・セラピー)
セラピーの行き詰まりからの抜け出しかた

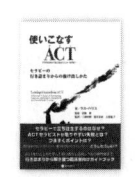

[著] ラス・ハリス
[監修] 武藤 崇
[監訳] 三田村仰、酒井美枝、大屋藍子
A5判　264頁　定価：本体2,800円+税

ACT実践家のために、セラピーの行き詰まりから抜け出す方略を示した臨床家向けガイドブック。初心者だけでなくすべてのセラピストが行き詰まりから解き放たれ、ACTをうまく使いこなし、効果的にセラピーを行うために。

セラピストが10代のあなたにすすめるACT(アクト)ワークブック
悩める人がイキイキ生きるための自分のトリセツ

[著] J・V・チャロッキ、L・ヘイズ、A・ベイリー
[序文] スティーブン・C・ヘイズ　[監修] 武藤 崇
[監訳] 大月 友、石津憲一郎、下田芳幸
A5判　216頁　定価：本体1,700円+税

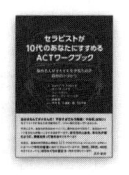

最新の科学的な心理療法ACTに基づいて、心理的な苦悩に対処し、自分らしい価値ある人生を生きるためのスキルを教える。若い人向けに分かりやすく解説され、楽しい練習課題が満載のワークブック。

発行：星和書店　http://www.seiwa-pb.co.jp

アクセプタンス&
コミットメント・セラピー(ACT)
第2版

マインドフルな変化のためのプロセスと実践

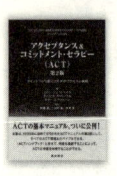

[著] S・C・ヘイズ、K・D・ストローサル、
K・G・ウィルソン
[監訳] 武藤 崇、三田村仰、大月 友
A5判　640頁　定価：本体4,800円+税

1999年にヘイズらによりACTに関する初めての書が出版された。2012年に大幅に内容が改訂された第2版が出版。本書は、その第2版の翻訳である。ACTの神髄を体得できる基本マニュアルである。

関係フレーム理論(RFT)をまなぶ

言語行動理論・ACT入門
(アクセプタンス&コミットメント・セラピー)

[著] ニコラス・トールネケ
[監修] 山本淳一
[監訳] 武藤 崇、熊野宏昭
A5判　396頁　定価：本体2,800円+税

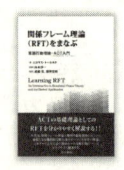

ACTの基礎となるRFTについて、その概略と臨床適用のポイント、前提となる機能的文脈主義やオペラント学習の理論、スキナーによる言語行動やルール支配行動について分かりやすく解説する。

発行：星和書店　http://www.seiwa-pb.co.jp